U0846225

现代女性产后恢复的280个细节

XIANDAINUXINGCHANHOU HUIFUDE280GEXIJIE

陶涛◎主编

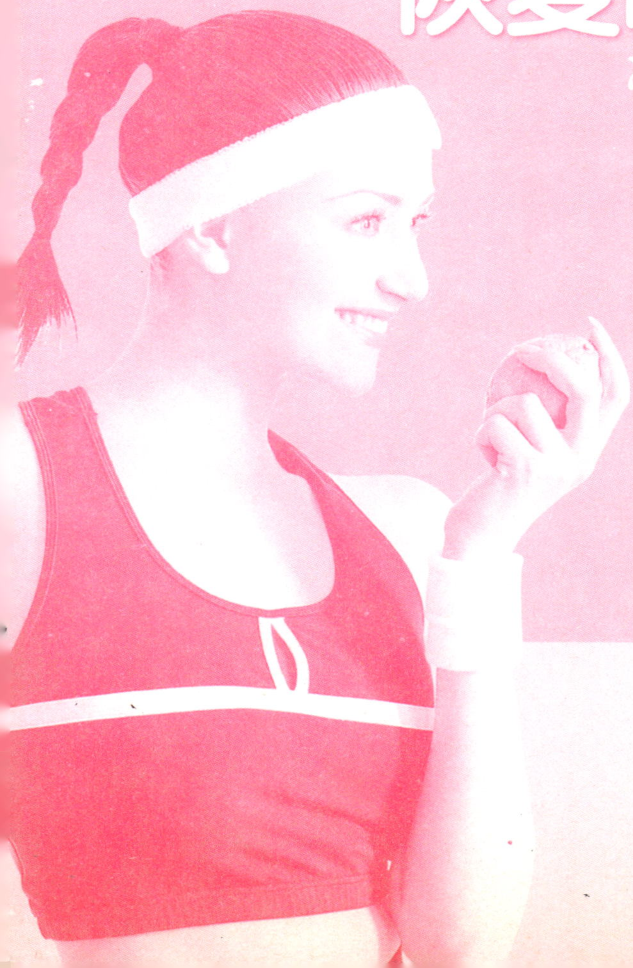

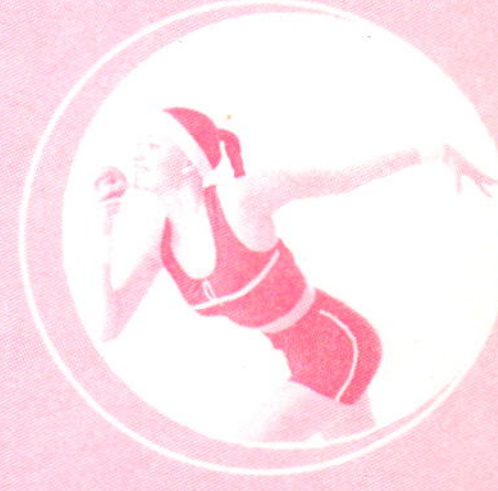

天津科学技术出版社

图书在版编目(CIP)数据

现代女性产后恢复的280个细节/陶涛主编.—天津:天津科学技术出版社,2009年2月重印

ISBN 978-7-5308-4943-9

Ⅰ.现… Ⅱ.陶… Ⅲ.产褥期-妇幼保健-基本知识

Ⅳ.R714.6

中国版本图书馆CIP数据核字(2008)第200638号

责任编辑:蔡小红　孟祥刚

责任印制:王　莹

天津科学技术出版社出版

出版人:胡振泰

天津市西康路35号　邮编:300051

电话:(022)23332403(编辑室)　23332393(发行部)

网址:www.tjkjcbs.com.cn

新华书店经销

北京市业和印务有限公司印刷

开本787×1092　1/16　印张18　字数297千字

2009年2月第1版第2次印刷

定价:28.80元

前言

FOREWORD

谁不想拥有曼妙的身材？谁不想拥有健康、可爱的宝宝？然而，经历了妊娠、分娩，由于丰富营养而略显臃肿的身材，要如何才能“走回”苗条？这在《现代女性产后恢复280个细节》一书中都能找到答案。

《现代女性产后恢复280个细节》从分娩那刻开始，就对产后妈妈的各种身体变化、心理变化，以及可能出现的瘦身情况，一一详述。在这里，包含了现代家庭中女性产后对自己生活的美好期望，蕴含着现代女性追求产后漂亮妈妈的心声，详括了分娩以后产后妈妈不同时段的常见问题。涉及从身体改变状况到心理调节，到饮食保养，以及身体、面容恢复的各方面知识。

在重点内容中，又分别从产后认清自己的变化、“坐月子”期间应注意的疾病、身体护理、产后心理恢复、产后瘦身、美容等方面，详细介绍了产妇的常见问题和恢复方法。比较适合现代家庭中有一定文化程度、能够接受新事物且准备做父母的，或者准父母、新晋父母的青年夫妇们。该书语言简单明了、轻松明快，内容涉及产后常见问题的各个方面，比较适宜毫无经验的夫妇在业余时间共同阅读。

本书内容的编排顺序与产褥期同步，以或轻松提问、或简单叙述的方式，解答产后常见问题，囊括了产后新手爸爸妈妈不知道、想知道、应当知道的常识，消除了产后妈妈生活的各种疑虑。

愿每个产后妈妈都尽快恢复成一个健康、快乐的俏女人！

目录
CONTENTS

第一章　产后身体变化早知道

从怀孕到婴儿娩出，这段长达10个月的过程中，妈妈的身体会发生戏剧性的变化。从消化系统到血液循环；从纤纤细腰到双重游泳圈；从如玉肌肤到满脸的蝴蝶斑……仿佛换了一个人。当再次站到镜前面对完全陌生的自己时，不要惊慌，要认清产后女性的生理及心理变化，了解变化的原因，然后“对症下药”，使自己重新找回熟悉的自己。

科学指导　/ 1
饮食、运动轻松恢复孕前状态　/ 1
一点通　/ 3
分娩带给我那些“伤痛”　/ 3
产后“小房子”变化　/ 4
“小房子”如何恢复　/ 5
小心呵护你的伤口　/ 6
剖宫产，无法避免的伤痛　/ 7
“胖妈妈”的苦恼　/ 7
产后恶露是怎么回事　/ 8
产后妈妈血液的“轮转”　/ 9
产后妈妈消化、呼吸有何变化　/ 10

产后妈妈体温的秘密 / 11
产后妈妈乳房的大变化 / 12
产后妈妈泌尿系统的小问题 / 13
产后妈妈“老朋友”恢复 / 14
让产后妈妈“无忧”的变化 / 15
剖宫产带给我的伤害 / 15
产后妈妈腹部肌肉有变化 / 16
产后骨盆肌肉细解 / 18
产后妈妈的心痛——腹壁的变化 / 19
产后妈妈的苦恼——消化不良 / 20
心脏——产后妈妈不得不关注的地方 / 21
妊娠纹——产后妈妈斗争的大敌 / 22
“月子”里妈妈身心情况解说 / 23
产后妈妈腹部的大变化 / 24
产后妈妈的身体疼痛 / 25
产后妈妈的“方便”大问题 / 26
产后常见“小变化” / 27
我的眼睛为什么变模糊了？ / 28
分娩带给女人的伤痛 / 29
产后妈妈多汗是什么原因？ / 30
产后妈妈体重烦恼由何而来？ / 31
书上找不到的新妈妈身体变化 / 31
科学的认识产后头痛与头重 / 32
新妈妈产后发烧新解 / 33
新妈妈大忌——产后心力衰竭 / 34
产后注意盆腔静脉曲张的缓解 / 35
产后妈妈说不出的苦痛——肛疾 / 36
产后体内垃圾处理 / 37
晒晒产后妈妈应做五件事 / 38
产后出血是怎么回事 / 39
妈妈该如何预防产后出血 / 39

第二章 科学地“坐月子”

“坐月子”是女性一生中身体状况改变的最关键时期，虽然只有短短的四十多天，但对于产后女性来说，却是非常重要的一段日子。如果此时期不注意调养，落下毛病，终身都将成为顽疾；而如果调养得当，则可一辈子受益。坐月子期间，因生活起居不当、寒温失调或过度劳累，稍不谨慎就会吹风受凉，所以应该用科学的态度来对待“坐月子”。

科学指导 / 41

重新认识“坐月子” / 41

一点通 / 43

你了解“坐月子”吗 / 43

“坐月子”的是与非 / 44

“月子”期的科学保健 / 45

常见的月子病，你知道吗？ / 46

尿潴留是怎么回事 / 47

剖宫产留下的伤疤 / 48

“坐月子”时的备忘录 / 49

产后妈妈的记忆——分娩时留下的刀口 / 50

孕育宝宝留下的痕迹——产后妈妈的四肢痛 / 51

产后妈妈制服二痛有良策 / 52

“月子”养身四原则 / 53

“月子”别忘防腹膜炎 / 54

“月子”妈妈要牢记产后检查 / 54

产后妈妈防治筋骨酸痛的 2 个妙方 / 55

5 招轻松应对产后妈妈便秘小问题 / 56

产后护腰金钥匙 / 58

“月子”别忘呵护你的“小房子” / 59

乳房保养从“月子”开始 / 60

“私密花园”——“月子”期的重点保护对象 / 61

剖宫产妈妈如何“坐月子” / 62
剖宫产分娩快速恢复有术 / 63
剖宫产手术后的 6 小时 / 64
专家建议科学“坐月子”六则 / 65
产后须知三问题 / 66
夏热炎炎，产后妈妈该如何坐月子 / 67
寒冷冬季，产后妈妈该如何“坐月子” / 68
产后一周生活细指导 / 69
月子里的“四避” / 70
新妈妈出院后生活三原则 / 71
产后新妈妈科学睡姿有要求 / 72
坐月子不得不防的 3 种陷阱 / 73
月子里“睡妈妈”怎样保证睡眠 / 74
剖宫产妈妈“坐月子”的是是非非 / 75
月子里的洗澡——温酒水擦洗 / 76
月子护乳有章法 / 77
月子穿衣有讲究 / 77
月子妈妈的内衣怎么穿？ / 78

第三章 做一个快乐新妈妈

由于产后妈妈不仅要恢复身体，还要适应家庭新成员带来的角色和各种关系的变化，所以往往要承受巨大的身心压力，加之此时女性身体尚处于虚弱状态，很容易受环境刺激的影响，形成心理负担。为了避免心理因素严重影响日常生活，产后妈妈应事先了解生育知识，并有意识地自我调节产后情绪，在丈夫的帮助下，早日恢复似孕前般健康、快乐的日子。

科学指导 / 80
产后，你抑郁了吗？ / 80

一点通 / 81
抑郁,产后妈妈大敌 / 81
正确认识产后抑郁症 / 82
产后妈妈情绪低落由何而来 / 83
产后妈妈无法逃脱的“魔掌”——压力 / 84
产后抑郁有征兆 / 86
产后新妈妈情绪变化要留意 / 87
产后抑郁都会产生哪些情绪? / 88
产后妈妈 6 种负面情绪威胁 / 89
产后妈妈,你是心老了吗? / 90
初为人母所需要的帮助 / 91
不良情绪转移法 / 92
新妈妈产后第 1、2 天的心理调适 / 93
新妈妈产后第三天开始的心理生活 / 94
自信的妈妈很快乐 / 95
3 招教产后妈妈走出抑郁的阴霾 / 96
6 招打造产后妈妈好心情 / 97
产后妈妈心理减压有妙招 / 98
营造快乐“塑心”旅程 / 99
产后妈妈要看透“矛盾” / 100
产后一年要注意! / 101
暴躁——产后妈妈的大忌 / 102
焦虑心理——产后妈妈不宜 / 103
狭隘——产后妈妈应该远离的弱点 / 104
产后妈妈克服恐惧有绝招 / 105
产后妈妈摒弃怀疑心理有妙招 / 106
快乐妈妈有捷径 / 107
产后快乐吃出来 / 108
“大晒”产后妈妈快乐食谱 / 109
心理美容——产后妈妈快乐的法宝 / 110
快乐要产后妈妈自己寻找 / 111
“童心”妈妈会快乐 / 112
产后心理按摩——妈妈的快乐的小秘诀 / 113
产后轻松生活的小秘诀——坦然面对身材 / 114

新家庭三角关系 / 115
新妈妈，测测你的心理健康吗？ / 116

第四章 产后妈妈饮食谁做主

以往人们一直认为产后妈妈不能吃盐，不能吃水果，要多喝浓汤；然而，如今的营养健康观念却是应该注意全面摄取营养。当新观念和旧思想在现实的生活中碰撞后，产后妈妈该听谁的呢？产后到底该吃些什么，该怎么吃？就成了一个大问题了。

科学指导 / 118
适宜产后妈妈营养食品新解 / 118
一点通 / 120
产后膳食营养有讲究 / 120
产后妈妈饮食四误区 / 121
月子饮食三步走 / 122
产后的营养护理 / 123
产后妈妈饮食安排6大要诀 / 124
产后妈妈饮食3不宜 / 125
经典产后汤推荐 / 126
产后妈妈喝汤有讲究 / 127
月子进食细解 / 128
“晒晒”产后妈妈最有益食物 / 129
产后妈妈按需进补有诀窍 / 130
常见月子滋补食品有哪些 / 131
产后“大补”有原则 / 132
月子补血活血最重要 / 132
月子进补方方面面 / 133
产后妈妈补铁很重要 / 134
产后妈妈补钙小策略 / 135

产后妈妈食补有窍门 / 136
产后妈妈滋补不宜过量 / 137
麻油、姜、米酒水——月子补身“三剑客” / 138
产后妈妈清凉度夏好饮食 / 139
产后妈妈经典食谱推荐 / 140
产后妈妈味精、人参、红糖禁 / 141
产后妈妈火辣身材“饮食制造” / 142
产后膳食科学搭配，营养多多 / 143
产后妈妈水果、主食时尚搭配 / 144
产后妈妈每日食物构成与推荐品种和数量 / 145
过时的产后妈妈饮食理论大罗列 / 146
产后妈妈传统吃法大辩论 / 147
产后妈妈不应饮用的水 / 148
产后妈妈营养饮食五则 / 149
月子里三七炖鸡的传说 / 149
剖宫产后妈妈饮食安排有技巧 / 150
产后水果的选择有要求 / 151
山楂和桂圆——产后妈妈水果好选择 / 152
产后妈妈解决便秘“小处方” / 153
产后瘦身饮食五法则 / 154
产后妈妈瘦身饮食七点注意 / 154
产后妈妈经典瘦身餐推荐 / 155
恢复身材六大饮食“魔法” / 158

第五章　动起来！做个苗条“瘦”妈妈

如果说孕期是无意识“增肥”的过程，那么产后就是想方设法“瘦身”的历程。其实，减肥是每个产后妈妈必经的阶段，想尽各种办法，用尽各种招术，只为了还回自己的“苗条女儿身”。谁知一来二去，自己也成了半个减肥专家了。社会日益进步，减肥的方法也日新月异，听听一些“过来人”的减肥新经吧！

科学指导 / 160
产后恢复十注意 / 160
一点通 / 161
运动是"瘦"妈妈的法宝 / 161
产后——女性改变体质最佳时期 / 162
产后恢复关系女人一生 / 163
产后体重恢复有规律 / 164
产褥操可以什么时候开始? / 165
产后妈妈健身有周期 / 166
产后恢复三部曲 / 166
产后妈妈保持健美体态5要点 / 167
产后体形恢复全攻略 / 168
产后妈妈锻炼入门 / 169
产后妈妈锻炼准备不可少 / 170
妈妈怎样提高恢复指数? / 171
产后恢复要循序渐进 / 172
产后妈妈切忌过早瘦身 / 173
产后早期的康复体操如何做 / 174
产后减重两大关键 / 175
产后妈妈瘦身四误区 / 176
产后妈妈美胸两大方略 / 176
产后妈妈美胸三招 / 177
产后妈妈乳房护理方案 / 178
产后塑形操推荐 / 179
产后锻炼应注意的细节 / 180
产后瘦身三原则 / 181
产后妈妈瘦身秘诀 / 182
产后八节瘦身操 / 183
产后妈妈美腿"练"出来 / 184
产后妈妈重塑美腿有秘方 / 185
简便易做的产后运动 / 186
产后全身运动七点 / 187

产后妈妈的简易健康方案 / 188
气虚体质产后妈妈的产后调理 / 189
剖宫产妈妈保健有秘诀 / 190
月子瘦身运动小罗列 / 191
产后常见两大错误动作细解 / 192
月子锻炼的四点注意 / 192
月子期不宜做高冲力训练 / 193
产后妈妈健身“七天动” / 194
经典10步产后健美操推荐 / 196
月子里的水陆两用健身操 / 197

第六章 美丽俏妈妈“养”出来

随着孕期身体情况的改变，蝴蝶斑、妊娠纹、皮肤松弛等问题也逐渐出现在俏皮爱美的产后妈妈身上，令产后妈妈苦恼不已。其实，这种情况是可以改变的。由于不同的产后妈妈皮肤呈现出不同的特征，因此，要针对个人肤质和内分泌情况的不同，进行个性化治疗。在用运动恢复法护肤的同时，也可以采用一些适当的饮食或中药调理，“内外兼修效果更理想”。

科学指导 / 198
呵护皮肤有原则 / 198
一点通 / 199
你了解自己的皮肤吗？ / 199
三类皮肤妈妈要知道 / 200
不同皮肤护理的小秘密 / 201
油性皮肤护理原则大揭秘 / 202

敏感性肌肤护理的小秘密 / 203
美丽肌肤的四个标准 / 204
产后妈妈正确认识科学护肤观 / 204
破坏产后妈妈美丽的 N 个习惯 / 205
产后妈妈的“斑斑点点” / 206
产后妈妈如何处理色素痣 / 207
产后妈妈黯淡肤色解决有秘诀 / 208
产后妈妈治疗黑斑全攻略 / 209
产后妈妈大战黄褐斑 / 210
产后润泽肌肤维生素“制造” / 211
产后妈妈攻破护肤死角有办法 / 212
产后科学护肤四步曲 / 213
护肤与作息时间一起 / 214
产后妈妈春季护肤要诀 / 215
产后妈妈护肤要诀——夏季篇 / 215
产后妈妈秋冬皮肤如何护理? / 216
愉快心情养就亮丽肌肤 / 217
光泽的肌肤来自真皮层的呵护 / 218
甘油,产后妈妈冬季护肤好帮手 / 219
产后妈妈护肤观念 6 误区 / 220
如何让背部的皮肤光滑无瑕疵 / 221
产后妈妈,你会洗脸吗? / 222
科学洗脸“面面观” / 223
俏妈妈面膜“做”出来 / 224
产后妈妈常见美容误区要知道 / 224
产后妈妈不同肌肤的保湿高招 / 225
产后妈妈春季保湿有妙招 / 226
产后妈妈夏季保湿很重要 / 227
产后妈妈保湿策略——秋季篇 / 228
产后妈妈保湿策略——冬季篇 / 229
产后妈妈肌肤保湿的 12 个秘方 / 230
保湿有误区,产后妈妈要注意 / 231
酸奶:肌肤的美味饮品 / 232

产后妈妈必知——皱纹产生原因　/ 233
产后妈妈必知——延缓皱纹出现的好习惯　/ 234
产后妈妈自己动手做减皱操　/ 235
食物妙用可美颜去皱　/ 236
产后妈妈杜绝鱼尾纹有方　/ 236
产后妈妈防治皮肤湿疹有良方　/ 237
产后妈妈巧做牛奶美白面膜　/ 238
产后妈妈控“油”5 步走　/ 239
产后妈妈常用控油武器大推荐　/ 240
产后妈妈奇妙的蔬菜面膜　/ 241
不当护肤伤“肤”最深　/ 242
产后妈妈漂亮“吃”出来　/ 243
产后妈妈特别部位的美肤处理　/ 244
产后护发 4 大妙方　/ 245
明亮眼睛靠保养　/ 246
产后妈妈如何“逃避”肿眼泡　/ 247
产后妈妈防御眼袋措施大罗列　/ 248
产后妈妈睡前“眼袋”护理　/ 249
产后妈妈厨房里的天然眼膜　/ 250
产后妈妈流行美鼻五字诀　/ 251
产后妈妈保持鲜嫩红唇有秘方　/ 252
产后妈妈年龄的标记——颈部的皮肤　/ 253
产后妈妈不能忽略的地方——手部护理　/ 254
产后妈妈足部的保养　/ 255
产后妈妈如何拥有一双美足　/ 256

第七章　产后“亲密”宝典

产后妈妈在经历分娩的痛苦后，无论是身体还是心理，都发生了很大变化。随之，她们与丈夫间的“亲密接触”也会产生很多新问题。应该怎样应对？不正确的做法往往会影响产后妈妈的身心健康。因此，产后怎样与丈夫“亲密接触”，同样是产后康复生活中的一项重要内容。

科学指导　/ 258

产后妈妈“亲密生活”注意事项　/ 258

一点通　/ 259

产后什么时候可以“亲密接触”　/ 259

产后第一次“亲密接触”要小心　/ 260

产后妈妈“第一次”要克服的难关　/ 261

产后“亲密”过早的后果　/ 262

产后妈妈拒绝“亲密”四大因素　/ 263

产后妈妈“亲密”情绪低缘由　/ 264

阴道松弛影响产后“亲密”的关键　/ 265

会阴侧切会对性生活有影响吗？　/ 265

产后妈妈“亲密生活”大解析　/ 266

产后妈妈“亲密生活”指南　/ 267

哺乳妈妈易恢复性生活　/ 268

做一个“性趣”女人　/ 269

产后加强锻炼，体会“幸福”　/ 269

重燃产后“激情”有方法　/ 270

产后新爸爸新妈妈“亲密”生活 8 注意　/ 271

“亲密接触”与避孕同行　/ 272

第一章　产后身体变化早知道

从怀孕到婴儿娩出，这段长达10个月的过程中，妈妈的身体会发生戏剧性的变化。从消化系统到血液循环；从纤纤细腰到双重游泳圈；从如玉肌肤到满脸的蝴蝶斑……仿佛换了一个人。当再次站到镜前面对完全陌生的自己时，不要惊慌，要认清产后女性的生理及心理变化，了解变化的原因，然后“对症下药”，使自己重新找回熟悉的自己。

科学指导

饮食、运动轻松恢复孕前状态

从怀孕的那刻起，随着胎宝宝的成长，女性的身体就发生着潜移默化的改变。腰围在不知不觉间就增加了50厘米；生殖系统在孕期的膨胀，也随着产后血供量的减少，而逐渐恢复；乳房由于哺乳原因，有盈胀、下垂的现象；皮肤出现松弛、很多色素沉淀斑的情况；身体总有全身绷紧的感觉，觉得腰膝无力，腰背部酸痛，这是由于分娩后肌肉和关节不能快速适应的结果。

事实上，这些变化都是正常的、暂时的，随着产后身体的恢复，有些变化会消失。但也有一些产后妈妈出现腹痛难忍、阴道流血过多、大小便不通等现象，这些现象均为异常变化，应去医院诊治。

在面对分娩后的身体恢复时，专家提出要从两方面着手。一方面是注意产后营养的均衡摄取，另一方面就是用运动来配合身体恢复。

产后营养均衡摄取　其实产后妈妈“瘦不下”的困惑，主要是源于妊娠引起的内分泌改变，使得身体的脂肪代谢失去了平衡的缘故。因此，在饮食上应注意调理方法。

不要迷信传统的观点。鸡、鸭、肉、蛋等动物性蛋白质具有高热量，而且经常吃此类食物容易造成营养摄取单一，不适合产后妈妈营养均衡规则。

多补充维生素类食物。产后妈妈各器官的恢复需要优质蛋白、维生素的加入，因此应多吃鱼、肉、青菜、水果，这些物质既可满足身体对蛋白质、无机盐、维生素等的需要，又可防止肥胖的发生。

控制甜食、糖的摄取。众所周知，这类食物是造成肥胖身材的罪魁祸首，产后妈妈要极力避免此类食物。

产后运动恢复　运动可增加神经及内分泌系统的功能，以促进身体新陈代谢，还能消耗体内过多的脂肪和糖分，从而有效地防止肥胖。正常分娩的话，分娩约24小时以后即可下床活动，并可做轻松的体操或仰卧起坐。但避免蹲位动作或手提重物，以防子宫下垂等疾病发生。

产后若想恢复原来的体形，需要在怀孕期间就保持良好的姿态，进行安全适当的锻炼，并且在产后能循序渐进地进行简单易行的运动。这样，你不仅可以重新恢复怀孕前的体型，而且还有可能惊喜地发现，身材会比以前更好。

怀孕期保持良好的姿态是减轻胎儿对身体压迫、身体损害最为关键的一招。为了避免宝宝压迫孕妈妈的后背、腹肌、骨盆和关节，妈妈应在孕期经常练习以四肢着地的姿势进行移动。这样的姿势可以加快血液循环以防止和减轻痔疮、静脉曲张和孕期消化不良等症状。在平常的日子里，也要注意身体尽量保持向上拔，肩膀放松，后背挺直（不要弓起），肋部略向上向前，尽量远离胎儿的姿势。

分娩后，只要遵照循序渐进的原则锻炼，产后妈妈的身体就会逐渐恢复。简单地说，也就是从简单的锻炼开始，当身体逐步适应于先前的水平时，再逐步达到较高的水平。太快进行还未适应的练习不但不会使身体很快恢复，还会使产后妈妈面临不必要的疲劳，奶水不足，关节痛，受伤，腹肌虚弱、分离等问题。

在运动中，产后妈妈应尽量避免健美运动和压迫腹肌的其他运动方式，直到身体已经恢复到孕前水平。如果进行母乳喂养，则在第一次恢复月经前都应避免这些运动。

总之，产后妈妈恢复体形是一个长期过程。因此，要给自己足够的时间休息，待身体已经恢复，再选择适当的锻炼方法，这样你会在一年后找回自己最佳的健康水平。

一点通

分娩带给我那些“伤痛”

孕期，妈妈全身的各个器官，尤其是生殖器官，发生了重大变化。这些变化在妈妈喜得宝宝的喜悦中，往往容易被忽略。事实上，这是不对的。妈妈只有了解了分娩之后的那些“伤痛”，才能更好地调节自己情绪，正确合理地锻炼身体，从而成为一个快乐、健康妈妈。

子宫的变化　子宫是产后变化最大的器官。胎儿及胎盘排出后，子宫随着缩小变硬，这时可在肚脐周围摸到一个像胎儿头大小的硬物，以后逐渐缩小，大约在产后半个月就摸不到了。产后1个半月左右，子宫恢复原来大小。分娩后一个月，也恢复到正常大小，但阴道则不能完全恢复原状，而比怀孕前松弛。如果做了侧切口，则有明显的疼痛感。

乳房变化　产后乳房的主要变化就是开始泌乳。产后二三天，随着催乳素的分泌，乳房逐渐胀大，可摸到有硬块，轻轻挤压，就见乳汁流出。乳汁分泌后，妈妈最好能随时让新生儿吸吮乳头，这样可以引起反射性刺激作用，以维持乳房的泌乳功能。新妈妈乳汁分泌得多少，与乳腺的发育、产妇的健康、营养状况、情绪等有关。新妈妈的乳房可能有下垂现象。有些妈妈以为乳房下垂是由于哺乳而造成的。其实，乳房的变化是怀孕造成的，并不是哺乳的缘故，只要用合适乳罩支撑，并注意锻炼胸大肌是可以逐渐改善的。

消化系统的变化　由于产后多躺在床上，腹部肌肉松弛，肠蠕动弱而慢，加上产后妈妈往往进食过量的动物蛋白，很容易引起便秘，所以产后要适当活动。饮食除了补充大量蛋白质外，还应注意多吃蔬菜和水果。

泌尿系统变化　由于孕晚期，子宫对膀胱的压迫，体内滞留了大量水分，所以产褥初期尿量明显增多。加上产后疲倦，会阴伤口疼痛，产后易发生尿潴留。为此，产后应尽早解小便，通常在产后4~6周情况会有所好转。

爱心TIPS

除了上述器官的变化、疼痛外，产后妈妈体形也发生了很大的变化，如腹部隆起、腰部粗圆、臀部宽大等。分娩后，子宫逐渐复旧，但腹肌仍旧松弛、下垂，而且这些变化一时很难恢复，产后妈妈对此要有心理准备。

产后"小房子"变化

妈妈的子宫是胎宝宝最贴心的"小房子"。胎宝宝在这所温暖的"小房子"里成长、玩耍，直到十月胎满，小宝宝呱呱坠地。对妈妈来说，产后体内变化最大的器官，就是胎宝宝的这所"小房子"了。

孕期"小房子"的快速膨胀　孕前，妈妈的子宫一般为50克，而且空间小小，就如同一个大鸭梨一般。但经过胎宝宝的玩耍、踢弄后，它已经长到了1000克，不仅占据了骨盆中大部分的位置，甚至还将心脏的位置稍微地改变了一点。

产后子宫的自我收缩和恢复　怀胎十月，就为了一朝分娩，分娩一结束，妈妈的身体就开始朝孕前水平迅速地恢复，其中子宫和阴道等生殖器官的变化最为明显。分娩后，妈妈的子宫底在脐下1～2横指，重1000克；以后子宫每日下降1～2厘米；到了产后10～14天，子宫缩入盆底；产后6周子宫应恢复到正常大小，重约50克。子宫颈在分娩后呈现松弛、充血、水肿状态；产后1周左右，宫颈外形及内口恢复原形；2周左右内口关闭；4周恢复正常大小。由于分娩挫伤，子宫颈会由未产时的圆形变成横裂口。

此时，主要表现为子宫的纤维恢复和子宫内膜再生。由于子宫的收缩和恢复，母体内局部血液供应减少，继而子宫体逐渐缩小。

一般来讲，产后的子宫需要6～8周的时间才能恢复到原来的大小。

爱心TIPS

多接触宝宝肌肤及哺乳是促进妈妈子宫复原的最佳方法。判断子宫的收缩恢复是否良好，可依照下面这两项指标：检视刚生完的子宫底，从肚脐可以触摸得到，两个星期后，子宫应无法摸到，除非是长子宫肌瘤了；恶露的颜色从鲜红、暗红、深黑到淡红色，最后无色。

“小房子”如何恢复

“小房子”的恢复主要包括三方面，即子宫体的复原、子宫颈的复原和子宫内膜的复原。

子宫体的复原 在胎盘排出之后，子宫会立即收缩，在腹部用手可以摸到一个很硬并呈球形的子宫体，它的最高处和肚脐的水平同高。以后子宫底的高度，会每天下降 1～2 厘米，在产后 10～14 天内，子宫变小，降入小盆骨腔内。这时，在腹部就摸不到子宫底了。

子宫颈的复原 分娩刚刚结束时，因子宫颈充血、水肿，会变得非常柔软，子宫颈壁也很薄，皱起来如同一个袖口，7 天之后才会恢复到原来的形状。7～10 天后子宫颈内口会关闭。一直到产后 4 周左右，子宫颈才会恢复到正常大小。

子宫内膜的复原 胎盘和胎膜与子宫壁分离，由母体排出以后，从子宫内膜的基底层，会再长出一层新的子宫内膜。产后 10 天左右，除了胎盘附着面之外，其他部分的子宫腔会全部被新生的内膜所覆盖。刚刚分娩后，胎盘附着部分的子宫壁面积约手掌大，到产后 2 周左右，直径已经能缩小到 3～4 厘米，但产后 6～8 周才能完全愈合。

如果子宫里有残留的胎盘或胎膜组织，或产后子宫收缩不好，子宫复原的速度就会放慢。产后的子宫为了恢复原来的大小，需要更有力的回缩，所以在产后一周内妈妈会感到产后宫缩的疼痛，这种宫缩会在妈妈给孩子哺乳时更为明显，但不会令人难以忍受。

爱心TIPS

影响子宫恢复的因素有：胎盘或胎膜残留于子宫腔内；子宫蜕膜脱落不全；合并子宫内膜炎或盆腔内炎症；子宫过度后屈，使恶露不容易排出；合并子宫肌壁间肌瘤；排尿不利，膀胱过度充盈，致使子宫不能下降至盆腔；产妇年龄较大、健康情况差、分娩次数多或多胎妊娠，也往往会影响子宫的复原能力。

小心阿护你的伤口

分娩，让妈妈成为了一个真正的母亲。当然在获得母亲的喜悦与幸福的同时，也付出了身体伤痛的代价。一般宝宝在出生时，都会因为某些原因在妈妈身上留下生产的痕迹，即产后伤口。医学上将妈妈的产后伤口分为自然产伤和剖宫产伤两种。

自行愈合法 由于分娩时，婴儿对子宫颈口及阴道组织的压迫，多少会给妈妈身体造成一些改变或破坏，即自然产伤口。通常这样的伤口会在产后自行愈合。如果是因为产程进展太快，或者在待产期间不当的用力所导致的阴道撕裂伤，则必须藉助外科修补术加以缝合，才不延缓复原的时间。

有时医生为了避免产妇发生较大范围且不易处理的会阴撕裂伤，通常会以会阴切开的方式来帮助胎儿顺利生出来，这也算是自然产伤口。由于会阴及阴道的血管丰富，切开处的伤口大约3~4周即可完全愈合。

手术愈合法 有些妈妈会采取剖腹的方式生产，即经由腹壁及子宫切口将胎儿取出。由于手术伤口范围较大，表皮的伤口在手术后5~7日即可拆线或取除皮肤夹，但是，完全恢复的时间大约需要4~6周。

伤口处理需注意 完整的皮肤是保护身体的第一道防线，当出现伤口时要格外注意。

首先要注意不要感染。伤口局部的红、肿、热、痛绝对不可轻视，只要不适感持续未改善或者出现脓性分泌物时，应尽快到医院检查；除此之外，阴道大量出血或者排出多量血块也是不正常的情况，应尽快就医。

要促进伤口愈合。

要保持伤口清洁干燥。

要注重营养的摄取。

采取适当运动恢复的方法。

此外，在伤口恢复期间，产后妈妈最好不要提重物、急于过夫妻生活，在日常卫生清洁时，也应格外注意伤口，最好温水坐浴，以免影响伤口恢复。

爱心TIPS

在保护伤口过程中，其实会阴切开伤口或剖腹伤口的护理原则相同，但因部位不同，在促进伤口复原时可运用不同的技巧。

剖宫产，无法避免的伤痛

随着医学技术的发展，越来越多的孕妈妈为了躲避初产的疼痛，选择剖宫产。并且这部分妈妈还相信，剖宫产的宝宝更加健康、漂亮。然而，事实上，剖宫产却并不像待产妈妈所想的那样，好处多多，更甚的是，剖宫产的疼痛远比自然分娩持续时间长。

剖宫产是大手术 虽然对于现代医生来说，剖宫产技术已经相当成熟，一般危险很低。然而，剖宫产毕竟是一个较大的腹部手术，手术增加产妇大出血和感染的可能性，产后出现各种并发症的可能性更大。

另外一方面，部分选择剖宫产的妇女都可以安全生出婴儿，但比起自然分娩的产妇来讲，她们需要更长的恢复时间，大约需要 6 周以上的产后恢复时间，并且可能面临产后抑郁和母乳缺乏等情况。

剖宫产的危险 长远来看，剖宫产会影响妇女的再育能力，并有可能引发宫外孕等异常怀孕。另外，一份学术报告曾指出，剖宫产创伤面大，产妇易患羊水栓塞，羊水进入血液导致产妇生命受到威胁，这也是近年来产妇一大死因。

剖宫产影响婴儿 从新生儿角度来看，由于婴儿未经产道挤压，有部分胎肺液不能排出，容易导致出生后不能自主呼吸，而引发新生儿窒息、肺透明膜等并发症。根据有关统计指出，通过剖宫产出生的婴儿在降生第一年中还更容易患上食品过敏与腹泻的症状。

爱心TIPS

剖宫产，是在自然分娩遇到困难，母子生命有危险的时候可以采取的最大限度的手术，并不是适合所有待产妈妈的最好的选择。因此，最好还是选择自然分娩。

"胖妈妈"的苦恼

很多身材苗条的女子经过妊娠、分娩后，发现自己的身体逐渐发胖，变成了一个"胖妈妈"，失去了往日的风韵，从此苦恼不已。

产后发胖是正常的 妊娠过程会引起下丘脑－性腺功能暂时紊乱，特别是脂肪代谢失去平衡。而在产后的“疯狂”补身运动中，妈妈会吃下大量高脂肪、高蛋白质食品，使摄入的营养量大大超过需要量，而且妈妈又极少进行体力活动，能量消耗大大降低，最终使机体脂肪细胞充盈。

另外，正常妊娠期间，胎儿的重量、羊水、血容量及细胞间液的增加，子宫和乳房的增大等都会导致体重的增加，生理性体重可以增加15公斤左右。即使在分娩后的恢复过程中，体重也无法快速恢复到孕前水平，如果产后妈妈的体重超出正常范围20%～50%，医学上就称之为生育性肥胖。生育性肥胖不仅给许多爱美的女性带来烦恼，而且对妈妈的健康也有很大影响。

要预防生育性肥胖，我们可以从以下几个方面入手：

膳食要合理 产后的妈妈需要充足且营养丰富的饮食，以尽快地补充妊娠和分娩时的消耗及恢复体力。但过量饮食会使体内营养过剩，多余食物产生的热量可通过代谢转变为脂肪堆积于皮下，造成肥胖。

做适量体力活动 如无特殊病理情况，产后的妈妈可于产后5～6小时坐起，第二天下地活动。早下地、早活动，有利于恶露排出及子宫复原，有利于肠道和膀胱功能的恢复，防止产后尿潴留和便秘的发生。妈妈还可以根据各自的体力状况做一些适合自己的产褥保健操，这对妈妈体力和身体各部分功能的恢复大有好处。

坚持母乳喂养 哺乳时，妈妈体内大量的葡萄糖会转化为乳糖进入乳汁内喂哺婴儿，可以消耗体内一部分能量。另外，频繁的哺乳会使妈妈在与宝宝的亲昵和抚爱之中不知不觉地增加活动量，从而减少脂肪的累积。

爱心TIPS

分娩后，由于胎儿、胎盘、羊水等被排出体外，体重会减少5千克左右。之后由于还有恶露的排出，尿量的增加、出汗或母乳分泌等原因，体重还会慢慢下降。但是，以后体重的下降速度会减慢，在产后4～6周时，就会停在一定的重量水平。

产后恶露是怎么回事

很多妈妈都有过这样的体验：在刚刚经历了分娩的痛苦后，身体还特别虚弱，但血块、血液伴着分泌物就不断从下身流出，医学上称之为产后恶露。它是妈妈在产后，一些残留在子宫内膜剥落，与子宫内的残血、白血球、黏液和组织等混合经由阴道排出体外的一种现象。

细说产后恶露 大部分女性在生产过后约十天左右，恶露会逐渐转为较淡的红色，半个月后则变为褐色，之后再变淡成黄色，也就是黄带，大约经过4～6周渐趋于白色，一般而言，约在8周之内会排干净。

产后恶露的多少与产后妈妈子宫的恢复情况有关。子宫收缩越好的妈妈，恶露的量会较少，停止也越迅速。如果子宫收缩不好，子宫内膜发炎，胎盘、胎膜残留在子宫内，可能会有恶露超过8周不止，甚至合并有血块、异味、或参杂脓样的分泌物、发烧、腹痛等症状，这些情况都应该要立即就医。因此，在满月时大部分的妈妈都应该还有一些少量的恶露，这是正常的现象。

产后恶露与疾病 通过观察恶露的性质、气味、量及持续时间，可以了解子宫复原情况及其有无感染存在。如果血性恶露持续2周以上，量多，常提示胎盘附着处复原不良或有胎盘胎膜残留，如果恶露持续时间长且为脓性. 或有臭味，表示有宫腔内感染。如果伴有大量出血，子宫大而软，常提示子宫复原不良。

一般说来，母乳喂养的妈妈通常子宫收缩较好，因为孩子吮吸乳头有助于子宫较快恢复正常，所以恶露也较快排干净。

产后恶露的护理 产后恶露排出期，产妇最容易因护理不当发生感染，因此选用产后卫生用品对产妇的身心健康尤为重要。在这里专家建议大家，最好选用产妇专用卫生用品。因为产妇专用卫生用品，专为产妇皮肤处于敏感时期开发。与一般的卫生用品相比，产妇卫生用品为产妇的特殊生理状态而开发，在材质、设计上都充分考虑到产妇的需要，避免了一般卫生用品透气性差、杂质多的弊病，更利于产妇的恢复。

爱心TIPS

要提醒妈妈们的是，产后恶露排出期间要特别注意清洁卫生，还要勤换卫生用品，一般每2小时更换一次为最佳。

产后妈妈血液的“轮转”

血液是人体最重要的营养运输系统，是关乎着生命流转的大事。当然，在妊娠期间，血液也是构成胎儿的重要物质。在身体结构中，准妈妈的血液循环是最早发生变化的系统。

准妈妈血液的变化 妊娠是女人一生中最大的事件。上帝在创造女人时，在给予她幸福的同时，也给了她痛苦。不管是现代职业女性，还是全职太太，在经历了妊娠的非常事期，生理、心理都发生了翻天覆地的变化。当然，这也是女性一生必须要经历的过程。

早在受精卵刚刚着床时，准妈妈的血液循环系统就发生了变化，除了要进行准妈妈日常生活的循环外，准妈妈的血液还担负着胎儿成长所需的氧分。随着妊娠月份的增长，母体血容量逐渐增加，至妊娠32～34周时达高峰，比孕前约增加近40%。心脏负担也因血容量的增加而加重。到妊娠中晚期时，流入下腔静脉的血量增多，加之增大子宫的压迫，使下肢及会阴部的静脉回流阻力增大，静脉壁扩张，孕妇易发生下肢和外阴的静脉曲张。孕妇若长时间仰卧位，由于增大的子宫压迫下腔静脉，可引起回心血量减少，心搏量降低，血压下降，称为仰卧位低血压综合征。

产后妈妈血液变化　由于妊娠期内血容量的持续增加，产后一般需要20～42天才能恢复到孕前水平。在产后的2～3天内，大量血液从子宫进入体循环，巨大的妊娠子宫施加于下腔静脉的压力消除，静脉血回流增加，以致产后第1天血容量即有明显增加，血细胞压积相应下降；此后血容量即渐渐减少，血细胞压积基本保持稳定。在产褥第1周内，中性白细胞数很快下降，妊娠末期下降的血小板数在产褥早期迅速上升，血浆球蛋白及纤维蛋白原量增加，促使红细胞有较大的凝集倾向。

其实，这些细微的变化对于产妇本人的恢复来说，并没有明显的表现。所以，只要产后妈妈快乐地照看宝宝，适当地运动身体，恢复自然是快的。当然，孕妈妈也不要掉以轻心。因为在产后的24小时内，心脏的负担还是比较重的，对于患有心脏病的产后妈妈，此时一定要加强护理和注意，以防不测。

爱心TIPS

患有妊娠高血压症的准妈妈们在生产后一定要注意。因为据科学统计数据显示，大部分患有妊娠高血压症的孕妇在产后都会发生血液循环衰竭症，而且大多在产后半小时发生，因此医生、家属要格外关心孕妇的变化。

产后妈妈消化、呼吸有何变化

在经历了妊娠、分娩这一大人生经历后，妈妈的身体环境在一瞬间发生了重大的改变，对产后妈妈的身体影响极大。以至于在在产后相当长的一段日子里，产妇身体变化都不遵从孕前正常的生理现象，例如消化系统、呼吸系统。

产妇消化系统的改变 妊娠期间，由于子宫的增大，迫使胃向上移位，而且由于孕激素的影响，胃肠蠕动逐渐减少，排空时间也减慢。肝脏在妊娠期维持其良好功能，但常用的肝功能试验在健康孕妇中可能和正常值有些差异，常见于孕晚期末，产后恢复正常。孕期肝脏组织可显示轻度非特殊性组织学改变，一般仍在正常范围内。

待分娩后，子宫的骤然缩小，胃、小肠及大肠开始恢复正常位置，功能也逐渐恢复。但由于分娩时疲劳，以及卧床太久等缘故，此时肠蠕减缓，常有中度肠胀气的情况。因此，产后妈妈表现出食欲欠佳的症状。

然而进食少、水分排出较多的身体状况，直接导致肠内干燥，加上腹肌及盆底松弛，以及会阴伤口疼痛等原因，产后妈妈的便秘情况便发生了。

产妇产后呼吸系统的改变 一般正常人在常态下呼吸16～20次/分钟，心率60～100次/分钟。而产妇由于妊娠，腹部环境发生了改变，膈肌下降，产妇呼吸由妊娠时的胸式呼吸变为胸腹式呼吸，呼吸自然就变得深而慢。待分娩后，由于胎盘循环停止，子宫收缩，大量血液从子宫涌入体循环，从而使血容量增加15%～25%，加上分娩时产妇很疲劳，同时产妇又留下创伤，均使心脏的负担加重，使有些人的心跳及呼吸加快，若以前有心脏病则可能诱发心力衰竭。如有上述症状发生，应及时报告医生或到医院就诊，以免发生危险。

爱心TIPS

由于产后妈妈身体状况的改变，家人在照顾产后妈妈时，最好做到少食多餐，而且饭菜要细软，以利于产妇的消化吸收。另外，还需要多吃蔬菜、水果，因为这些食品还有纤维素和果胶，可以帮助肠道蠕动。

产后妈妈体温的秘密

体温一直是身体健康的一个监测表，如果身体稍有不适，尤其是病毒性原因引起的，就会在体温上表现出来。而新生妈妈在产后，体温都会发生什么变化呢？下面就一一介绍：

大多数产妇体温在正常范围内 一般产妇在产后体温没有太大的变化，但如果产妇生产的时间较长或身体过度疲劳，在产后24小时之内，产妇体温略有升高，但一般不超过38度。这是正常现象，产妇以及家人不需过分担心。

产后生理发烧勿担心 有一些产妇在产后的 3～4 天，会有体温升高现象，温度甚至高达 38.5℃～39℃，一般会持续数小时，但最多不超过 12 小时，体温就会逐渐下降。这种情况不属于病态，这是由于乳房血管、淋巴管极度充盈而出现的症状，可经过按摩乳房、新生儿吸吮、人工挤乳或用吸奶器、电动吸奶器吸吮乳房使体温下降。

病理性发烧要注意 对产妇来说，病理性体温升高包括体温异常的升高，或一日内有 2 次体温超过 38℃的情况。这有可能代表着产妇发生了产褥感染，需要去医院检查，可由医生确定是否患有上呼吸道感染、乳腺炎、产褥感染、泌尿系统感染等，以便得到及时的诊治。

爱心 TIPS

产妇在测量体温时最好要擦干腋下，不要在喝大量的热饮料后测量体温，这样会影响测量的结果。

产后妈妈乳房的大变化

乳房是产后妈妈哺乳宝宝的重要器官，它的变化直接影响着日后宝宝的成长，以及产后妈妈恢复后的美丽，所以它深受产后妈妈们注意。在医学上，乳房的变化与妊娠期间体内激素分泌多少有密切关系。

孕妈妈乳房的再发育 怀孕后，体内激素分泌的改变，女性乳房往往会有很大的变化。怀孕后，乳头，乳腺充分发育，早期会出现乳房发胀或疼痛的症状；后期挤压乳房时，有稀薄的黄色液体溢出，这些都是正常的生理现象，没有必要过度紧张。此时随着乳房增大，孕妈妈要有适当的保护措施，须配戴适合的文胸支托乳房，并应防止乳房受到外伤或挤压。

产后妈妈乳房的变化 经过分娩的痛苦之后，你就成为了一名年轻的妈妈，雌激素和孕激素水平骤降，生乳素增加，使乳腺开始分泌，乳房开始承担起哺乳的重任。对产后妈妈来说，在产后 1～2 天，乳房开始发胀、膨大，有疼痛感及触痛，尤其是初产妇，疼痛更明显。此时，如果挤捏乳头，会有少量稀淡的初乳挤出。大约在产后 2～3 天，新妈妈乳房在垂体分泌的大量催乳素的作用下，迅速胀大，有的新妈妈会感觉到胀痛难忍，不必担心，这属于正常现象。在经过婴儿的吸吮之后，乳房就可分泌出“初乳”，随后，产妇的乳房在婴儿的吸吮下，有规律地充盈、排空，再充盈、再排空，履行起哺育后代的使命。在这个时候，一定要充分注意乳房的保健，预防乳腺疾病的发生。

爱心TIPS

第一次当妈妈,乳头皮肤较娇嫩,记得要经常清洗。但是最好用清水冲洗,不要用香皂擦洗乳头,以免造成感染。

产后妈妈泌尿系统的小问题

由于一直增大的子宫对盆腔的压迫,孕妈妈生活中出现多尿、便秘等令人烦恼的问题。但当某一天,小宝宝突然出生,一直压迫盆腔的“大房子”突然一下变小了,妈妈的身体不能立时适应这个变化,因此在泌尿系统上出现了一些小问题。

分娩时的压力 产后妈妈常见腹壁松弛,膀胱肌张力减弱,对内部张力增加下敏感等症状,这是妊娠时,增大的子宫压迫盆腔内脏器所导致的肾盂、输尿管积水。临产时胎儿先露部位对膀胱形成压迫。由于分娩时胎儿先露部分的压迫,膀胱肌肉收缩功能障碍或尿道外口、阴道、会阴创伤疼痛,反射性地使膀胱括约肌痉挛,增加排尿困难,甚至不能自解小便而需要导尿,但是导尿又会增加泌尿道感染机会。

导致压抑性失禁 产后常见的问题之一,就是压抑性失禁。这是一种不由自主的排尿现象,通常发生在咳嗽、大笑或打喷嚏时,这是因为腹腔内的压力增加所造成的。因此对产后妈妈来说,产后泌尿系统的恢复尤其重要。

产后调节泌尿系统 产后泌尿系统的恢复直接关系着产后妈妈的生活质量。因此,应尽早开始恢复运动。具体运动可选择骨盆运动。研究发现,做骨盆运动的产后妈妈要比只是做骨盆腔收缩运动有较大的益处。如果在进行骨盆腔收缩运动数周以后,仍然无法很好地控制膀胱,则须与妇科医师商量,请他给予更多的指导。

另外,在产褥期前几天,妈妈要经常有意识的排尿。如果排尿有困难,则需要用导尿管引导,直到膀胱恢复正常为止。有些妈妈由于阴道的力量不足,子宫、膀胱或直肠掉入不正常的位置,从而影响了泌尿系统的恢复,妈妈可以需要借助手术来修复“脱出”。

此外,还有其他类型的排尿不适状况,并不能通过骨盆运动来获得改善。这就需要产后妈妈接受正确的诊断与治疗。产后泌尿系统一般会在产后4~6周才能恢复,产后妈妈不要焦急。另外,产后妈妈还需注意:产褥期容易发生泌尿道感染。如果滞产则易造成膀胱三角区淤血、水肿及黏膜出血,严重时可阻塞尿道而形成尿潴留,虽然比较少见,但应引起注意。

爱心TIPS

在这里需要提醒产后妈妈的是:不要放松恢复,最好在需要的时候,就开口寻求协助。不要以为生下婴儿以后,就有必要忍受身体不适或其他的情况。自己所需要的帮助一定是能得到的,问题在于是否能找到正确的治疗方法。

产后妈妈"老朋友"恢复

自从进入青春期以来,由于少女体内雌性激素的分泌,"老朋友"开始如期而来。随着女孩的成长,女孩们的"老朋友"几乎成为一个不必再加隐讳的话题,它一直默默地陪伴着女孩的成长,直到女孩变成准妈妈的那天。

女性的"老朋友"与体内内分泌分泌有关,从妊娠期开始,女性的内分泌就发生了很大变化,表现在生理上,就为"老朋友"不再来。通常这种情况在产后有改变。当然,由于个人体质的差异,产后妈妈"老朋友"恢复也表现出差异性大的特征。

分娩后,产后妈妈随着时间的推移,身体逐渐恢复,月经和排卵也开始恢复正常。但由于个人体质原因,恢复的时间以及程度存在着较大的差异。一般不喂奶的产妇可在产后 6 ~ 8 周恢复月经,喂奶产妇月经恢复较晚,甚至整个哺乳期都不行经。第一次复经月经量往往较多,且多为不排卵月经,来过三四次月经后,月经和排卵才恢复正常状态。

产妇喂奶时,婴儿吸吮乳头的刺激能反射性引起脑垂体不断释放催乳素,抑制卵巢排卵,不来月经。产后 1 个月内这种反应最强,到产后 3 个月左右,反应逐渐减弱,对排卵的抑制得到解除而恢复排卵,排卵是在月经来潮之前。

爱心TIPS

产后排卵恢复,根据个人体质不同,显现出不同的恢复时间。一般说来,未哺乳的产妇最早可在产后 21 天就恢复排卵,虽然此时尚未复经,而哺乳的妈妈也有可能在满月后开始排卵,所以产后妈妈要注意及时避孕。

让产后妈妈"无忧"的变化

分娩是世界上最伟大，而最神秘的事件。它伟大在于母亲为此所承受的痛与风险，而神秘在于母亲在分娩后不知道会面临什么。然而下面五种症状，都是产后妈妈会出现的正常现象，当产后妈妈出现这几种情况时，不要过于担心。

发抖或打寒颤 胎儿一娩出，产妇全身感到轻松，有时出现全身不可控制的抖动，有的出现寒战。这些是正常现象，喝点红糖热水就会好。

出大量的汗 产后出汗量多，睡眠和初醒时更多，有时可浸湿内衣，常在数日内自行好转，这是正常生理现象，而不是体虚表现。

生理性发烧 产后头天内体温可上升达38℃，这是正常生理反应。产后3～4天，由于乳房胀，体温也可上升，但不超过38℃，24小时内自然下降也属正常。

隐隐的肚子痛 这种肚子痛，就像以往"老朋友"来时那种隐隐作痛的感觉，一般会发生产后头1～2天。在医学上，表现为子宫一阵阵收缩引起腹痛，称为宫缩痛，中医也称为血气痛。多见于第二胎以上的产妇，常在喂奶时加剧，3～4天后自然消失。此症可服少量止痛片。

会阴部疼痛水肿 分娩时由于胎头的压迫，使会阴部水肿疼痛，或由于胎头娩出时会阴部轻度擦伤，使会阴部疼痛，一般在数日内自然消失，不必处理。

爱心TIPS

产后妈妈在发烧时要格外注意区别生理性发烧与病理性发烧的区别。当经过剖宫产分娩的妈妈，出现子宫异常压痛且合并有发烧症状时，可能是子宫内膜发炎，要及时通知医生进行诊治。

剖宫产带给我的伤害

剖宫产往往是那些想逃避自然分娩疼痛的准妈妈的选择。但是选择剖宫产的妈妈们却不知道，剖宫产并不会减轻分娩妈妈的伤痛，相反它还会给孕产妈妈带来意想不到的伤痛。

剖宫产的产后恢复 剖宫产是指在麻醉情况下，切开产妇的腹壁及子宫壁，从子宫中取出胎儿及胎儿附属物，然后将子宫壁及腹壁各层组织缝合的一种手术，一般用于孕妇及胎儿危急状态情况。剖宫产同自然分娩相比，虽然减轻了产痛，但是这并不代表剖宫产的疼痛会少一些，它在伤口愈合时所产生的疼痛丝毫不减于产痛。它与自然分娩的区别在于：

剖宫产手术中出血量要比自然分娩的出血量多，因此在理论上，更耗费产妇的气血。

剖宫产毕竟是手术，术后发生感染几率大大高于自然分娩。

剖宫产恢复过程要长于自然分娩，一般剖宫产6～7天伤口才能愈合、拆线，而自然分娩只需要4天，即可以出院。

另外，由于剖宫产的宝宝没有经过产道挤压的过程，并发症会比自然分娩的孩子高，尤其是新生儿肺炎等呼吸系统的疾病发生率增加。而且剖宫产不能很快恢复进食，可能会使泌乳减少，使哺乳的时间推迟，不能及时给孩子喂奶。

剖宫产伤口的伤害 在医学上，由于子宫下段肌层薄，出血少，再次妊娠出现子宫破裂的几率低，所以临床上大多采用子宫下段剖宫产方式。虽然现代医学技术不断提高，剖宫产伤口愈合越来越好，但是毕竟会留下疤痕，影响日后妈妈美丽肌肤的恢复。当然也有部分医生采用“横切口”，这样产妇即使做过剖宫产手术，以后还可以穿新潮泳装、时装，满足了妈妈爱美的需求。这样的手术方式引得众妈妈纷纷选择剖宫产，然而事实上，即使这样“横切口”的剖宫产伤害也远远高于自然分娩，同时对宝宝也有影响。所以专家建议准妈妈们，在选择分娩方式时，除非必要，最好选择自然分娩。

爱心TIPS

剖宫产伤口的大小，疤痕的深浅与手术当时的情况，与胎儿的大小，产妇皮肤的素质等诸多因素有关，因此，即使很好的技术，也有可能出现恢复的不好的情况，准妈妈们最好慎重选择。

产后妈妈腹部肌肉有变化

女性产后往往最担心腹部的变化，因为很多女性在产后，都在腹部留下了一生也难以抹掉的“游泳圈”。其实，妈妈产后的“游泳圈”与腹部的肌肉密切相关。

四层肌肉的孕歌 在医学上，腹部的肌肉包括了四层纵横交错的肌肉。它们分别是出于腹部最外侧的中央，由上而下的第一层，医学上称为腹直肌。腹直肌包括两个半面，是由一层薄薄的称为白线的纤维组织结合在一起。在腹部两侧的肌肉，由不同方向斜斜地穿过腹部，为第二层。更底下的一层，则是由一侧边穿到另一侧，并且是直直地穿过腹部。最后一层在腹部的中央下方，只有一层肌肉，该部位肉特别多，而且容易受伤。

分娩前后妈妈腹肌变化 从怀孕开始到婴儿娩出，产妇的身体会发生戏剧性的变化。根据统计，大多数孕妇在怀孕期间，腰围都增加了50厘米左右。在这期间拉伸的是腹直肌。

妊娠期间，尤其是到妊娠中晚期，腹直肌的白线会逐渐变软，并开始扩张，使腹直肌的两层肌肉分开，以调适配合逐渐长大的胎儿。这肌肉的分开，被称为腹直肌的分离。在分娩后3～4天，腹直肌分离的肌肉层间约有2～4只手指宽的空间。当肌肉的力量开始增强时，这空间会缩减成只剩下1个手指的宽度。

因此，产后妈妈才会感到腹部是如此地伸张与松弛，这给产后妈妈造成了一定的困扰。

小腹恢复有妙招 产后，可以通过一些简单的运动，让肌肉尽量恢复原来的形状与力量。同时，也要开始进行一些较为有效的运动，让肌肉恢复原来的形状与力量。如适当的收腹、腹部按摩等运动，都可以帮助产后妈妈尽快改变腹部肌肉状况。

当然，在做运动之前，产后妈妈需要要先做一些简单的检查，看肌肉是否已恢复至正常状态。具体方法是：仰躺，屈膝，脚底贴于地面或床上。用力拉新妈妈的腹部肌肉，并将头与肩膀抬离地面。同时，伸出一只手，朝脚掌方向平伸。另一只手的手指置于肚脐下方，感觉到两条有力的腹直肌正在用力，即表明恢复的不错。

爱心TIPS

腹部肌肉主要有保护腹部的脏器，包括怀孕时的子宫；支撑脊椎，并使骨盆维持在正确位置；可以逐步地从各方向运动；帮助身体的排出运动，如分娩、咳嗽与打喷嚏等功用。

产后骨盆肌肉细解

骨盆在身体中，有至关重要的作用。它是支撑身体结构、保护子宫、膀胱以及孕早期的正在成长的胚胎的骨骼构成的盆状物。它主要包括了两个大的骨盆骨：在脊椎的底部（骸骨）下方连结，称为骸髂关节。骨盆骨的连结，在前方有一关节，称为耻骨联合。在脊椎骸骨的下方，有四块小的骨骼，构成了尾骨。

骨盆肌肉构成 骨盆肌肉是指构成盆状底部的一层肌肉。骨盆肌肉分为两层，即较内部的一层与外部的一层，由耻骨联合至尾骨，并穿过两边的髓骨。在这些肌肉中，共有3个出口。一是由膀胱延伸出来的尿道出口，位于前方；一是由子宫延伸出来的阴道口，位于中央，另一个则是由大肠延伸而来的肛门通口，位于后方。

在外层肌肉，有环结在这些通口，称为括约肌，能使这些出口紧密地密合，特别是在腹部用力的时候，如咳嗽、笑或打喷嚏时。

产前、产后的骨盆肌肉 怀孕期间，骨盆会支撑胎儿、胎盘，以及扩大的子宫内一些额外的液体的重量。分娩过后，这些肌肉会极度扩张而脆弱，因此，要尽可能常运动这些肌肉，使它们恢复强健的状态。

骨盆肌肉的恢复 经常做骨盆肌肉运动的妈妈可以在分娩时，或者分娩后减少压力性遗尿的症状。具体做法是：平躺，试着紧闭、提拉阴道和肛门8~10秒，放松几秒钟，然后再收紧。在做收紧和向上提时，一定要注意保持身体的其他部位的放松，不要收紧腹部、大腿和臀部，或者屏住呼吸。或许在刚刚开始时，这些单独调动的肌肉并不容易做到，但只要你坚持，拥有孕前般的平坦小腹，以及健美的身材或许并不是梦想。

爱心TIPS

产后妈妈在骨盆肌肉恢复初期，可以通过一些收缩腹部的运动来恢复。假如分娩时因为裂伤或侧切而有一些手术的缝针，也不妨通过呼吸的方式做收紧、放松动作。因为紧缩运动不会对这些伤口造成伤害，相反通过松紧这些肌肉，增加了骨盆肌肉的血液循环，可促进愈合过程。

产后妈妈的心痛——腹壁的变化

对于产后妈妈来讲，腹部的“游泳圈”与腹壁的变化有直接联系。由于逐渐增大的子宫的压迫，孕妈妈以往平坦的小腹逐渐增大，腹壁受到了严重的影响。

产后妈妈的腹壁　由于妊娠期子宫的快速膨胀，腹壁长期受到影响，使肌纤维增生，弹力纤维断裂，分娩后腹壁变为松弛。这不仅对产后妈妈生理产生影响，而且还影响产后妈妈苗条的身材，让现代女性头疼不已。

产后腹壁松弛主要表现为整个腹部向前向下悬垂，医学上称为“悬垂腹”。而有些幸运的产后妈妈，虽然没有发展到坠下来“悬垂腹”的程度，但腹部向前膨出，腹围很大，腹肌不结实，同样影响生活与个人美。每每想要穿上孕前漂亮的连衣裙，可是凭空突出的“游泳圈”，总是让产后妈妈们尴尬不已。

腹壁松弛的危害　腹壁松弛本身虽然不是一种疾病，但却是许多疾病的诱因，而且给产后妈妈的生活带来很多不便。因为，首先排便时需要腹肌有力地收缩，以增加腹内压，帮助排便。而腹壁松弛的人腹肌软弱无力，所以有不少人易患便秘。其次，由于腹肌无力，腹部向前膨出，身体重心前移，为了适应这个变化，腰椎前突增加，下背部的肌肉受到过分牵拉，因此易引起劳损，产生所谓“功能性腰痛”。再次，腹壁松弛的人往往腹部脂肪堆积过多，使血液循环负担加重，腹腔较易淤血，影响消化吸收功能，容易引起消化不良。因此，产后妈妈一定要尽快改变腹壁松弛的情况。

要如何减少腹壁松弛的危害呢？这就需要产后妈妈们多进行腹部运动，从增强腹肌和进行全身性的锻炼两方面入手。其中腹部运动有的方法比较简单，如：屈腿运动、举腿运动、踏自行车、仰卧起坐等。其中屈腿运动是采取仰卧位，两腿同时屈膝提起，使大腿贴腹，然后还原，重复十几次的运动方式；举腿运动是指采取仰卧位，两腿同时举起，然后缓慢放下，重复十几次的运动方式。而踏自行车和仰卧起坐，都是日常生活中常见的锻炼腹部肌肉的锻炼，产后妈妈只要按平时的做法坚持即可。

爱心TIPS

有些产后妈妈急切想要恢复腹壁，但要认识到急迫的恢复方式是不适合产后妈妈的。一般腹壁紧张度会在产后6周左右恢复，除了皮肤留下永久性白色妊娠纹外，外观恢复正常。因此提醒产后妈妈们，不要在产后恢复阶段做剧烈运动或长时间的运动，以免给身体留下永久的伤害。

产后妈妈的苦恼——消化不良

产后妈妈身体环境在一刹那发生了重大改变，但身体功能以及部分器官却难以适应这种突如其来的变化，其中胃肠消化不良就是其中一种。在妊娠期间，由于子宫对胃肠的压迫，在分娩后，胃肠尚未适应压力减轻的环境，因此消化并未如产后妈妈自己想像得那么好。而且此时产妇往往为了催奶、补身体进食一些高热、高蛋白的食物，加上产妇卧床时间较长，运动少，很容易产生打嗝、食欲不振、泛酸水等消化不良的现象。这与孕前的消化不良并没有任何不同。

产妇长期消化不良会严重影响产妇的身体，对宝宝的成长以及产后妈妈身体的恢复都不利。因此，要及时治疗产后妈妈的消化不良症状。

当产妇出现消化不良症状时，表明产妇的胃肠消化功能暂时不能达到消化产妇饮食的情况，要及时纠正产妇的饮食。

要注意饮食结构的平衡，荤素搭配合理，少食油腻食品，过分油腻不仅给消化系统增加负担，同时也会影响产妇的食欲。

要做到少食多餐，饭菜要细软，以利于产妇的消化吸收。

每餐的蔬菜水果都不可少，这些食品富含纤维素和果胶，可以帮助肠道蠕动。

不要使用辛辣刺激性食品，以免对肠胃造成损害，阻碍消化吸收功能。

每天最好能喝500毫升左右的牛奶，对产妇的消化吸收功能有一定的帮助。

爱心TIPS

除了上述方法外，有消化不良症状的产妇，还可服用助消化的药物，如多酶片、乳酶生等。在身体条件允许的情况下，也应适当下床活动，以帮助食物的消化吸收。

心脏——产后妈妈不得不关注的地方

在产后妈妈的健康词典里，有一个地方是产后妈妈不得不关注的，那就是心脏。由于妊娠期间，子宫增大对心脏的压迫，产后妈妈心脏成为分娩时期、产后，医生关注的重点。

产后心脏病 分娩后，如果产后妈妈心脏出现了不正常的现象，通常被称作为产后心脏病。有部分妈妈会在产后 24 ~ 28 小时内，出现心慌、胸闷、不能平卧、气急等症状，并且症状明显，即产后心脏病。但如果孕期坚持锻炼的产后妈妈，或者身体素质比较好的产后妈妈都不会出现这种症状。

关注引发产后心脏病因素 妊娠期间，随着胎儿的发育生长，子宫的快速膨胀，心脏改变了原来的位置，被推向了上方。并且，由于妊娠关系，心脏的工作量逐渐加大，心脏会略有肥大和心率加快。检查时，可发现心脏的界限加宽，有的可出现杂音及早搏等。孕妇如能在产前做定期检查，在医生的监护下，轻度心脏病的孕妇一般能适应这种改变而进入分娩期。

分娩是对心脏的考验 由于妊娠期，产妇身体处于特殊时期，所以心脏的压力骤然增加。而到了临产时，每一次子宫收缩都是对心脏负担的再次增加。当产妇在用力屏气使胎儿娩出时，产妇血压上升，肺的循环压力加大，氧的消耗量增加而得不到充分补充，这时产妇会出现青紫现象。而当胎儿出生的一刹那，子宫骤然缩小，原来与胎盘建立起来的血循环也一下子停止。这时子宫内的血液突然都进入母体的血循环，加上因横膈下移，心肺的位置也相应地回到孕前的位置，这一系列的变化，一颗健康的心脏尚可胜任，但对心脏病者就会成为使病情加重的直接原因。

所以孕前患有心脏病的妈妈，极易出现其他病症。如患有心脏二尖瓣狭窄的产妇，产后可能引起急性肺水肿；患有风湿性心脏病、先天性心脏病的产妇，产后往往会加重病情，甚至发展到心力衰竭。

因此，患有心脏病的孕妇，必须在预产期前一个月住院待产，在医师的监护下进行必要的用药治疗和合理指导。产后还需观察到心脏恢复正常方可出院。

爱心TIPS

产妇如在产前已有心脏病，心脏功能属于一级的，即轻度心脏病，一周后会完全恢复正常。心脏功能属于二级的，即心脏病在轻度劳动之后即有症状出现的，可能由轻变重，严重时甚至出现心力衰竭。

妊娠纹——产后妈妈斗争的大敌

妊娠纹可能是孕宝宝留给妈妈的最大变化，当十月怀胎，一朝分娩的痛苦与喜悦逐渐褪去，当现代新手妈妈们开始关注自己的身体，才蓦然发现，肚皮上、大腿上或者曾经俏丽的脸庞上，都有着若隐若现的粉红色的痕迹。这些痕迹似乎总在提醒妈妈们：你们的青春已不再，这让产后妈妈懊恼不已。

于是，产后妈妈开始努力学习产后恢复知识，想要抚平那隐隐的伤痛记忆，然而它却依然在那里，不为所动。其实，在产后再想恢复妊娠纹，所付出的努力一般会有很少的回报，不如在怀孕之初尚未出现妊娠纹前，就采取有效的预防方法。你可以采取以下方法：

忌甜品及碳水化合物 美丽的肌肤在于均衡营养素的摄取，太甜的食品、碳水化合物及油炸的食物不仅含有过量脂肪，对肌肤也是一种伤害。

忌肌肤过份干燥 从怀孕初期选用适合体质的乳液，目的在湿润、油滑肌肤，增加肌肤的柔软度和弹性，使得整体皮肤组织在脂肪堆积扩张时，能够更加适应。使用乳液的另一项好处，是可以减轻妊娠纹处皮肤变薄时产生的搔痒感。

忌体重迅速无节制的增加 体重增加超过8公斤或无节制地增加，除了会增加妈妈罹患妊娠毒血症、妊娠糖尿病、产程进展不顺，甚至难产等等危险之外，过多脂肪的囤积，会在短时间内绷出妊娠纹来！

要经常做运动 孕妈妈时，就应抽出时间对自己“锻炼”一下，特别是针对容易堆积脂肪的部位，例如下腹部，甚至整个腹部、臀部下侧、腰臀之际、大腿内外侧、乳房和腋下等部位，都应该温柔地搓揉、轻推、轻捏一翻，以增加皮肤和肌肉的弹性及血流的顺畅。

爱心TIPS

要避免妊娠纹，产后妈妈最应该注意的便是保持小腹的水分。因此，要想拥有光滑、平坦小腹，从孕期开始，准妈妈就应选择适当的润肤油，每天在腹部擦适量，以提高皮肤纤维组织的拉伸力。

分娩是一件幸福与痛苦并存的妙事，其中包含了众多细小的情节与关爱，稍有不慎就会给产后妈妈造成无法弥补的伤痛。所以，当孕妇分娩时，家属都会非常紧张。然而，事实上分娩所带来的苦痛，与月子里照顾不当所产生的苦痛比起来，简直是小巫见大巫。一般产后妈妈在月子里，经常会出现如下两种情况。

食欲不振 一般来说，产后第一周，由于黄体酮下降，妈妈们都会有不错的胃口，但是也有些妈妈，因为照顾宝宝的压力、天气闷热、睡眠不足、情绪激动、担心身材或悲伤、产后活动减少等因素，而出现食欲不振的现象。要解决这个问题，需要从以下方法入手：

少量多餐，避免肚子饿或一次进食太多。

食物尽量清淡，避免太咸、油腻、产气性与特殊气味的食物。

选择产妇喜欢的食物，不必刻意补充蛋白质类食物。

准备一些开胃的小食品，如花生糖、黑芝麻、酒酿、核桃等。

保持室内空气清新，避免油烟、二手烟、汽油味等。

或者也可通过按压不同穴位，来缓解产后妈妈的精神压力，从而达到开胃的目的。具体做法是：利用指尖，强力按压背部脾俞穴、胃俞穴三次，每次三至五秒钟；强力按压喉根部气舍穴、腹部中脘穴三次，每次三至五秒钟；强力按压脚部地机穴五次，每次三至五秒钟，都可以缓解产后妈妈食欲不振的情况。

身心疲累 分娩已经用掉很大体力，产后还要日夜照顾婴儿，都成为产妇精神处于疲累的主要原因。要改善这种情况，首先必须保持产妇正常的作息，每天睡足 8 小时，除了卧床休息之外，偶而也要下床走动，等到产后一周再做运动。

在生活饮食方面，要注意不要吃冰冷、不易消化的食物，或吃得太多；要多食用一些高蛋白食物，补充体力；避免长时间看书报、电视等伤眼力与精神的活动；可以用奶嘴来满足宝宝的口欲，不要因为宝宝想吸奶，而打断产妇睡眠；产妇也可做适当的运动，来缓解疲累情况。

另外，产妇可以通过泡温水浴，按照顺序按压背部厥阴俞、心俞、肝俞、三焦俞、肾俞、志室等穴，每穴三至五秒钟；顺序按压胸部膻中、中脘、期门、肓俞、大巨等穴，每穴三至五秒钟等方法，来让身体肌肉放松。

爱心TIPS

产后可多吃黄豆芽。因为黄豆芽中含有大量蛋白质、维生素C、纤维素等。蛋白质是生长组织细胞的主要原料，能修复生孩子时损伤的组织，维生素C能增加血管壁的弹性和韧性，防止产生出血，纤维素能通肠润便，防止产妇发生便秘。

产后妈妈腹部的大变化

妊娠纹的出现　对于孕妇来说，妊娠纹是怀孕过程中做大的梦魇。虽然妊娠纹或生长纹发生的几率仍不十分明确，一些可能的推测包括了与内分泌的失调、皮肤过速的扩张，以及肥大细胞的去颗粒化有关。较被接受的一种说法是，由于皮肤张力赶不及体积的张力，皮肤被撑开撕裂后，真皮胶原纤维再生而产生了萎缩性的疤痕。即皮肤表面形成红色或青色线以及波状妊娠纹。妊娠纹大多出现在腹部。这是因为腹围在妊娠期间，膨胀的比率最大，其他较常见的地方，还包括乳房周围、大腿内侧及臀部，也有些产妇会在臀部、大髀、膝盖后方出现妊娠纹。妊娠纹的范围，有大有小，大到上是以肚脐为中心，形成多环形分布。小则只有腹部外侧或大腿几条而已，大则整个腹部及下胸部皆有。通常这样的血红色肚纹，会在产后两个月开始变淡。但仍旧残留着透明裂痕，很不幸的是，它们是不会完全消退的，只会变细，没那么明显而已。

“游泳圈”的苦恼　在妊娠期间，由于子宫的膨胀，腹壁以及腹部肌肉都发生了变化。所以在产后，妈妈的肚皮就不再像孕前那样平坦、光滑了，如果恢复得不好，还很有可能为日后出现的“游泳圈”打下良好的基础。另外，在“月子”期间，妈妈为了满足宝宝成长发育的需要，每天进食大量的营养物质，而且都是一些高蛋白、高脂肪的营养。这些营养没有很好地被吸收就囤积在妈妈的腹部了，再加上产后妈妈很少运动，“游泳圈”就自然而然地产生了。

皮肤松弛　产后妈妈都有腹部皮肤松弛的困扰，这是因为怀孕期子宫随胎儿的发育而快速长大，导致腹部肌群和皮肤过度扩张，真皮层被拉伤或断裂，最终使得腹部松弛。

肤色暗沉　由于孕期体内女性荷尔蒙的改变，会使色素变黑，产后妈妈整体皮肤都会变暗。

爱心TIPS

一般女性生产完后体重会增加10～12公斤，是正常的状态；但有很多女性怀孕期没做好饮食控制，生完后体重却增加了15～20公斤，这样很难瘦下来，就成为“游泳圈”形成的重要条件。因此，孕妈妈时就需要注意尽量避免迅速、无节制地增长体重。

产后妈妈的身体疼痛

分娩给女性所带来的幸福是不言而喻的，然而，分娩所带来的痛苦，却是新手爸爸们无论如何也想像不出来的。在产后恢复的日子里，生理上的疼痛或许连产后妈妈都没有预料到。

下身疼痛　分娩后，女性的疼痛不仅包括会阴部，一般产妇在生产后，从阴道至直肠部分都会有不同程度的触痛感。因为在生产中，为了能让婴儿顺利通过产道，从阴道到直肠这部分的组织不断膨胀，并且经受胎儿的挤压。生产后，这些组织在渐渐收缩恢复原形的过程中，会出现肿胀症状，产生疼痛感。

缓解产后妈妈下身疼痛，产后立即用冰袋冷敷是非常有效的办法。另外，坐浴对减轻疼痛也所帮助。现在也有一些草药可以在坐浴时使用，能让产妇感觉更舒服一些。产妇还可以通过在卫生巾上放置冰镇水袋来减轻疼痛。此外，根据个人疼痛的不同程度，医生也会相应给你开一些处方或非处方药。

乳房痛　女性在分娩以后，除了下身疼痛外，乳房也会因为内分泌的变化而胀痛。这是因为分娩后，乳汁开始充盈乳房，而如果婴儿没有及时吮吸的话，妈妈自然会感到胀痛。这时，最好的解决办法就是给孩子喂奶。除了母乳喂养外，产妇还可以试试用热水袋热敷。除非婴儿完全拒绝吃奶，否则不要自己挤奶，因为这样只会刺激身体产生更多的乳汁。通过婴儿主动吸食和吃奶，产妇的身体很快就能根据婴儿的需要将乳汁分泌量自动调节到合适的水平。如果不想用母乳喂养，那么穿一套稍紧的内衣，也不失为一个好办法。

头痛　头痛产生很可能是由于身体内荷尔蒙分泌的变化。只要尽量放松或吃一些止疼药，很快就没事了。

肌肉酸痛　毫不夸张的讲，女性的分娩就像是一次马拉松比赛，即使生产过程非常顺利，也会导致肌肉拉紧和变硬。所以有时在产后臀部也一样会感到酸痛，可能是由在生产过程中双腿长时间保持一种姿势造成的。另外，背部等肌肉在产后也会有酸痛的感觉。

此时，产妇可以通过热水淋浴，全身按摩等方式来减轻疼痛。此外，在产后多走动，适当伸展身体各部位也可以有效缓解疼痛。如果疼痛难忍，也可以通过药物恢复。

爱心TIPS

需要提醒的是，现代女性要提前作好产后疼痛的心理准备。因为这种疼痛可能比想象的还要严重，而且一定要把自己的感觉对大夫说出来，积极寻求他人的帮助。止疼药品会有所帮助，但是一些简单的疗法可能会更有益于身体健康和早日恢复。

产后妈妈的“方便”大问题

对孕妈妈来说，生活中最大的烦恼便是“方便”问题。由于子宫在盆腔内的膨胀，孕妈妈多会发生尿频、便秘等症状。本以为这种情况在产后会得到改善，可是待分娩后，产后妈妈才发现，“方便”问题并没有得到改善，这是为什么呢？

在孕期，准妈妈往往由于工作、身体不便等原因，缺乏体育锻炼。所以分娩后，经过膨胀子宫长期的压迫，某些肌肉容易出现暂时松弛的现象，如膀胱肌。

排尿困难　正常情况下，产妇于分娩后4～6小时内应当解一次小便。但是大部分产后妈妈会出现排尿困难或排不干净的情况，这是因为在分娩过程中，胎儿先露较长时间的压迫膀胱，膀胱黏膜水肿，张力下降，收缩力差；会阴伤口因分娩产生疼痛，产后妈妈对排尿有恐惧心理，尿道反射性痉挛，因此尿困难；另外，由于腹壁松弛，张力下降，以及有人不习惯躺着排尿等原因，产后妈妈多出现排尿困难的情况。

“方便”困难危害大　众所周知，不能及时排除体内垃圾的危害是极大的，而人体排除体内垃圾的主要方法就是排泄。由于上述等原因，产后妈妈容易出现尿潴留或尿不彻底的情况，这对产后妈妈健康危害很大。因为产后抵抗力差，尿液留有残余后，细菌很容易趁虚而入，发生尿路感染。出现这种情况产妇会很痛苦，也容易出现泌尿系统感染。

为了避免尿路感染的发生，产后妈妈可以尝试产后多饮水，使尿量增多；产妇尽早自解小便，小便时采取半蹲半立的姿势；用热水薰洗外阴或用温开水冲洗尿道周围或让产妇听流水声，诱导排尿；在下腹正中放置热水袋以刺激膀胱收缩等方法协助排尿。

如果在运用了以上方法均无效后，应及时通知医生，可以在严密消毒情况下导尿，采取定期开放的方法，同时口服抗菌素预防感染，1～2 天后拔除尿管。

爱心TIPS

即使排尿后仍需注意防止膀胱内有残余尿。检查的方法为产妇排尿后在耻骨上方用力压小腹部，体会一下是否还有尿意。如果仍有尿意，说明有残余尿，需用上述方法治疗一个阶段，直到恢复正常排尿为止。

产后常见“小变化”

分娩是女性身体、精神的一次升华，除了会给产后妈妈带来发抖、寒战、多汗、生理性发烧等让产后妈妈不用太担心的变化外，还有一些常见的“小变化”，妈妈也不需要太担心。

浮肿 由于妊娠期间积存了大量的体液，产后身体还未完全排除，所以当刚刚以为要休息的你，脚踝和手指都出现了浮肿的情况时，不要担心。经常活动一下手指和脚踝，做一些绕圈的运动对缓解浮肿有很好的帮助。

产后疼痛 因为子宫的收缩，产后妈妈可能会感觉到抽搐似的疼痛。不用担心，这是正常的子宫恢复的过程。这种感觉在你哺母乳时会更加明显。如果觉得有必要，可以向医生要求开点止疼药。

另外，产后妈妈还会感到私处上部隐隐作痛，这是耻骨疼痛。在骨盆腔前侧，下腹部前方，有两片耻骨，而且有两个软骨使之联合在一起，可由 X 光片观察得知，当耻骨分离时，膀胱的局部地方会疼痛。由于生产时，胎儿经过骨盆腔，骨盆产生松弛，因而可能会造成局部软骨疼痛。如果在分娩前，耻骨曾经分离，生产后疼痛就会比较明显，而大部分的孕妈妈都会发生耻骨分离情形。因为怀孕的时候骨盆腔放松，所以关节、骨头就会分开，在怀孕后期就会发生。因此，这种产后疼痛就显得格外明显。但是产后妈妈不用太担心，这种疼痛通常会慢慢恢复，只要进行产后运动即可。一般在产后一到两个星期就会复原。因此未必要矫正，若严重，可以采取镇痛剂、热敷等方式进行止痛措施。

爱心TIPS

除了上述生理的疼痛外，产后心里的空虚、满足、慌张、疼痛也算是产后妈妈健康恢复的“小惊喜”，产后妈妈不妨多加注意。有意识的调理自己的心情与身体，为尽快恢复孕前的身体与生活打下基础。

我的眼睛为什么变模糊了？

现代女性工作中多与电脑等现代科技打交道，多有用眼过度的情况。因此，很多女性年轻时都有眼睛干涩的经历，尤其是工作时与电脑打交道的电脑族，眼睛干涩、视线会出现模糊已经成为家常便饭。本以为休息一段时间后，症状会有所减轻，殊不知在怀孕期间休息长长一段时间，产后眼睛干涩、模糊的症状并没有减轻，而是无形之中加重了。她们觉得分娩后，视力变化相当大，不仅出现眼睛干涩、视线模糊等症状，而且还怕强光，在灯光下做事或看书报，眼睛有又干又涩的感觉。到医院眼科检查，又没发现眼睛有什么问题，这究竟是怎么回事呢？

气血两亏了　由于女性在妊娠、分娩过程中，体力和精力的消耗都很大，这对肝、肾都会造成一定影响。身体大多会不同程度地出现气血两亏、肝肾两虚的现象，个别产妇还因产后失血过多而造成贫血，这些情况对视力都会带来很大影响。

中医认为，肝开窍于目，肝肾不足可影响到视力，所以产后妈妈会有眼睛干涩、视线模糊等现象。

护眼有高招　有此种症状的产妇可适当服用一些人参养荣丸、杞菊地黄丸等有补肝肾、调气血作用的中成药，并注意眼睛适当休息，静心养目，视力一般是可以很快恢复的。另外，中药杞子、菊花、白文利、川石斛等对恢复视力也很有帮助。

在预防上，专家建议，妇女产后可常服些维生素 E 和维生素 B_1。同时不要在强光或光线阴暗处看书报，这样有利眼睛的养护。

爱心TIPS

如果产后妈妈原来就患有近视眼，除服用上述药物外，产后还应复查一下视力，以防产后屈光度发生变化。如果已发生了改变，就应及时重做验光，重配眼镜，这对产后眼睛的康复保健尤为重要。

分娩带给女人的伤痛

在女人成长的历程中，任何一次事件都比不上分娩带给女人的震撼。在孩子一出生的刹那，女人才明白：母亲的伟大，不仅在于母亲的奉献，还在于母亲分娩时所忍受的伤痛与风险。即使是自然分娩，仍然无法避免生育带来的伤痛。

自然分娩的优点　虽然自然分娩对宝宝日后的健康成长有很大的益处，但是对孕妈妈来讲，却是优缺并合的。从自然分娩的优点方面来说，由于自然分娩只需要局部少量的麻醉，所以产后恢复较快，而且住院时间也短；产后可以立即进食；仅有会阴部位有伤口；产后并发症比较少。

分娩让危险无处不在　从理论上讲，自然分娩是最自然且安全的生产方式，然而在一定程度上，它也是危险的。它带给女人的伤痛，深深地刻在了女人的脑海里，并代代相传。

自然分娩带给女人的伤痛有多种。阴道产后会伤害会阴组织，甚至会造成感染，或外阴部血肿等情形；产后会因子宫收缩不好而出血，若产后出血无法控制，须紧急剖腹处理。严重者需切除子宫，甚至危及生命；产后感染或产褥热发生，尤其是早期破水，产程延长者；会发生急产，尤其是经产妇及子宫颈松弛的患者；胎儿难产或母体精力耗尽，需以产钳或真空吸引，协助生产时，会引起胎儿头部肿大；胎儿过重，易造成肩难产，会导致新生儿锁骨骨折，或臂神经丛损伤；羊水中产生胎便，导致新生儿胎便吸入症候群；胎儿在子宫内发生意外；如脐绕颈、打结或脱垂等现象；羊水栓塞，毫无预警地发生等，都给分娩带来危险。

另外，自然分娩还有产前阵痛；阴道生产过程中突发状况；阴道松弛；骨盆腔子宫膀胱脱垂的后遗症等缺点。虽然现代由于医学科技的发展，产前阵痛、阴道松弛等状况，可以通过无痛分娩以及产后运动等方式避免，但分娩所带给女人的伤痛却依然存在。

尽管自然分娩带给女人如此大的伤痛，如此多的危险，但专家建议妈妈们最好还是选择自然分娩方式，因为这种方式不仅可以让孕妈妈能够快速恢复，而且有利于宝宝日后成长。

爱心TIPS

与自然分娩相比，剖宫产需要较复杂的麻醉方式，手术出血及术后并发症的机会皆提高，对孕妇的精神与肉体方面都会造成创伤。

产后妈妈多汗是什么原因？

产后多汗虽然是让妈妈"无忧"的变化，然而不同的病症有不同的出汗症状，对于这点，现代女性却不能不知。

产后出汗现象 由于产妇经历了十月怀胎，一朝分娩，身体环境骤然变化，一般会出现体虚盗汗的情况。不管是炎热的夏天，还是冰冷的冬季，产后妈妈总比正常人汗多。有的大汗淋漓，如果稍微活动或进食时，更是汗流满面，全身汗出，粘湿难受。

汗是体液的排泄 产妇在妊娠期间，体内水分积蓄，仅是血液就比孕前增加30%左右。一个正常人的血液量约占体重的1/10，为4000～5000毫升，而妊娠期孕妇则要增加1000毫升之多。分娩之后，这些液体在体内就成为多余的东西，不排出甚至会增加心脏负担。身体的自然调节系统，在产后会产生三种主要排泄体内水分的途径，第一种是通过肾脏由尿液排出；第二种是通过肺的呼吸排出部分；第三种即是通过汗腺由皮肤表面的毛孔蒸发，从而形成了产后多汗的现象。

甲状腺亢进、饮食影响 产妇多汗与产后甲状腺机能亢进，以及产后高营养进食有关。产妇在妊娠期间，甲状腺机能亢进，产后尚未恢复，脂肪、糖、蛋白质代谢旺盛，故出汗多。而由于产后进食较多的高能量食物，又多喝汤水，也是造成产后多汗的原因。

总之，产后出汗是一种正常的生理现象，不必担忧。

爱心TIPS

产妇必须注意，如果产后出汗，有汗出湿衣，持续不断，常兼气短，倦怠嗜睡，或是睡中多汗，醒来即止，五心烦热，口干咽燥，头晕耳鸣等症状，即为病理性出汗，需要请医生诊治。

产后妈妈体重烦恼由何而来?

现代审美观以“瘦”为美,因此妊娠期间增加的体重,与产后高营养物质培养出的多余的脂肪,成为令产后妈妈头痛的主要原因。一般说来,产后的妈妈之所以会肥胖,主要有两个原因:

一是生理结构变化 体重增加是女性怀孕期间重要且明显的生理变化,其原因除了来自于胎儿、胎盘和羊水的重量外,母体本身因为内分泌的改变,也会出现变化,如:动情素的增加,女性的脂肪也随之增加;黄体酮上升;准备哺乳使得泌乳素更多等。

一般而言,孕妈妈在怀孕期间会增加13~20公斤,其中7公斤是脂肪细胞,小宝宝出生后和丧失大量水分之后,妈妈的身上还会留有7公斤的脂肪,如果没有适当地减肥,这些脂肪将终生跟随妈妈。

二是生活习惯改变 专家曾指出,减肥失败的原因有70%是因为不良的生活习惯所致。孕妈妈为了让腹中宝宝吸收充分的营养,往往遵循“一人吃,二人补”的原则,多吃“补”的食物。但是,有些孕妈妈“补”错了食物,反而吃进过多的热量,使自己发胖,胎儿却未能吸收到营养。

宝宝出生后,为了达到产后补身的目的,大量吃麻油鸡、花生炖猪脚等高热量内脏类食物,但这些食物主要在于提供热量,并非营养素的摄取。因此,产后坐月子时,应合理膳食,着重纤维素的摄取,以帮助排便、解除便秘,和恢复窈窕的身材。

爱心TIPS

坐月子时,每餐应荤素搭配,营养均衡,全吃高蛋白、高脂肪食物如母鸡汤、猪手汤等是不合理的。新妈妈也需摄入纤维素来预防便秘,同时要保证钙、铁和多种维生素、矿物质的摄取量。

书上找不到的新妈妈身体变化

新妈妈分娩以后,除乳房外,全身器官和组织,尤其是生殖器官,都要逐步恢复怀孕前的状态,这个恢复过程需4~6周。在这期间,由于生育知识的普及,大多数妈妈都能预料到自己身体哪部分会有何种变化,但有一些细微的变化，大部分产后恢复书籍并没有提到，在这里要让产后妈妈了解。

“私密花园”意想不到的变化 产后外阴道因分娩时胎儿的压迫或撕裂，出现水肿或疼痛，处女膜撕裂呈数个瓣状，疼痛和水肿一般在产后数月内才逐渐恢复正常，但处女膜撕裂呈瓣状却不能恢复原形，而成为新妈妈的特征。大阴唇不再覆盖阴道口，所以阴道口裸露于外阴部。

“虚”与“瘀”的变化 “虚”和“瘀”是中医理论中最为基本的产后生理变化。中医认为：“虚”就是由于分娩时的产伤和出血，以及产时用力，耗精伤血而引起的气血双虚现象。中医理论中女子在产后，会出现阴血骤虚的情况。因此，产后女子阳气易浮，易出现怕风、恶寒、微热、排汗等现象。此时是护理产后女子的关键时期，由于产后虚弱，抗病力弱，稍不注意，即会使病邪侵袭而发生各种疾病，且一旦发病则病重难治。于是，专家建议产后女子要精心调理饮食。

而“瘀”者，是指由于分娩，恶露下行，离经之血多有瘀阻的情况。在临床上，多表现为失血过多，伤及肝脾，变生他病；恶露不清，血中有结块；或者产后容易表现出风寒、上火、燥热等症状的。而且由于产后胃肠功能虚弱，所吃食物油腻，含有高热量、高蛋白、高脂肪，容易伤肠胃。因此，在产后应注意调补身体，尤其是饮食调补，使身体可尽早恢复。但饮食调补必须注意胃肠功能，真正做到补而开胃。

爱心TIPS

产后胃肠张力及蠕动减弱，一般2周左右才能恢复。产后最初几天，可能常感口渴及便秘。当然便秘与出汗较多，或会阴部有伤口、痔疮、腹股松弛、活动减少、饮食中缺乏纤维素及饮水较少等原因有关，口渴则因出汗过多所致。

科学的认识产后头痛与头重

新妈妈在分娩之后，身体会发生一系列的变化，与刚刚诞生的宝宝一起生活，也带来思想上的变化以及与丈夫、家庭成员关系上的变化。在产后新环境及新的生活规律下，多数新妈妈从心理到身体都能较快适应，但也有人不适应这种变化。由于不太适应这种变化，于是身体的部分器官就会感到不适，经常会产生头疼或头重。

产后头痛细解 一般产后以头疼为主要症状的，都称之为“产后头痛”。

中医认为，这是由于产后失血过多，气血不足，或体虚受寒，寒邪侵脑，或瘀血阻滞脑络而导致的。一般血虚的表现为：产后失血过多，气血不足，脸色萎黄，觉得头空的疼，还伴有头晕目眩、心悸乏力、舌苔薄、舌颜色淡、脉搏细弱等症状。如果是血瘀引起的头疼，则有产后恶露不下、血行不畅、脸色发红，但不红润，头痛如劈，或刺痛难忍，小腹胀痛，按时症状加剧、舌苔薄、舌质黯紫、脉弦涩的症状。寒邪多由产后没有得到好好休息引起的，表现为产后头额冷痛，得热痛减、恶露量少，色黯紫、苔薄白、脉弦涩的症状。

解决之方 产后头痛、头重不容忽视，很有可能引起其他病症。但是根据不同的症状，不同的头痛有不同的处方。一般由血虚引起的头痛，可采用益气养血补脑方。可用党参 12 克、黄芪 12 克、白术 10 克、茯苓 15 克、甘草 5 克、当归 15 克、炒白芍 12 克、熟地 15 克、肉桂 3 克、五味子 10 克、远志 10 克、陈皮 6 克、川芎 6 克、白芷 10 克。如果头项牵痛者，加葛根 10 克、钩藤 10 克。

如果血瘀引起的头痛，可采取活血通窍方。用当归 10 克、川芎 6 克、桃仁 10 克、生姜 5 克、益母草 30 克、地龙 12 克、僵蚕 12 克、白芷 10 克、钩藤 10 克、三棱 10 克、牛膝 10 克、山羊角 15 克煮汤喝。

产后寒邪入侵，则须用当归 10 克、川芎 15 克、赤芍 10 克、熟地 15 克、桂枝 10 克、白芷 10 克、菖蒲 10 克、细辛 6 克、蔓荆子 10 克、炙甘草 3 克、益母草 15 克煮汤服用。

爱心TIPS

新妈妈由于产后疲劳加重，血压升高，有贫血倾向，分娩时又使用麻醉药。这些情况也会导致头痛或头重。所以新妈妈采取保证睡眠，尽量让家里人分担家务的办法，症状就会减轻。症状持续令人难受时，找医生商量，有高血压、贫血的人应尽快治疗。凡事要想开，经常去附近公园转转，给自己留些时间，转移一下情绪，这样也会舒缓头痛或头重的产生。

新妈妈产后发烧新解

很多女性在产后都会发生发烧的症状，有的在刚生过孩子的 24 小时内，可以发烧到 38℃，但这以后，任何时候的体温都应该是正常的。这说明产后妈妈是生理性发烧，不用太过担心。但无论如何，发烧最好查清原因，适当处置。

一般来讲，乳胀可能发烧，但随奶汁排出，体温将会下降。如果奶汁排出后仍不退烧，就可能是别的原因。除此之外，产后新妈妈发烧还常见以下两个原因：

其一是因为产褥感染。因为新妈妈体力比平时差，又有流血，子宫口松，阴道本来有的细菌或外来的细菌容易在有血时滋生，并窜到子宫和输卵管。这时恶露有味，腹部有压痛，如果治疗不及时，可能转为慢性盆腔炎，长期不愈。毒性大的细菌，还可能引起危险的腹膜炎或败血症。

其二是乳腺炎，可以发烧到39℃以上，乳房有红肿热痛的硬块。开始可行热敷，用中药和抗菌素。如已化脓，就要做手术治疗。乳腺炎往往是乳汁施出不畅，在乳腺内瘀积成块，再加上乳头有裂口，细菌袭入惹起的祸患。所以产前就应洗奶头，产后要揉散"奶块"治疗乳头裂口，也可用吸奶器帮助排乳，以防患于未然。

对于新妈妈产后发烧的种种迹象，新妈妈或家里的其他成员一定要慎重，再慎重。

爱心TIPS

乳涨引发的体温升高通常在产后4～5天发生，而且母体会伴随有乳房胀痛，热度大概维持在38℃～39℃左右。通过授乳，这个热度大体上一天左右就应该下降。然而这个热度如持续2天以上时，特别是形成高热时，则是不正常的，应考虑是其他原因引起的高热，应及时就医。

新妈妈大忌——产后心力衰竭

由于分娩后，通往子宫的血循环骤然停止，对一直受到压迫的心脏来说，这或许并不是一件好事。尤其是对患有心脏病的妈妈来说，突如其来的血循环改变，极有可能导致在怀孕或分娩时，发生心力衰竭，要注意预防。

即使在分娩时候并没有罹患，在产后也要格外注意。因为产后的6～8天内，尤其是产后1～3天，仍有发生心力衰竭的危险，必须做好预防工作。

通常预防新妈妈产后心力衰竭，应做好以下工作：

一定要保证新妈妈的休息时间。在产后的最初几天，最好请家人或亲属帮忙带孩子，以保证充足的睡眠，避免劳累。

要注意让新妈妈多做活动。如果不能下床，可以每天在床上活动下肢，以助心脏活动。

一定要避免新妈妈情绪激动，家中其他人不要惹新妈妈生气。

在饮食上，要限制新妈妈盐量，最好食用低钠盐，多食容易消化的食物，不可吃太油腻的食品，以防增加消化负担。另外，一次不要吃得过饱，特别是晚餐不要吃得过饱，最好少食多餐。

要防止私处感染。卫生用品应选用专门为孕妇准备的专用卫生用品，而且要经常更换，保持干爽。

心功能为Ⅲ级以上的新妈妈不宜哺乳，可采取人工喂养的方法。

产褥期不可有性生活。

爱心TIPS

有罹患产后心力衰竭危险的妈妈一定要等到5～7天后再下地活动，而且下地活动也要循序渐进，先小活动，后大活动，根据身体状况来实行。

产后注意盆腔静脉曲张的缓解

盆腔静脉曲张细解 盆腔静脉曲张，是指盆腔内长期瘀血、血管壁弹性消失、血流不畅、静脉曲张弯曲的一种病变。造成盆腔瘀血的原因很多，最主要的是由于妊娠期子宫扩大，压迫盆腔血管，血流回流受阻，产后调养失宜，盆腔血管复原不良。

盆腔静脉曲张的危害 由于盆腔静脉瘀血，血流循环不畅，可引起下腹疼痛、坠胀、恶露多、月经多。又长期瘀血造成子宫颈肥大、腺体增生、阴道壁充血而白带增多。还有会因盆腔静脉曲张影响膀胱而出现痔疮，同样也可引起腰酸及腰骶部坠痛。

盆腔静脉曲张治疗与预防 盆腔静脉曲张虽然不是什么大病症，但给产妇造成的伤痛是无法言喻的，因此应及早采取措施防治。由于盆腔静脉曲张发病原因特殊，是由于盆腔静脉瘀血导致的，除去外界和人为因素后，应遵从做好产后静养，加强腹肌、盆底肌肉和下肢肌肉的锻炼的原则。

产后注意卧床休息，随时变换体位。

保持大便通畅。

经医生确诊为盆腔瘀血者，可按摩下腹部，用手常在下腹部做正反方向圆形按摩;同时在尾骶部上下来回按摩一二回,每回 10～15 次。

爱心TIPS

如果产后盆腔静脉曲张比较严重,也可用活血化瘀、芳香理气药热熨。可选用川芎、乳香、广香、小茴香、路路通、红花等各15克,炒热盛入布袋中,熨下腹部、腰脊和尾骶,情况会得到明显好转。

产后妈妈说不出的苦痛——肛疾

现代女性由于平日锻炼大大减少,或者孕期运动量不足等的原因,痔疮、肛裂等肛门疾患成为现代产后妈妈高发的疾病。痔疮通常是孕期的"后遗症",肛裂则多与饮食不当、过多卧床、大便干结难解等有关。

产后调节对策 痔疮、肛裂等疾病给产后妈妈的生活带来了很多苦痛,而且极易留下后遗症,不容易治愈。针对这点,产后妈妈应及早采取防范措施:产后应尽早起床活动。自然分娩者产后 1～2 天即可下床,初起床时可以先进行一些轻微活动,如抬腿、仰卧起坐、缩肛(像忍大便那样)等,对增强腹部肌力、锻炼骨盆肌肉、协助排便有益处;"月子"期间应注意调整食谱,多吃新鲜果蔬,以增加大便容量;多喝鱼汤、猪蹄汤,补充足够的水分,润滑肠道避免便秘;少吃或暂不吃热性辛辣食物。

如果便秘严重者,切忌强行排便。不妨先试试每天早上服用 30 毫升石蜡油,或者口服 100 毫克酚酞,一般在 6～8 小时后就可以通便。

痔疮的防治 分娩时由于过度用力,可能使痔疮加重,脱小于肛门外。因此痔疮的预防应从孕期开始,预防的重点在于防止便秘的发生。产后加重的痔疮,常因新妈妈怕痛不敢用劲,加之产后腹压下降,肠腔舒张扩大,粪便在直肠滞留时间较长,易形成便秘,使痔疮更加严重,因此产后预防便秘是预防痔疮的关键。方法除孕期多食水果、蔬菜、粗粮,勤饮水,适当活动之外,产后应早下床,早活动,这样可增加肠蠕动,防止便秘。饮食要合理搭配,既保质保量又要合理均衡,食物的选择应多样化,不可过多地食用鸡蛋,要搭配芹菜、大白菜等纤维素较多的食物,不吃辛辣等刺激性食物,勤换内衣,勤洗会阴。产后还要尽早排便,使用开塞露润滑粪便效果很好,如出现内痔脱出,应先用温水洗净,在表面涂痔疮膏后慢慢送回。分娩后无严重水肿的痔疮经 3～4 周就会痊愈,如果疼痛严重,排便持续困难就应请医生处理,不可讳疾忌医。

爱心TIPS

为了产后更好的恢复,避免产生肛疾,在孕期一是要多吃含纤维素的食物,如新鲜蔬菜、水果、豆类,而且要不断增加含纤维素的食物;二是多饮水;三是要适当活动,尽量经常变换体位,切勿久坐并注意保持肛门部的卫生。

产后体内垃圾处理

现代人们体会着高科技带来的方便的同时,也在深切的感受到随之而来的痛。漫天盖地的汽车尾气,快节奏生活的压力,人与人交流空间的虚拟……越来越复杂的情况,让我们的心变得越来越脆弱,健康越来越复杂。

对于产后妈妈来说,也是如此。妊娠时,焦急的等待;身体环境循序渐进的变化,以及产后骤然的“怅然若失”,心中的焦虑、妊娠间水分、脂肪、热量,以及宝宝出生后在妈妈体内保留的一些生理物质,都成为妈妈体内垃圾的来源。

随着宝宝的出生,产后妈妈处理体内垃圾的需求越来越迫切,而排泄、产后恶露、出汗等都是妈妈身体处理产后垃圾的一种方式。当然,除此之外,产后妈妈还需要学会以下做法,以帮助体内垃圾的排出:

限制糖、盐、巧克力和咖啡因等的摄入,多食水果蔬菜,烹吃鲜活鱼。

每天喝1500毫升水,可以是矿泉水、热饮、或加了蜂蜜或柠檬汁的白开水,也可能是一些药茶。

每天应进食两份保肝食品:一串紫葡萄,一个新鲜大蒜头,一杯纯胡萝卜汁或甜菜汁;两种补肾食物:一匙蜂蜜放入温开水中慢慢饮服,一杯鲜橘汁。吃一些富含碘的海草(如海带)。最初15天,每天服一粒多种维生素丸。

每天坚持按摩,用手或绒布等将自己从头到脚按摩一遍。

另外,产后妈妈还可以通过自己说话,或者和宝宝聊天等方式,来疏解内心的焦躁等情绪。因为,体内垃圾不仅包括生理、物质方面的,产后一些不良情绪也是体内垃圾的一部分,对产后妈妈健康的恢复也产生一定的不良影响。研究者发现,自己声音的声调有一种使自己镇静的作用,使自己保持安全和与人接触交际的感受,从而能很快走出阴影,积极投入社会交往。因此,让产后妈妈自己说说话,也成为其排压的一种方式。

爱心TIPS

现代心理学家认为，自言自语是一种最健康的解决精神压力的方法，是一种行之有效的精神放松术。因为大声讲话可以调整头脑中紊乱的思绪，尤其是在紧张劳累之时。产后妈妈可以注意到，大声讲话的同时身体也投入了运动，一方面避免了毫无用处的冥思苦想的混乱的内心对话，另一方面造成体力消耗而无力顾及精神刺激。

晒晒产后妈妈应做五件事

无论在心理上，还是在生理上，相对于孕前，产后妈妈都发生了很大的改变。这些改变或许让产后妈妈变得更加成熟、有魅力，也有可能给产后妈妈带来更多的苦恼与痛苦。因此，产后身体恢复以及保持一种快乐心情就成为产后妈妈面临的主要问题。

在这里，专家建议新妈妈们，要想尽快恢复身体状况，以及尽快摆脱焦虑、郁闷的情绪，最好要做以下五件事：

第一，应做到睡眠正常 熬夜或睡眠质量不佳、失眠会造成体内维他命B群不够，因为熬夜对于维他命的消耗较多，且引发身体代谢不正常、能量不正常，必须以吃更多东西补充不够的代谢辅酶，因此，常常摄取超出自己身体所需要的能量。

第二，做一些适合自己的运动 睡眠不足的妈妈不仅会容易胖还易老，除了调整睡眠的时间，另一个好的方法是运动。运动最好持续20分钟以上，这样才会比较有效果。

第三，坚持喂母乳 想要瘦下来的妈妈，最好亲自喂母乳，因为哺喂母乳，可使妈妈每天能够多消耗500卡的热量。

第四，妈妈可以摄取一些高纤维的饮食 最好多吃高纤维的食物，减少精致的饮食摄取，多吃蔬菜，增加肠胃道的蠕动，可以帮助身体。

第五，适当的补充营养 研究指出，卵磷脂、藤黄果等营养素能帮助热量的消耗、促进代谢，想要减重的妈妈不妨增加这些特定营养素的补充，让减重过程更顺利。

爱心TIPS

一般而言，正常的睡眠时间，在夏天需要6～7小时，冬天需要8～9小时；时间以11点以前最好，子时即12点必须入睡。

产后出血是怎么回事

产后出血，是孕产妇死亡的主要原因之一。一般分娩过程中，随着胎儿的分娩与胎盘的剥离，会有一定的血液流出，这是正常现象。不过随着分娩而产生的正常出血一般在100毫升左右，如果出血量超出了这个范围，则需要提醒产妇注意。如果在产后24小时内出血大于500毫升或产后2小时内出血大于400毫升的情况，则被医学上称为“产后出血”。目前临床上，造成产后出血的原因主要有以下几个方面：

子宫收缩乏力 胎儿的分娩是通过子宫的收缩而完成的，在胎儿分娩出后，良好的子宫收缩会迅速关闭血窦，减少出血。产妇可感到下腹部阵痛，并于下腹部触及一个很硬的圆球，即收缩的子宫。有些高龄产妇分娩过程中子宫收缩力较差，产后也容易发生子宫收缩迟缓，如产妇合并有羊水过多、多胎妊娠、巨大儿、妊娠高血压综合征、妊娠合并子宫肌瘤、贫血、产程延长、精神过度紧张、临产后应用过多镇静剂等，都可造成子宫收缩乏力，并有可能导致产后出血。

胎盘因素 胎盘部分剥离、胎盘粘连、胎盘植入及胎盘、胎膜残留都会引起产后出血。

软产道损伤 急产、胎儿过大、宫缩过强、不正当的阴道助产、分娩过程中保护会阴不正确，都可能造成软产道的损伤而引起产后出血。

凝血功能障碍 产妇患有其他全身性疾病造成凝血功能不良，如血小板减少症、血友病等造成产后出血。做好孕前及孕期的保健，孕早期开始产前检查，不宜妊娠者及时在孕早期终止妊娠，孕期积极防治贫血，是可以大大降低产后出血发生的。

爱心TIPS

产妇产后平卧6小时以后就可以枕枕头了，这时最好采用侧卧位，可以将被子或毯子垫在背后，使身体和床成20°～30°角，这样可以减轻身体移动时对伤口的震动和牵拉痛，会觉得舒服一些。

妈妈该如何预防产后出血

产后出血对产妇的影响 产后出血的影响，主要是由失血量的多少和产妇本人的情况决定的。如果出血量不多或产妇体质强壮，耐受力强，一般经过治疗即可痊愈，不会留下什么严重的后遗症。相反，如果在短期内大量出血，产妇本人又有贫血或凝血功能不良，则后果严重，可能会自觉头晕、心慌、四肢冰凉、晕厥、休克，同时失血时丢失大量凝血物质，造成凝血功能障碍，甚至死亡。有的虽然经医生全力抢救保住了生命，但由于大量失血，心、脑、肾等重要器官缺血、缺氧，造成组织细胞的损伤，脏器功能受损。

此外，产后出血的产妇由于失血、贫血，造成身体抵抗力下降，易发生产褥感染。机体失血、营养不足，产妇精神紧张、焦虑，也会影响乳汁的分泌，不利于母乳喂养。所以，从怀孕那刻起，现代女性应该做好充分的准备，能够在妊娠期或分娩期时，遇到问题采取正确的防范措施。

为了避免产后出现大出血的情况，准妈妈应做到以下几点：

分娩应选择正规、有抢救设施的医院，尽量避免产后出血的发生。

待产妈妈应该格外注意自身保养，并应对产后出血原因以及处理方法有所了解。

在产程中要听从医护人员的指导，保持良好的心理及身体状态，适当补充高热量、高营养饮食，定时排尿，进入第二产程后要按照助产人员的指导正确使用腹压。

产后接生人员应仔细检查胎盘、胎膜是否完整。如果胎盘全部或部分粘连于子宫壁上，不能自行剥离，应尽快采取措施。

多次人工流产易导致子宫内膜受损及发生子宫内膜炎，这极易造成产后出血，因此在要孩子之前应避免多次人工流产，或积极防治子宫内膜炎是预防产后出血的重要措施之一。

总之，产后出血的治疗，其主要在于正确估计出血量，及早识别产后出血的原因，针对病因治疗。子宫收缩乏力，可按摩子宫，应用宫缩剂，加强宫缩；胎盘、胎膜不全应及时清宫；软产道损伤，要快速缝合止血；凝血功能障碍，应治疗原发病，补充凝血因子。

爱心TIPS

另外，有一种病叫席汉氏综合征，就是由于大量出血、休克，引起脑组织中垂体前叶缺血、坏死，其分泌的促性腺激素减少，使卵巢分泌的女性雌激素、孕激素减少，造成病人闭经、消瘦、无乳汁乳房及外生殖器萎缩，这将给病人在生理和心理上造成很大的创伤。

第二章　科学地“坐月子”

“坐月子”是女性一生中身体状况改变的最关键时期，虽然只有短短的四十多天，但对于产后女性来说，却是非常重要的一段日子。如果此时期不注意调养，落下毛病，终身都将成为顽疾；而如果调养得当，则可一辈子受益。坐月子期间，因生活起居不当，寒温失调或过度劳累，稍不谨慎就会吹风受凉，所以应该用科学的态度来对待“坐月子”。

科学指导

重新认识“坐月子”

传统“月子”观点　传统观点认为，女人“坐月子”一个月即可，而且在这一个月中产后妈妈不得见风、不得见阳光，每天必须用厚被、窗帘等盖好、藏好，否则身体则会受到影响。在饮食上，也需要多吃鱼、肉、蛋，每天必须三餐都由高营养物质的食物构成，才能补充因生产所耗损的元气。还有一种封建的观点认为，在这一个月期间，除非特别亲近的人，如产妇的丈夫、妈妈、婆婆等，别人最好不要进“月子”屋，否则会对拜访的客人不利等。其实这些观点都是不科学的，也是不正确的。

科学认识“坐月子”　“坐月子”在医学上称为“产褥期”，产褥期是指胎儿、胎盘娩出后的新妈妈身体和生殖器官复原的一段时间，需 6 ~ 8 周，也就是 42 ~ 56 天，一般规定的产假就是按产褥期要求而来的。在这段时间里，新妈妈应该以卧床休息为主，将养（休息和调养）好身体，促进生殖器官和机体尽快恢复。

当然，新妈妈身体的恢复不仅是时间的问题，还决定于产褥期新妈妈的饮食、休息、锻炼等多方面的调养。调养得当，则恢复快，且无后患；若调养失宜，则恢复较慢，往往会留下产后疾病，俗称“月子病”。

所以，产后妈妈一定要注意“月子”期的调养。如今的月子完全可以根据自己的喜好和经济实力来选择一种方式，度过分娩之后最重要的第一个月。在东方一般有以下几种坐月子的方式：

家中有经验的长辈照顾。这是中国最传统的“坐月子”方式，面对新的生命的诞生，以及在诞生过程中所遇问题，年轻的父母难免手足无措，这时家里有位有经验的老人非常有帮助。因此，由妈妈或婆婆照顾月子，是大部分新妈妈的选择。

请月嫂照顾。这种方式是近几年新流行起来的方式，相比于长辈的照顾，月嫂的服务会显得更专业。对新妈妈来说，月嫂可以为自己和宝宝提供24小时专业月子护理，解决了新妈妈的后顾之忧，让宝宝在月子里健康成长，养成良好的生活习惯，新妈妈也得到了充分的休息和心灵沟通，避免出现产后抑郁症。

去月子中心。这也是近些年来，年轻妈妈们的选择。相比于前两种“坐月子”方式，这种方式，新妈妈会更加悠闲一些，她们有更多时间来享受有宝宝的乐趣，学习养育宝宝的知识，练习体形恢复体操，而且在饮食、生理、精神等各方面都得到专业的护理，能够在最短的时间里恢复最佳状态，及时投入工作。

请保姆照顾。有些新妈妈会请保姆来照顾自己，可是因为保姆更注重的是家务活，并没有护理新妈妈和婴儿的专业知识，而且生活习惯的不同也需要时间来磨合。新爸爸和新妈妈不仅要事先从各方面学习育儿知识，而且还要手把手将这些护理知识教给保姆。保姆不如月嫂专业，和月嫂却一样存在着相同的问题。

虽然以上“坐月子”方式不同，优缺点也不同，但只要新妈妈自己多努力，孕前多了解一些孕育以及产后恢复知识，一样可以健康、快乐地度过这段人生的特殊时期。

一点通

你了解“坐月子”吗

“坐月子”是女人人生中的大事件，因为稍有照顾不慎，就可能影响女性终身健康。关于“坐月子”的一些讲究，大部分女性可能都知道一些，但是问她是否真正了解“坐月子”，恐怕有些人的回答就要有些迟疑了。产后妈妈“坐月子”到底要经受哪些历程呢？为什么会在女性的一生中，起到如此重要的作用？下面为大家一一解释：

“坐月子”之所以在女性一生中占有重要地位，主要是因为新妈妈在分娩之后，在生理上发生了很大的变化。而这些变化直接影响着产后妈妈身体恢复状况。

生殖器官变化及恢复　当宝宝出生以后，新妈妈的子宫颈和外阴也变得松软、充血、水肿等，子宫内膜表面出现了创口和剥落。在正常分娩的情况下，新妈妈的外阴大约需要十几天的时间才能复原，子宫大约 42 天左右的时间才能复原，而子宫内膜的复原则需要 56 天左右。

宝宝带来的损伤　在生产过程中，宝宝通过新妈妈的子宫、阴道来到人间，使新妈妈的生殖器官和机体带来了一定程度的损伤而在待产时遭受的巨痛，消耗的巨大精力，会使新妈妈身体虚弱，抵抗力下降，所有这些，都需要很好的休养才能复原。

说不出的器官负担　在宝宝没有出生之前，就给新妈妈的心脏增加了负担，使血液的速度加快，心跳也加快，血容量增加 10%，使心脏也发生了移位，肺脏负担也随之加重。肺通气量增加了将近 40%，鼻、咽、气管黏膜还可能充血水肿。肾脏也略有增，输尿管增粗，肌张力减低，蠕动减弱。其他如肠胃内分泌系统、皮肤、骨、关节、韧带等都会发生相应的改变。

这些器官形态、位置、功能的复原，都要靠新妈妈在月子里的养护。若养护得当，则恢复较快，且无后患；若稍有不慎，调养失宜，则恢复较慢，且有可能患产后疾病，甚至贻害终生。可以说，新妈妈在生完小宝宝之后，整个身体都发生了变化，不经过长时间的调整是很难复原的。

爱心TIPS

其实，对于新妈妈来说，分娩就像做过一场剧烈运动一样，身心十分疲劳。往往在产后不久就会熟睡，醒来之后还会觉得全身软弱少力。其中有一少部分新妈妈会发生发抖、寒颤的症状。

“坐月子”的是与非

在女人的一生中，有三个阶段对女人最为重要，分别是青春期、生育期、更年期。而在这三阶段中，生育期最为重要，因为它是能够改变新妈妈体质的最大机会。

“坐月子”对女人很重要 一般来讲，女人在生育前，身体处在相对稳定的平衡状态；随着宝宝的孕育，准妈妈的腰围、骨盆的增大，平衡状态被打破；到分娩时，则会元气大伤，免疫力下降，加之全身的经络都处于开放的状态，是女性一生中最虚弱的时候。

女性的恢复过程，就被称作“坐月子”。“坐月子”对女性来说，非常重要，是女性恢复元气、回归健康状态的重要调理过程。如果此期调理不当，元气没有得到恢复，开放的血管和经络很容易受风寒湿入侵，落下酸麻痛冷等诸多不适，俗称“月子病”。有资料显示，有90%以上的已育女性，有关节发麻、酸痛，全身发酸、发软，怕冷、怕风、睡不好、体弱多病等多种不适，都与月子没坐好有关。

所以，新妈妈要充分利用坐月子的时间，科学的坐月子，以使自己的身体越来越健康。

月子没坐好的危害 月子没有坐好，对女性的危害很大，甚至会对女性一生健康产生影响。下面列举几条最常见的危害：

(1)月子没坐好，会导致新妈妈日后长时间睡眠不足，而且经常睡不好；

(2)会令新妈妈的身体长时间处于亚健康的状态，经常无精打采，体弱多病；

(3)会对新妈妈关节产生不良影响，只要天气变化或天气寒冷，关节就会酸麻痛冷，全身发酸发软；

(4)容易形成恶性循环。月子没坐好—元气没恢复—免疫力低下—受了风寒湿—酸麻痛冷—睡不好—元气更无法恢复；

(5)还会影响家庭和谐，容易被家人误解无病装病，进而影响到夫妻间的感情；

(6)容易被误诊误治，月子没坐好所引发的病痛，容易被当作风湿治疗，身体元气无法恢复，病痛难以彻底消除。

爱心TIPS

月子没坐好的典型症状有：关节发麻、酸痛，全身发酸、发软，怕冷、怕风、睡不好、体弱多病等多种不适。因此，在日后其他疾病的诊治时，一定要告诉医生症状是何时开始的，让医生判断是否是月子时落下的病根，以免误诊。

"月子"期的科学保健

要科学地"坐月子"，首先新妈妈及其家属就应树立一个科学的"坐月子"意识，最好掌握好以下几条保健要诀：

保证新妈妈休息 分娩带给新妈妈的不仅是获得孩子的喜悦，还有在分娩过程中挣扎的辛苦，这给新妈妈的身心造成了极度劳累。所以分娩后的第一件事，就是让新妈妈美美地睡一觉，家属不要轻易去打扰她。睡足之后，应吃些营养高且易消化的食物，同时要多喝水。另外，"月子"里和哺乳期都应多吃些高营养、高热量、易消化的食物，以促使身体迅速恢复及保证乳量充足，但也要适当吃一些清淡的食物，以帮助新妈妈尚未恢复的胃肠消化。

让新妈妈保持心情愉快 俗语说"凡病都有三分在心"，产后的新妈妈，由于生理上的变化，精神比较脆弱，加之压力增大，有可能发生产后抑郁症。因此，一定要在家里保持欢乐的气氛，尤其是丈夫应该多体谅妻子，在精神和生活上都给予支持。

要注意个人卫生 由于分娩的疲累，与身体所带来的身体环境的变化，新妈妈都会有爱出汗、心情烦躁、身体粘热等现象，因此个人卫生就成为新妈妈要注意的重要内容。新妈妈不要因为分娩后身体的某些不适，行动不方便，就懒怠洗澡，清理个人卫生。新妈妈要知道，此时的个人卫生直接关系到自己的健康状况。不仅由于不好的卫生状况容易让脆弱的新妈妈发生感染，而且由于清理卫生而导致的心情不好，更是"坐月子"妈妈身体健康的大敌。所以，无论如何产后新妈妈都必须注意个人卫生。

尽早下床活动 一般情况下，自然分娩的新妈妈在产生第2天就应当下床走动，这不仅有利于产后体力恢复、增加食欲，也有助于子宫收缩，促进恶露的排出及子宫复原，但应注意不要受凉并避免冷风自吹。

哺乳很重要 尽早哺乳有利于刺激乳汁的分泌，使以后的母乳喂养有个良好的开端，还要促进子宫收缩、复原。哺乳前后，新妈妈十分注意保持双手的清洁以及乳头、乳房的清洁卫生，防止发生乳腺感染和新生儿肠道感染。

按时产后检查 生产42天左右，产褥期将结束，新妈妈应到医院作一次产后检查，以了解身体的恢复状况。万一有异常情况，可以及时得到医生的指导和治疗。

爱心TIPS

另外，产后新妈妈、新爸爸要注意，在“坐月子”期间，应禁止过夫妻生活。因为新妈妈的生殖器官经过妊娠和分娩的变化的创伤，必须经过一段时间才能恢复正常，新妈妈身体的全面恢复需要56天。正常分娩56天后，才能开始性生活，而且最好是月经恢复后再开始性生活。

常见的月子病，你知道吗？

虽然现代女性对生育知识有一定的了解，但因为在实施过程中，有传统“坐月子”观点的影响，以及自我“差一点点没关系”的心理，造成现代女性患“月子病”的并不在少数。那么常见的月子病有哪些呢，又该怎样提前预防呢？下面让专家给支几招：

常见月子病一：生殖器官感染

生殖器官感染是产后妈妈最常见的一种月子病，它往往是由于分娩后子宫内膜创面还未再生修复，而产后妈妈没有得到很好的照顾，加之体虚，细菌趁机侵入，造成了感染。另外，分娩后阴道外口充血，水肿或有撕裂伤，也容易引起感染。

生殖器官感染有严重后果。如果此时同房，容易发生外阴炎，阴道炎，子宫内膜炎，盆腔炎，会阴部撕裂伤，严重者引起败血症，失血性休克而危及生命。

常见月子病二：泌尿系统感染

由于女子泌尿系统与生殖系统的特殊构造，在历经分娩的创伤后，极易引起泌尿系统感染。医学上罗列的产后妈妈泌尿感染原因有：女子尿道短而直，又靠近肛门易被污染；分娩后膀胱和输尿管肌肉暂时松弛易存残尿，造成感染；妊娠后期体内潴留的水分在分娩后主要从肾排出，增加了膀胱负担，降低了膀胱防病能力，引起感染。

泌尿系统感染是引起膀胱炎、肾盂肾炎的重要原因。如果治疗不彻底，还可变成慢性泌尿系统炎症，急性感染严重者可并发败血症。

常见月子病三：子宫脱垂

由于子宫韧带和盆底肌肉在分娩后变松弛，使得子宫随体位发生位置变化，子宫沿阴道方向往下移动，形成子宫脱垂。子宫脱垂通常不会引起其他并发症，但它总是让产妇感到小腹下坠，或造成产妇腰痛。

常见月子病四：肛裂

肛疾也是现代女性产后的高发病之一，除了分娩时的原因外，产后所进食物大多精细，缺少纤维素；总在床上躺着不愿活动也成这种疾病形成的主要原因。

常见月子病五：乳腺炎

在“坐月子”期间，由于乳汁排通不畅瘀积乳房内；或者孕期忽视了乳头的清洁而使乳头皮肤表皮薄弱易损，成为女性乳腺炎形成的重要原因。

爱心TIPS

泌尿系统感染对女性危害极大，要预防其发生，最好在产褥期保持会阴部清洁，而且一定要在分娩后的4～6小时内排尿。另外，及早下床活动也有助于膀胱肌肉功能恢复。产后妈妈要格外注意。

尿潴留是怎么回事

“坐月子”期间，尿潴留是一种常见的不适病症，给产妇带了很多生理和心理上的困扰。尿潴留与泌尿系统感染不同。泌尿系统感染是由于病菌入侵引起的，而尿潴留是由于分娩时子宫压迫导致肌肉暂时松弛所引起的。

尿潴留发生原因 一般来说，妈妈在顺产后4～6小时内就可以自己小便了，如果在分娩6～8小时后甚至在“月子”中，仍然不能正常地将尿液排出，并且膀胱还有暴涨的感觉，那么，你就可能已经患上尿潴留了。产后尿潴留包括完全性和部分性两种，前者是指自己完全不能排尿，后者是指仅能解出部分尿液。产后尿潴留不仅可能影响子宫收缩，导致阴道出血量增多，也是造成产后泌尿系统感染的重要因素之一。

尿潴留预防 由于尿潴留潜在的危害性，产后妈妈要及时采取措施预防。最好要多坐少睡，不要总躺在床上。因为躺在床上容易使你降低排尿的敏感度，这就有可能阻碍尿液的排出。顺产产妇，可于产后6～8小时坐起来；剖宫产的产妇术后24小时可以坐起。

另外，还可以采取热水疗法或开塞露纳肛法。一般热水疗法要求产后恶露比较少，通过在盆内放上热水，水温控制在50℃左右，然后直接坐在热水里浸泡的方式。每次5～10分钟。也可以用开水熏下身，让水汽充分熏到会阴部，注意要保持身体不接触水，以免烫伤。这两种方法都可以促进膀胱肌肉的收缩，有利于排尿。

而开塞露纳肛法，是指利用排便促使排尿的神经反射原理，可采用开塞露纳肛，促使逼尿肌收缩，内括约肌松弛而导致排尿，效果明显。

爱心TIPS

在排尿前还可采用按摩法刺激排尿，即将手置于下腹部膀胱处，向左右轻轻按摩10～20次，排尿后还可再用手掌自膀胱底部向下推移按压，以减少膀胱余尿。如果这些方法都没有起到效果，就应该告诉医生后进行处理。

剖宫产留下的伤疤

剖宫产，这个在现代女性眼中逐渐变得平凡的手术，留给新妈妈的伤痛却是铭心的。当然这伤痛不仅指生理上的伤痛，还有在爱美妈妈身体上留下伤疤的烦恼，以及在护理剖宫产上口的烦恼。

剖宫产的伤口 伤口的复原需要时间，剖宫产的伤口大约在手术刀口结疤的2～3周后，疤痕才开始增生。伤口增生期大约要持续3～6个月左右，纤维组织增生才逐渐停止，疤痕也逐渐变平变软，颜色呈暗褐色。这时疤痕会出现痛痒，尤以刺痒最为明显，特别是在大量出汗或天气变化时，常常感到刺痒得想要抓破疤痕。这是正常现象，产后妈妈不要担心。

剖宫产伤口护理 然而伤口毕竟容易引起细菌感染，尤其是夏季或者潮湿的季节，产后妈妈要精心护理，生活中最好做到：保持伤口和周围清洁干爽；勤换药；在医生指导下，涂抹一些外用药，如肤轻松、去炎松、地塞米松等；休息时最好采取侧卧微屈体位，以减少腹壁张力；保护好手术后刀口的刀痂，过早揭痂会把尚停留在修复阶段的表皮细胞带走，甚至撕脱真皮组织，刺激伤口出现刺痒；随时保持疤痕处清洁，及时擦去汗液，不要用热水烫洗；拆线后，要避免剧烈运动、身体过度伸展或侧屈；适当改善饮食，多吃水果、鸡蛋、瘦肉、肉皮等富含维生素 C、维生素 E，以及富含氨基酸的食物；切忌吃辣椒、葱、蒜等刺激性食物。

爱心TIPS

剖宫产伤口还极易受到感染，如果产妇有下列情况，则需要特别注意伤口情况：产程或破水时间过长；手术时间过长、术中出血较多；产妇本身抵抗力差，如患有糖尿病或营养不良；剖宫产之前已有羊膜绒毛膜炎；其他因素如腹水、贫血、长期使用类固醇或以前接受过放射治疗等。

“坐月子”时的备忘录

坐月子对新妈妈来说是一件大事，“月子”里妈妈全身各系统都会发生明显的生理变化，应特别注意保健。下面我们从新妈妈的生活起居各方面介绍科学坐月子的方法。

身体要休息 母乳喂养的妈妈要与婴儿同步，宝宝休息时应抓紧时间休息。这样既可减轻自身疲劳，又可保证足够乳汁。

环境要好 妈妈和宝宝的居室应清洁、明亮、通风好，温度和湿度适中。

饮食要合理 妈妈的饮食应做到营养合理、平衡，不要专吃高蛋白、高脂肪饮食，要搭配蔬菜、水果。为增加乳汁应多吃流食或半流食。

个人要卫生 妈妈应注意个人卫生。产褥期出汗多，应常洗澡，但要避免盆浴，常换内衣。饭后要刷牙漱口，防止口腔感染。洗头、洗澡用温水也不会落下产后病。指甲要定期修剪，以免划伤宝宝幼嫩的皮肤。

恢复要运动 妈妈不要从早到晚躺在床上。生产后的第二天，妈妈可以在床上翻身，半坐位与卧式交替休息，以后可在床边和房间内走动，并练习产后体操，以便尽早恢复体形，同时也可减少便秘的发生。

爱心TIPS

一个正常孕妇的分娩是瓜熟蒂落的生理过程，而不是病理过程。所以应鼓励新妈妈尽早下床活动，这样才有利于新妈妈身体的恢复。而且要有充足的睡眠，注意休息，保持精神愉快，避免不良情绪。这才是科学“坐月子”应持有的态度。

产后妈妈的记忆——分娩时留下的刀口

无论是正常的自然分娩，还是人为的剖宫分娩，准妈妈在分娩的一刹那，都避免不了宝宝出生留下的伤痛。有的是在体内，是每个成为妈妈的人都必须经历的，有些疼痛却只是部分妈妈经受的苦痛。

分娩时的刀口　分娩是一项复杂而惊心动魄的“任务”，在宝宝未出生前，谁也不知道会出现何种情况，例如宝宝的大小、妈妈的身体素质、分娩时的健康状况等。有些宝宝比较大，孕妈妈在分娩时，为了避免阴道被撕裂，医生就不得不在阴道口切开一道口子。暂不说当时刀口所带来的疼痛，即使经过一段恢复时间后，妈妈还会发现刀口处是隆起的，按压一下还会有疼痛之感。这到底是什么原因呢？

刀口留下的疤痕　其实，任何伤口的愈合都需要时间，有的可能还会留下疤痕。而对于产后妈妈来讲，刀口愈合后还是隆起，并在按压时有疼痛感，可能是形成了疤痕疙瘩。一般来讲，刀口的疤痕组织主要成分是胶原纤维。经过一段时间胶原纤维会被分解、吸收，从而使疤痕组织变软、变小，疼痛感减轻或消失。但有少数产后妈妈天生属于疤痕体质，即伤口在愈合阶段胶原纤维合成过多，致使疤痕肥大，形成高出皮肤并在按压时有疼痛的不规则硬块，也就是疤痕疙瘩。

疤痕疙瘩处理　如果分娩刀口恢复后按压有疼痛感，产后应尽快请医生仔细观察一下，确定刀口是否形成了疤痕疙瘩。如果形成可在局部外敷“康瑞保”药膏，以减轻疤痕疙瘩及不适症状。不过，最好在医生指导下使用药物。如果疤痕特别严重，可去医院做手术把疤痕切掉，再用特殊材料重新缝合刀口。

爱心TIPS

分娩做了侧切伤口者，如果侧切伤口范围不是很大，也不是很深，又未发生感染，通常都能愈合很好。而缝合阴道壁的肠线一般在产后10天左右脱落，形成的疤痕表面柔软，不会有明显不适感，也不会对夫妻生活造成影响。如果感染，则会造成会阴疼痛或不适。

产后妈妈四肢痛原因 有些妈妈在产后会经常觉得胳臂、腿及脚跟酸痛，而且身体恢复也很慢。其实，这些疼痛与妊娠、分娩和哺乳有关。怀孕使内分泌发生变化，导致关节韧带松弛，弹性下降，加之胎儿需钙量增加使孕妇骨密度降低；分娩造成气血两虚，受凉后容易引起肌肉和关节炎症；产后为宝贝哺乳，需钙量继续增加使腰和四肢的骨密度继续下降；产后休息不当、过早站立、端坐，或长时间抱宝贝，或以某一固定姿势喂奶造成肌肉疲劳等，都容易使女性在产后容易出现四肢疼痛。

四肢痛制服有"秘方" 为了避免产后发生四肢疼痛，产后妈妈应该做到：哺乳期要坚持补钙。而真正的避免疼痛，应从妊娠时期就应补钙；产后多休息，不要过早站立或做过多家务；每天坚持做保健操，注意身体保暖，但也不宜捂得太严实；为减轻疼痛不适，每天注意摄入富钙食物，如牛奶、豆制品及海产品等，并服用钙剂；疼痛明显时局部进行热敷或理疗，也可采用针灸、中药熏蒸等方法，或到医院做超短波、神灯等物理治疗。

手腕疼痛也要防 有些妈妈在产后也会出现手腕痛的情况，这是因为在分娩时，皮肤的毛孔和关节被打开，加之产后气血两虚，一旦受凉风寒就会滞留于关节肌肉中，引起的"月子病"。面对这种情况，产后妈妈要及时做好针对手腕、手指的制痛对策。如：平时，洗手、洗脚、洗脸注意使用热水，避免接触凉水；当手腕和手指出现疼痛时一定要注意休息；产褥期最好少吃酸辣等刺激性食物，少吃香蕉，少饮啤酒；在刚感到疼痛时就应及时去看医生，并在医生指导下用药，首选养血祛风、散寒除湿的中药。

除此之外，在手腕和拇指出现剧痛之后，产后妈妈应每天坚持做伸屈锻炼。但不要随意用力按摩疼痛处，必要时采用超短波或红外线进行理疗。

爱心TIPS

产妇出现手腕、手指疼痛的情况，还与产褥期过早的投入家务劳动有关。如给婴儿换尿布、喂奶及做其他家务等，都会造成肌肉关节的损伤加重，致使手指和腕部的肌腱和神经损伤，引起"伸腕肌腱炎"和"腕管综合症"，出现手指和手腕疼痛。因此，要预防手腕、手指疼痛，还要注意产后身体保暖，不要过早使用凉水做家务。

产后妈妈制服二痛有良策

母亲之所以伟大，就是因为母亲从分娩那刻起就开始忍受别人无法体会的苦痛。除了分娩带来的刀口痛，恢复时期的四肢痛、手指、手腕痛外，产后妈妈还极易出现大腿根痛、尿痛等情况。

大腿根痛 大腿根痛是剖宫产分娩的后遗症。如果在剖宫产进行硬膜外麻醉穿刺时一旦损伤神经根，就会在手术后出现大腿根疼痛和麻木感；如果在产后发生了盆腔感染，大腿根部也可能会出现疼痛，但只是在按压时出现，局部并无疼痛感。此外，产后形成下肢静脉血栓也可引起大腿疼痛。

遇到这种情况，产后妈妈一方面要及早去医院骨科确诊，观察是否骨科疾病所致。如果不是，及早找出其他疼痛的原因，以便尽快采取相应的治疗。另一方面，如果是神经根被损伤，最好去看神经科医生，采用理疗或维生素 B_{12}注射治疗；如果是盆腔感染所致，积极治疗原发感染；如果是深静脉血栓引起，抬高疼痛侧大腿，同时进行抗凝和抗炎治疗。

尿痛 产后尿痛是指女性在分娩后产生的排尿疼痛现象。女性尿道短而直，靠近肛门，易被污染，加之分娩后膀胱和输尿管肌肉暂时松弛，易存残尿，以及孕晚期体内潴留水分在分娩后主要从肾脏排出。由此，增加了膀胱负担，降低了抗病力。这些因素都易使细菌侵入膀胱引起炎症，出现尿痛、尿频、尿急等症状。

因此，产后妈妈应该时时保持会阴部清洁，注意让产妇勤排尿，不要使尿在膀胱里贮存过久；每次排尿要留意是否将尿排净，以免细菌在膀胱里繁殖；产后及早下床活动，让膀胱肌肉功能尽快恢复，排尿困难时热敷下腹膀胱部位。

总之，疼痛是身体不适最直接的表达，而疼痛也只有自己最清楚，所以产后妈妈应该及早了解自己的身体状况，积极采取预防措施，将产后各种疼痛阻止在健康的门外！

爱心TIPS

产妇在分娩时做了会阴侧切手术后，容易出现性交痛的情况。这是因为侧切伤口发生了感染，或者产妇本身属于疤痕体质，使伤口愈合的时间延长或愈合不良导致的。这种情况下，女性最好选用1∶5000的高锰酸钾进行局部坐浴，并进行红外线照射，促使疤痕组织尽快变软和吸收。同时还应尽快去医院进行检查，确定不适感是否是侧切伤口愈合不良所致，再据情况进行局部对症处理。

“月子”养身四原则

原则一:卫生很重要

产妇的个人卫生很重要,通常会阴部无伤口,疲劳基本恢复的产妇,产后3天便可洗浴。但要求卫生间要温暖,水温应控制在34℃~36℃为宜,时间不可过长,以淋浴为宜。浴后应赶快擦干身体,头发应用热风吹干。若会阴切口大或裂伤较重、腹部有刀口,应待伤口愈合后再进行洗浴,可先做擦浴。

另外,产妇的内衣选择也是重要的一环。产后内衣宜穿吸水性较强的棉制品,外衣要柔软透气。在产后的10天内,内裤、内衣要天天换,天天洗,以防引起皮肤和生殖器官感染。

原则二:房间要舒爽

产妇的房间除了要求清洁、明亮、通风好外,对温度、适度其实都有详细的要求。一般来说,产妇修养房间的室温最好保持在20℃~25℃之间,湿度也应保持在50%~60%之间。天气过于炎热时,为了避免产妇中暑,可用电风扇或空调来降室温。但切不可把温度降得过低,以免产妇和小宝宝受凉,患上伤风感冒。

原则三:切忌让身体受风着凉

产妇分解代谢旺盛,出汗多,毛孔经常开着;加之气血两虚,如果身体受风寒侵袭,被电风扇、空调或穿堂风吹着,或是用较凉的水洗手、洗东西,就会使风寒滞留于肌肉和关节中,日后常引起酸痛或月经不调。因此,产妇应切忌让身体受风着凉。天凉时不要光着脚或穿过薄的丝袜,着凉后也很容易感冒。

原则四:采取科学的卧姿

为了防止子宫向一侧或向后倾倒,产妇要经常变换躺卧姿势。正确的做法是,仰卧与侧卧交替,从产后第2天开始俯卧,每天1~2次,每次15~20分钟。产后两周,可采取胸膝卧位,促进子宫尽快复位。

爱心TIPS

产妇除了内衣选择有要求外,在其他穿着上,最好遵循以下要求:炎热季节不一定非得穿长衣、长裤,这样容易生热痱或引起中暑。鞋子以穿布鞋为好,鞋底不要硬,跟鞋不要高,否则易引起妈妈的足底、足跟或下腹发生酸痛。

"月子"别忘防腹膜炎

腹膜炎是一种由细菌、化学、物理损伤等引起的腹腔壁层腹膜、脏层腹膜的炎症类疾病。按发病机制可分为原发性腹膜炎和继发性腹膜炎。

产后妈妈腹膜危险大　女性由于其生理解剖结构的特殊性，腹腔经输卵管伞端开口与外界相通，为细菌的上行感染创造了条件，因而产后发生腹膜炎者并非少见。据有关资料统计表明，产后腹膜炎占所有原发性腹膜炎的10%。多发生于难产、失血过多、机体抵抗力差的产妇。在家中分娩、医院卫生条件差、产妇年龄大、生活在边远的山村者更易发生。

患腹膜炎，痛苦多　腹膜炎发生后，一般表现为持续性腹痛、恶心、呕吐和发热。腹痛刚开始时位置不固定，很快成为全腹痛。腹部有压痛，腹肌紧张，严重时可发生休克。体温高达40℃以上。有的还伴有不敢深呼吸、呼吸急促、口渴、尿频等症状，腹腔穿刺可抽出脓性液体。

患腹膜炎处理　由于腹膜炎给产后妈妈带来的严重影响，产妇应自己格外注意。如果产后出现腹痛等症状，不可掉以轻心，尤其是伴有其他症状时更应进行全面检查。一旦确诊为原发性腹膜炎，病情轻者可使用非手术疗法，如禁食、补液、胃肠液压、抗生素控制感染以及中药治疗等方法。如果非手术治疗病情无好转，或病情逐渐加重，应果断采取手术治疗。

爱心TIPS

产后妈妈要细心呵护外阴。每次如厕后，都要用温清水洗外阴，勤换卫生护垫。如果侧切伤口或会阴发生肿胀，可用50%硫酸镁溶液湿热敷。如果伤口红肿、发热，应及早请医生指导处理。

"月子"妈妈要牢记产后检查

产后检查很重要　很多产后妈妈都认为，只要孩子顺利生下来就没事了，事实上却并非如此，产后检查也十分重要。

产后检查主要针对产妇潜伏的多种疾病，以及产妇产后恢复情况和新生儿的成长情况来实施的，它除了可以及时发现产妇的病痛外，还能避免患病的产妇对婴儿健康造成的影响，同时还能帮助产妇及时采取合适的避孕措施，尤其对妊娠期间有严重并发症的新妈妈更为重要。通常，医生都会在查房时检查产后妈妈的康复状况。

产后检查项目要全面　产后检查包括了身体的一般情况检查，以及专业的妇产科检查。产后检查首先是测量体重。如果发现体重增加过快，就应适当调整饮食，减少主食和糖类，增加含蛋白质和维生素较丰富的食物。同时体重增加过快的应该坚持锻炼，体重较产前偏低的则应加强营养。

其次是测血压。如果血压尚未恢复正常，应该及时查明原因，对症治疗。对于有产后合并症的产妇，如患有肝病、心脏病、肾炎等，应该到内科检查。对于怀孕期间有妊娠高血压综合征的产妇，则需要检查血和尿是否异常，检查血压是否仍在继续升高。如有异常，应积极治疗，以防转为慢性高血压。另外，对于产后无奶或奶少的产妇，应请医生进行饮食指导，或给她们以食物、药物治疗。

在妇产科检查方面，产妇则需要要检查盆腔器官，看子宫是否恢复正常、阴道分泌物的量和颜色是否正常、子宫颈有无糜烂、会阴和阴道的裂伤或缝合口是否愈合等。

产后检查要注意　产后检查最好是在产后 42 ~ 56 天之间完成，也就是说，产后检查最好在“月子”期即将结束前做。而且无论是在家里，还是在医院，产后检查都必须请专业人员来做。

爱心TIPS

新生儿也需产后检查。为了宝宝的正常生长和体格健壮，在满月后就要给婴儿进行保健检查，这是为了保证新生儿健康的重要举措。新生儿检查项目通常包括：测量身长和体重在内的全身体格检查、脐部的愈合情况、婴儿的营养状况和智力发育等方面。同时，根据是采用母乳喂养、人工喂养，还是混合喂养等具体情况，请医生确定是否需要补充维生素或其他营养成分。

产后妈妈防治筋骨酸痛的 2 个妙方

妈妈们一直以为，只有孕期不注重保养，或者产后没有调养好，才会引起产后病痛。然而事实上却并非如此。女性孕前不注意保养自己的身体，以及一些不良习惯，都会引起产后病痛的发生，其中筋骨酸痛就是最为典型的例子。

筋骨酸痛有原因 由于人的生理构造互为对称，所以无论在站立、坐、卧，都建议采取能让身体处于比较对称的姿势。相反地，如果长时间维持某一不对称的姿势，导致腰酸背痛或某些身体不适的症状，便可将它归入“姿势不良”的范畴。现代女性在工作、生活时，往往追求一时的舒服，不太注意姿势的正确性，因此造成了姿势不良的习惯。这成为引发产后妈妈产后筋骨酸痛的主要原因。

正确姿势可预防产后筋骨酸痛 现代女性形成姿势不正确最大的环境就是工作环境。很多上班族由于桌面空间少，使用老电脑屏幕的关系，身体一直呈现出头歪身斜的姿势。短时间内，颈部肌肉因持续配合身体姿势一直持续收缩，同侧肌肉倍感压力，可能出现疼痛的现象。长期下来，则可能导致颈椎的压迫不适，小至发炎，大至长骨刺，或压迫到神经衍生后续问题，从而成为产后筋骨酸痛最大的因素。为了产后能少经受一些疼痛，从事长时间坐姿工作的女性，一定要注意正确的坐立姿势。

不要歪头作业 由于空间狭小，很多妈妈在上班期间只好歪着身体作业，时间一久，容易造成身体一边肌肉不对称，而出现肌肉的疼痛的情形。因此，产后妈妈应注意，不要保持歪头作业的姿势。

总之，如果想避免筋骨酸痛提早来报到，产后妈妈应加紧检视工作环境，最好通过运动强化肌肉，这才是根本的保健之道！

爱心TIPS

因姿势不良而导致的肌肉问题，其中有一种称之为“肌筋膜疼痛症”，常发生于上班族，症状为肌肉疼痛，虽还没有造成颈椎的不适，但因颈部肌肉的问题无法缓解，进而造成肩胛骨、上背肌肉的疼痛，而这种疼痛会慢慢传到整个手上来，使患者感觉“手麻”。产后妈妈要小心。

5招轻松应对产后妈妈便秘小问题

自从怀孕的那刻起，便秘便像小影子一样，时不时就出现在准妈妈生活里。分娩以后，本以为没有了逐渐膨大子宫的压迫，便秘情况会有所好转，谁知分娩后便秘情况不但没有减轻，而且还大有保持前状的状态，这让产后妈妈烦恼不已。

产后妈妈排便节奏 通常产后妈妈在分娩后的1～2天里，便会有排便反应。如果产后妈妈在产前进行了灌肠治疗，通常会在分娩后2～3天才排泄。总之，正常的产后妈妈排便最晚不会超过3天，如果产后妈妈超过3天依然未解大便，应注意便秘的出现。如果便秘持续3天以上，则一定要请医生予以适当的处理。

导致便秘原因 女性往往很容易罹患便秘，主要因为女性怀孕后生理变化引起的。女性怀孕后，日渐膨胀的子宫在盆腔内挤压直肠，使直肠的弯曲度增大；阴道肌肉薄弱致使排便腹压不够，排便时间比男性慢，所以女性比男性更易便秘。

另外，现代女性一些不良的生活习惯，也造成了产后妈妈便秘的情况。产后妈妈在孕期，由于工作不方便等因素，会出现任意延迟排便、爱吃辣，使本来正常的排便反射遭到干扰的情况。此外，由于怀孕后直肠对粪便压力刺激的敏感性降低，粪便滞留在直肠内，不能及时排便，形成了便秘的情况。

轻松应对产后便秘 便秘是大多数产后妈妈都会出现的一种症状。所以，产后妈妈首先应放松心情，调整自己，以应对产后便秘。下面介绍五招，教产后妈妈轻松应对便秘：

调整自己 产后作为一个特殊时期，体内孕激素急剧下降，给产后新妈妈身体带来了种种不适应。新妈妈应学会从心理上尽快转变角色，主动迎解便秘问题。

学会休息 充分的睡眠是一切之根本，比如奶水充沛、防止产后抑郁和便秘。所以作为母亲，要渐渐将其他工作转交给家庭其余成员，并将自己的生物钟调至和宝宝一致。他睡您就赶紧养神，他醒您就开始“工作”。

不赖床，勤活动 一般自然分娩后6～8小时产妇就坐起，进行一些翻身活动，采取多种睡姿或坐姿，也可自己轻轻按摩下腹部；第2天下地，在室内来回走动，以不疲劳为宜，但避免长时间下蹲、站立。

有效提肛运动 产后妈妈可从分娩后第2天开始进行提肛运动。据有关研究发现，只要产后妈妈持之以恒，便秘治疗的成功率可达70%以上，而且无论是坐着躺着甚至站着，皆可轻松操作。

运用天然植物通便剂 在保证高蛋白同时，一定要多吃含纤维素多的水果和蔬菜，比如香蕉、韭菜、芹菜等。

爱心TIPS

对于剖宫产无合并症者，于产后第2天试着在室内走动，如有合并症则要遵循医生要求，不可过早下床活动。早下地、早活动，既有利恶露的排出，也有助于肠道恢复蠕动，防止尿潴留和便秘。

产后护腰金钥匙

由于怀孕时期身体重心的变化，相对于孕前，准妈妈经常向后倾，给腰椎的压力骤然增大。于是，产后妈妈就经常发现自己的腰部开始疼痛。当然，腰痛也不是骤然发生的，生活中不适当的行为积累也成为产后妈妈腰痛的重要因素。

因此，要想预防产后腰痛，最好从生活中做起，抓住以下几把金钥匙：

卧床要经常换姿势 产后妈妈要保持充分的睡眠，因此大部分时间都是在床上度过的。但为了妈妈的腰部健康，产后妈妈要经常更换卧床姿势，而且要经常活动腰部，使腰肌得以舒展。如果感到腰部不适，可按摩、热敷疼痛处或洗热水澡，促进血液循环，改善腰部不适感。

护腰运动 从产后2周开始，就可在保健医生的指导下做加强腰肌和腹肌的运动，增强腰椎的稳定性，如做仰卧起坐动作。每天起床后做2～3分钟的腰部运动，平时多去散步或做骑车运动，都能防止和减轻腰痛。

饮食上要补充维生素 饮食上多吃牛奶、米糠、麸皮、胡萝卜等富含C、D和B族维生素食物，增加素食在饮食中的比例，避免骨质疏松而引起腰痛。

日常生活注意 生活中要注意劳逸结合，无法避免久站时，可交替性地让一条腿的膝盖略微弯曲，让腰部得到休息；平时注意腰部保暖，特别是天气变化时及时添加衣物，避免受冷风吹袭，受凉会更加重疼痛；避免提过重的物体或将物体举得过高，不要过早跑步、走远路；当然产后也不要过早穿高跟鞋，以免增加脊柱压力，以穿布鞋为好，鞋底要柔软。

爱心TIPS

除了上述注意外，要保护产后妈妈的腰部，还需要产后妈妈注意控制体重，以免增加腰部负担，损伤腰肌，并且要学会放松精神。因为紧张情绪会使血中激素增多，促发腰椎间盘肿大而致腰痛，而愉快心情有助于防止腰痛发生。

“月子”别忘呵护你的“小房子”

产后“小房子”的恢复，对产后妈妈来说，是一件十分重要的事情。而“小房子”对妈妈来说，也是非常重要的器官，因此每位妈妈都应小心呵护自己的子宫，使其尽快恢复。

影响子宫恢复因素大罗列 要想呵护好产后妈妈的“小房子”，产后妈妈首先就需要了解影响子宫复原能力的因素，并根据这些因素来调节自己的身体。

一般影响产后妈妈子宫复原的因素有：胎盘或胎膜残留于子宫腔内；子宫蜕膜脱落不全；合并子宫内膜炎或盆腔内炎症；子宫过度后屈，使恶露不容易排出；合并子宫肌壁间肌瘤；排尿不利，膀胱过度充盈，致使子宫不能下降至盆腔等。另外，产妇年龄较大、健康状况差、分娩次数多或多胎妊娠，也往往会影响子宫的复原能力。

良好措施护子宫 虽然有众多因素影响着子宫的恢复，但对大多数妈妈来说，正常顺利的分娩，以及月子期间良好的照顾、调养，子宫一般都会正常恢复。那么月子期间要注重哪些保健，才能让子宫正常恢复，尽快复原呢？下面一一介绍：

产后及时排尿，不要使膀胱过胀或经常处于膨胀状态，这是产后呵护子宫的首要问题。

产褥期避免长期卧位。产后6~8小时，产妇在疲劳消除后可以坐起来，第二天应下床活动，以利于身体生理机能和体力的恢复，帮助子宫复原和恶露排出。如果子宫已经向后倾曲，应做膝胸卧位来纠正。

产后哺乳。因为婴儿的吮吸刺激，会反射性地引起子宫收缩，从而促进子宫复原。

注意私密处卫生，以免引起生殖道炎症。

刺激乳头。刺激乳头会让人体产生子宫收缩素，所以按摩乳房或是热敷乳房都会产生相同的效果。

爱心TIPS

要想使身体恢复得好，就必须避免下半身用力，例如搬重物、蹲的动作，在生产后半年之内应尽量避免。不过为了更快、更好地恢复身体，产妇可以根据自身情况进行一些产后运动，如进行腹式深呼吸，以及在产后一周躺在硬床上进行抬腿、提臀，或膝胸卧式运动等，可以使子宫和下腹有效收缩和复原。

树立正确乳房保养观 每个女性都希望自己能拥有苗条身材，紧致的肌肉、坚挺、丰满的胸脯，这几乎是每个女人的梦想。然而传统的美身观点认为，女人在历经分娩、生育的洗礼后，身材会迅速走样，尤其是乳房。有些人认为，正是由于宝宝的吸吮，导致乳房下垂，让美丽的女人丧失了美丽的权利。

事实上，这种观点是不正确的。哺育宝宝是母爱的体现，母乳喂养是婴儿的最佳方式，每位妈妈都应以母乳喂养自己的孩子。另外，乳房的美观与否主要在于乳房的保养与呵护。如果保养得当，即使哺喂宝宝也丝毫不会影响妈妈的美丽。

乳房保养措施 其实，乳房的保养主要为乳头的保养。由于“月子”期间，乳房刚刚适应乳汁充满的变化，在宝宝的吮吸下，乳头就显得格外脆弱。因此，乳房保养应从乳头的护理、乳房的清洁，以及内衣的佩戴三方面入手。

具体措施可采取精心护理乳头、温开水洗浴、内衣松紧合适、养成良好的哺乳习惯、哺乳期不要过长等。在哺乳期间，由于婴儿的吸吮，乳头经常被乳汁浸渍，加上与衣物摩擦，容易产生皲裂、破损或湿疹，因此要精心护理乳头；为了保持局部清洁和干燥，每次哺乳前和哺乳后都要用温开水轻轻洗净乳头和乳晕，而且应每天至少用温水洗浴乳房两次，这样不仅有利于乳房的清洁卫生，而且能增加悬韧带的弹性，从而防止乳房下垂。内衣选戴要松紧合适，令其发挥最佳提托效果，也可有效地防止乳房下垂。

另外，养成良好的哺乳习惯。做到定时哺乳和两侧乳房轮流哺乳，防止造成双侧乳房的不对称。哺乳期也不要过长，孩子满10个月，即应断奶。同时，还可坚持做俯卧撑等扩胸运动，促使胸肌肉发达有力，增强对乳房的支撑作用。

爱心TIPS

哺乳期，若乳房护理不当，容易引起乳汁淤积，诱发急性乳腺炎。若出现乳汁排出不畅，要及时处理，用按摩乳房法排出淤积的乳汁。先给乳房热敷5分钟左右，然后用手指轻搓乳头，并轻轻向外牵引，反复操作2~3分钟，待乳头稍软后，一手托起乳房，另一手用手掌从乳房四周向乳头按摩，手法宜轻，按摩过程中排出的乳汁可作为润滑剂，以免损伤皮肤。

“私密花园”——“月子”期的重点保护对象

女性生理构造决定了产后保护会阴的重要性。女性会阴位于尿道口、阴道口、肛门交汇这一特殊部位，很容易遭到尿便的污染。产后由于恶露等原因，使得会阴十分易于发生感染，使伤口不易愈合。为了产后妈妈尽快恢复，产后妈妈应该学会以下几招：

保持会阴部清洁 不论是自然撕裂，还是切开的伤口，一般都可在3～5天愈合，每天要用温开水冲洗2次；为防止伤口污染，每次便后要用消毒棉擦拭冲洗外阴，大便后应由前向后擦拭，还须再次冲洗；勤换卫生护垫，避免湿透，浸湿伤口。

防止会阴切口裂开 发生便秘时，不可用力扩张会阴部，可用开塞露或液体石蜡润滑，尤其是拆线后头2～3天，避免做下蹲、用力动作；解便时宜先收敛会阴部和臀部，然后坐在马桶上，可有效地避免会阴伤口裂开。坐立时身体重心可偏向右侧，既可减轻伤口受压而引起的疼痛，也可防止表皮错开；避免摔倒或大腿过度外展而使伤口裂开；不宜在拆线当日出院，伤口裂开多发生在伤口拆线的当天，回家后伤口裂开会给处理带来麻烦。

避免伤口发生血肿 产后最初几天，妈妈宜采取右侧卧位，促使伤口内的积血流出，不致内积而形成血肿，影响愈合，也可防止恶露中的子宫内膜碎片流入伤口，日后形成子宫内膜异位症；待4～5天后伤口长得较为牢固，且恶露难以流入时，便可采取左右轮换卧位；注意会阴切口的情况，术后1～2小时内伤口出现疼痛，且越来越剧，应马上与医生联系，及时进行处理。

避免会阴切口感染 当伤口出现肿胀、疼痛、硬结，并在挤压时有脓性分泌物时，应在医生的指导下服用抗菌素，拆除缝线，以利脓液流出；还可以采用坐浴等方法避免。

另外，护理会阴切口时，饮食要注意补充蛋、瘦肉，促进伤口修复；多吃新鲜青菜和水果，多喝猪蹄汤等汤饮，除细粮外应吃些粗粮，不吃辛辣及刺激性食物；少吃鱼类。

爱心TIPS

如果伤口水肿时，可用95%的酒精纱布或50%硫酸镁溶液进行局部热敷、湿敷，每天2次；卧位时，尽量将臀部抬高一些，利于体液回流，减轻伤口水肿和疼痛。

剖宫产妈妈如何“坐月子”

自然分娩的妈妈产后“坐月子”有很多讲究，而选择剖宫产的妈妈，与自然分娩的妈妈相比，少了宝宝经过产道的伤害，但因手术而造成的伤害却丝毫没有减弱。一般情况下，剖宫产手术后伤口要换药两次，第七天拆线。如为产妇为肥胖病人，或患有糖尿病、贫血及其他影响伤口愈合的疾病，则需要延迟拆线。

因此，剖宫产妈妈除了遵循自然分娩妈妈“坐月子”的规则外，还需要特别护理剖宫产的伤口。因此，在生活中，应注意以下几个方面：

伤口清洁很重要 剖宫产的伤口分为直切口和横切口两种。为了预防伤口感染，产妇要特别注意腹部伤口愈合及护理。通常产后第二天，伤口换敷料，产妇可自行检查有无渗血及红肿。术后若产妇体温高，而且伤口痛，要及时检查伤口，发现红肿可用95%的酒精纱布湿敷，每天两次。若敷后无好转，伤口红肿处有波动感，就确认有感染，要及时拆线引流。

伤口避免碰水常识要牢记 任何伤口都需要避免水，因为水中有细菌，容易引起感染。虽然自然分娩的产妇可以马上洗澡，以淋浴为主。但剖宫产的产妇原则上不要淋浴，而且伤口若碰到水，要立即消毒，同时盖上消毒纱布。在护理期间，产妇可以选择擦浴，这样比较安全。淋浴则需要等到拆线后。

子宫恢复情况常观察 分娩后，在产妇脐下方可以摸到一团硬块，即为子宫。产妇可适当地按摩子宫，增强子宫收缩，避免发生产后大出血。另外，静脉滴注或口服药中，大多有子宫收缩剂，产妇应如期将药物服完。生化汤也是帮助子宫收缩的汤剂，可于三餐之后服用。一般来说，子宫收缩会有稍微的疼痛，但都在可忍受范围内，倘若服用止痛药后仍疼痛不止，应告知医护人员。

此外，产后妈妈还应注意，月经恢复期时伤口是否疼痛，因为在伤口处易发生子宫内膜异位症，表现为经期时伤口处持续胀痛，甚至出现硬块。一旦出现此类症状，则应及早去医院就诊。

总之，剖宫产妈妈只有做好了术后的护理，才能确保身体的健康，也才能更好地照顾宝宝。

爱心TIPS

由于剖宫产妈妈腹部有伤口，所以可能降低了哺乳的意愿。但当宝宝饿的时候，妈妈最好还是采取母乳喂养比较好。为了避免拉扯伤口，产后妈妈可以采取侧身喂奶的姿势，这样可以减少因动作拉扯而产生的疼痛不适。

剖宫产分娩快速恢复有术

剖宫产毕竟是手术，因此在“月子”恢复期间，妈妈除了要注意自然分娩的一切事物外，要特别针对剖宫产所带来的弊端进行恢复。

早活动是关键 女性在孕晚期和产后较易患下肢深静脉血栓，剖宫产的妈妈更易发生。当妈妈分娩后双脚恢复知觉，就应进行肢体活动，24 小时后应练习翻身、坐起，并下床慢慢活动，当导尿管拔除后应多走动，这样不仅能增加胃肠蠕动，还可预防肠粘连及静脉血栓形成等。产后妈妈早活动可预防血栓性静脉炎。

及时大小便很重要 这样做可预防尿路感染、便秘。剖宫产后，由于伤口疼痛使腹部不敢用力，大小便不能顺利排泄，易造成尿潴留和便秘，若有痔疮，情况将会变得更加严重，故术后产妇应按平时习惯及时大小便。

饮食要清淡 剖宫产产妇术后 6 小时内因麻醉药药效尚未消失，全身反应低下，为避免引起呛咳、呕吐等，应暂时禁食，若产妇确实口渴，可间隔一定时间喂少量温水。术后 6 小时，可进食流食，如熬得很浓的鸡、鸭、鱼、骨头汤等。进食之前可用少量温水润喉，每次大约 50 毫升，若有腹胀或呕吐应多下床活动，或者用薄荷油涂抹肚脐周围。第一餐以清淡简单为宜，例如稀饭、清汤，并要少量。若无任何肠胃不适，则可在下一餐恢复正常的食量，哺喂母乳的妈妈可多食用鱼汤及多喝水。

爱心TIPS

剖宫产术后尽量避免摄取容易产气的食物，其他则依个人喜好适量摄取。避免油腻和刺激性的食物，多摄取高蛋白、维生素和矿物质以帮助组织修复（如鱼、鸡肉）。此外多摄取纤维素以促进肠道蠕动，预防便秘。

剖宫产手术后的6小时

由于剖宫产手术所受的伤害，是由于人为、外力造成的，因此在护理时与一般的分娩护理不同，应该遵从剖宫产手术的特殊护理方法。

腹部需要放置沙袋 为了减少腹部伤口的渗血，医生会在产妇的腹部放置一个沙袋。除此之外，医生会按规定每隔一段时间为产妇测量血压，查看面色，测量脉搏和体温，每隔一段时间观察小便的颜色、尿量的多少、尿管是不是通畅等，并将这些情况记录下来，以观察产妇术后恢复情况。

卧床姿势要注意 为了减少麻醉药效过后的疼痛，手术后回到病房的妈妈的躺卧姿势需要注意。最好将头偏向一侧、去枕平卧。这是因为大多数剖宫产手术，都选用硬脊膜外腔麻醉方式，术后去枕平卧可以预防头痛；同时，平卧位头偏向一侧，还可以预防呕吐物的误吸。护士会将尿管引流袋及输液管妥善固定放置在合适的位置，并在产妇臀下垫好卫生巾，还会定时为产妇按摩子宫，观察子宫收缩和阴道流血情况。

要禁食 因为剖宫产手术容易使肠受刺激而使肠道功能受到抑制，肠蠕动减慢，肠腔内有积气，因此，术后会有腹胀感。为了减轻肠内胀气，产妈妈在术后6小时内最好禁食。

密切观察出血量 剖宫产后，妈妈也会有产后恶露现象。但是由于剖宫产子宫出血较多，产后妈妈应注意阴道出血量。如发现阴道大量出血或卫生棉垫2小时内就湿透，且超过月经量很多时，应及时通知医护人员。

爱心TIPS

如果是剖宫产妈妈，在伤口恢复期间，腹部的沙袋需放置8小时，而且最好保持同体位；12小时后，在家人或护士的帮助下可以改变体位，翻翻身、动动腿。术后知觉恢复后，就应该进行肢体活动，24小时后应该练习翻身、坐起，并下床慢慢活动，条件允许还应该下地走一走，运动能够促进血液循环，使伤口愈合更加迅速，并能增强胃肠蠕动，尽早排气，还可预防肠粘连及血栓形成而引起其他部位的栓塞。

专家建议科学“坐月子”六则

人们都说:“女人的幸福是从婚姻开始”,但是医生却知道,女人终生的幸福是要从坐月子开始的。月子坐的好与坏,直接关系着女人一生的健康。因此,医学专家给予了新妈妈一些科学坐月子的意见,以供新妈妈参阅。

关于休息 月子期间一定要保证充足的休息,这是医生、健康专家一再强调的。对于现代女性来说,产假是难得的休息的好时光。此时,没有工作的烦恼,家人也把自己当宝贝一样照顾着,妈妈可以喝杯茶、看看报,或将脚垫得高高的。将窗帘挂上,拔掉电话,搂着小宝宝甜甜地睡上一觉,醒来后会感觉精力充沛。

接待来访者 对新妈妈来说是坐月子是不方便的时间,新妈妈应一概明确回绝来访者,不要陪得时间太长,以免身体疲劳。

关于家务 新妈妈在月子期间干一些适合自己的生活方式的事,别的妈妈在月子里能做的事,并不一定完全适合于你。

制定时间表 无论是傍晚散步,还是在洗一个清爽的澡,在这个时间表中所安排的一切活动,都是为了新妈妈的精神愉快。

适当的放松 新妈妈应适当的轻松一下,可请平时没空的知心朋友吃顿午餐,追寻曾经的个人爱好,或与其他新妈妈交谈一些有关孩子的话题。这种放松也算是做妈妈期间的精神休息。

多与外界接触 应多与外界接触,使生活更加充实,心情愉快。考虑一些你热心的问题,寻找一些你曾经想做,却因为没时间、没精力做的事情,做自己感兴趣的事情可以使你感觉精力充沛。

爱心TIPS

产后的三到五天内,妈妈的身体还是很虚弱。伤口仍然疼痛,年轻的妈妈会有便秘和肿胀的感觉,这是麻醉所引起的,因此,大量饮水是非常必要的。最好引用热茶和不低于室内温度的水,这些都能促进肠子的蠕动。

产后须知三问题

众所周知，产后妈妈身体的好坏，与“月子”坐的好坏有直接联系。殊不知，“月子”里身体的底子，又完全取决于分娩后数小时的行为。如果分娩后举措恰当，产后妈妈“月子”里身体素质自然就强一些；如果分娩后举措不当，良好的身体素质也会受到伤元气的重大影响。因此，产后妈妈应该了解分娩后自己举措。

新妈妈分娩后可以马上回病房吗？ 一般来说，新妈妈分娩之后还要再等2小时才能回病房。这2个小时需要在产房里，以观察是否出血或有其他异常。在确定没有问题之后，新妈妈才可以回病房去。回到病房后，新妈妈的重要任务就是睡觉，以及吸取足够的营养以便早日消除因分娩所带来的疲劳。

分娩后回病房后要注意什么？ 如果产后阵痛太厉害，会影响睡眠。实在难受时，应和医生商量服些镇静剂；为了避免空腹和口渴，新妈妈可以吃些简单的食品和喝一些热牛奶。

刚分娩后，大量水分从尿液中排出，所以尿量这时应该增多。但实际上，大多数新妈妈这时却没有尿意，而且即使有尿意，也很难排出来。为了防止储尿过多，要进行人为排尿。24小时以上仍未自然排尿时，要做导尿。

分娩后是不是可以立刻睡觉休息？ 分娩完毕，不能立即上床睡卧，应先闭目养神，稍坐片刻。如果新妈妈熟睡，家属应随时将新妈妈唤醒。原因是熟睡时新妈妈阴气过盛，阳气不彰，气血运行缓慢，流行不畅，易停滞于筋骨、肌肉间，反致疲劳。而闭目养神，则心气通于血脉，可血脉流通。

爱心TIPS

在产后最初的日子里，家人要注意。产妇刚刚结束分娩后的饮食当以流质为主。当产妇排气后，饮食可由流质改为半流质，食物宜富有营养且容易消化。可以选择蛋汤、烂粥、面条等，然后依产妇体质，饮食再逐渐恢复到正常。这个阶段千万不要急于喝一些油腻的下奶汤，例如鸡汤、肉汤等。

夏热炎炎，产后妈妈该如何坐月子

对于准妈妈来说，在炎热的夏季生宝宝，实在是一种折磨人的选择。夏季温度比较高，而产后妈妈又不得不坚持卧床休息。为了避免落下“月子病”，产后妈妈需要尽量避免空调、直接开窗接受风吹，以及好吃的冷饮等，这对爱美、时尚，一向奉承舒服为原则的现代女性来说，简直就是地狱般的生活。再加上家有老人的传统观念，紧闭门窗、身着厚衣、包头盖被等，严重降低了产后妈妈的生活质量。

产后妈妈到底该如何度过这个人生中最特殊的夏季呢？

避免极端做法 由于夏日酷暑难熬，有些新妈妈为了一时的舒服，会采取一种极端的做法。如：新妈妈在睡觉时会大开门窗吹穿堂风；或开风扇，对着直吹；或将空调开得太大；或睡觉时不盖被子等。这些都是容易引起伤风感冒的原因，夏季“坐月子”要尽力避免。

保证室温是关键 大多数产后妈妈之所以讨厌夏季“坐月子”，都是因为夏季炎热。因此，夏季保证产后妈妈休息室室温就成为破解产后妈妈烦躁的关键了。为了产后妈妈的健康，以及避免产后妈妈因过分受热中暑，应使得室温保持在22℃左右，同时还要保持室内空气流通，这对产后妈妈很重要。

饮食很重要 月子里饮食是很重要的。在炎热夏季，新妈妈应该吃容易消化、富有营养和不油腻的食物，例如鸡蛋、面条、牛奶等。起初两天最好不要吃鲫鱼、鸡蛋等发奶的食物，因为刚生下来的婴儿食量不大，奶量过多容易淤积而引起乳腺炎。待孩子食量逐渐增加时，母亲可多吃鸡、鸡蛋、鲜鱼、排骨等营养食物。如果新妈妈实在燥热，也可以煮点绿豆汤等非冰镇饮品食用，这对预防中暑有好处。

个人卫生要注意 由于新妈妈子宫里胎盘剥离的地方留下了创面，而且这时子宫口还没有完全复原，加上会阴和阴道都有不同程度的损伤，所以新妈妈要特别注意外阴的清洁卫生，以免细菌侵入而发生感染，这一点在夏季显得格外重要。除了淋浴外，还可常用干毛巾或温热水擦身，勤换内衣等方式。在这里要提醒的是，床单也要常换洗。

爱心TIPS

新妈妈在洗澡时，可以每天用温开水慢慢冲洗外阴及尿道口周围，但一定要注意不要把伤口弄湿。

寒冷冬季，产后妈妈该如何"坐月子"

与炎热的夏季相比，冬季"坐月子"的妈妈要舒服一些。因为虽然外面寒冷，但室内温度通常是比较高的，因此还是比较舒适的。在冬季"坐月子"的妈妈，只需要注意清洁卫生、适宜的湿度和适当的活动等，总结归纳下，冬季"坐月子"应注意以下几点。

勤洗澡、勤换衣 由于冬天气温低的原因，很多人都不喜欢冬季洗澡，产后妈妈往往由于身体不便，更容易产生逃避洗澡的做法，这对产后妈妈健康是非常不利的。产褥期由于妊娠期体内积蓄的一部分液体要排出，出汗较多，汗渍污垢会弄脏衣物，所以还应经常洗澡及勤换内衣，以保持皮肤清洁。

口腔卫生不能忽视 口腔是食物必经之路，饭后5分钟口腔内的细菌就会繁殖，而且留在口腔中的食物残渣会发酵、腐败，与细菌混合，易造成口腔感染，如牙龈炎、牙周炎等，这就会导致牙齿松动、咀嚼无力和牙齿脱落。产后妈妈由于缺乏维生素，以及部分矿物质，更容易发生食物粘牙的现象，因此更应该注意口腔的卫生。产后妈妈最好保持每次饭后都刷牙漱口的习惯，而且注意应用温水来刷牙及漱口，牙刷要软一些，刷牙时要沿牙缝上下刷，不要左右刷，以保护牙周不受损伤。

室内空气要新鲜 对于冬天"坐月子"的妈妈来说，保持室内空气新鲜是最难办的一件事情。因为，一来冬天大家都不怎么喜欢开窗子，以免冷风吹来；二来，开窗要考虑到产后妈妈是否会受凉的问题，因此不好办。在这里专家教你一招：通风时将新妈妈与孩子换到另一间房间，或盖好被子，且不要让冷风直吹。一般通风20～30分钟，每天一两次，就可以让冬季的室内总是保持新鲜的空气了。

适当地进行活动 新妈妈身体虚弱，气血不足，各种器官要回复原位，子宫要排除恶露，都需要适当的运动。冬季寒冷，大家都不喜欢动，对产妇来说更是如此。但为了自己的健康，产后妈妈必须要做一些锻炼。不用跑出去，只需要在床上翻身，半坐位与卧式交替休息；在床边的房间内走动，并练习产后体操，以便尽早恢复体形。同时，还可以缓解便秘。

爱心TIPS

产妇休息室内湿度，最好保持在55% ~65%为好。因为太干燥可使鼻黏膜受损、咽部发干；太湿皮肤则不能排汗，使人感到气闷不畅，且易产生细菌，侵害人体。

产后一周生活细指导

产后第1天 产后第1天，由于刚睡过一觉，疼痛缓解了，一般在产后8小时左右即可在医生的指导下开始步行。这时乳房会充血肿胀，可由助产士进行授乳指导和乳房按摩的指导，试验初次授乳。从这时起，应在床上做子宫按摩。可穿腹带或紧腰衣，这对促进腹壁弛缓的恢复，促进子宫收缩等都是很有益的。腹带应使用4 ~6周。

产后第2天 产后第2天，新妈妈已消除了分娩后疲劳，这时婴儿也要吃奶了。为了母乳能很好分泌，新妈妈在分娩后第二天到一周的时间，应对乳房进行按摩，因为这个时间按摩，其效果较好。如果天气较热，还要避免疲劳，这样才能使母乳充分分泌。

按摩的要领要记住以下程序：用毛巾浸热水后拧干，敷在乳房周围5分钟；在乳房周围，从内向外轻轻按摩；从乳头周围向乳头方向进行揉搓；按摩的范围要更大些；用5个手指压住乳晕，做给婴儿喂奶时的挤压动作，反复做几次。

产后第3天 新妈妈应在产后第3天排便，如果便秘，必须灌肠。

产后第4天 今天开始，新妈妈应自己清洗恶露，尽量喂母乳。做剖宫产的新妈妈现在也可以开始步行了，但不必勉强。另外，应做血检查。

产后第5天 有会阴撕裂而缝合的应拆线，拆线后1 ~2天不要用力。新妈妈还应验尿，测量血压和体重。

产后6 ~8天 可以出院了。这时婴儿的脐带已自行脱落，如果没有特别异常，新妈妈就可以出院了。对于新妈妈来说，这是产后第一次外出，对婴儿来说，是出生后第一次和外界接触，所以乘车走路都要十分小心。

爱心TIPS

产妇的休息一直是专家提醒的要点。在分娩时，由于产妇消耗了很大的体力，加之出血、出汗，产后休息一定要充足。除了夜间要保证8~9个小时的睡眠，白天也应安排两个小时的午睡。这样有助于体力恢复，并可提高食欲，促进乳汁的分泌。

月子里的“四避”

传统的“坐月子”观念中有“四避”的习惯，随着现代孕育知识的普及，很多人都把其完全当作“陈规陋习”。其实，这是不科学的。即使在科技新思想发展的今天，新妈妈月子里的“四避”仍很有必要。

避风 传统新妈妈“坐月子”往往会厚衣、厚被，额头还要裹上红头巾，没有特殊情况也不出门，其实这是有一定道理的。因为妊娠和分娩对女性来说，是一个巨大的体力消耗过程，产后虚弱，免疫力低，稍有不慎，就会被传染上疾病。闭门不出，减少与公共场所的灰尘、细菌、病毒等接触的机会，这样有利于预防疾病。天气凉的时候，穿上长衣、长裤也是很必要的。当然，避风也要适当，只要没有过堂风，适当的空气流通，以保持空气新鲜还是必要的。

避客 我国不少地方有新妈妈谢绝外人来访的风俗，这是有科学依据的。因为新妈妈身体虚弱，加之夜间要频繁哺乳，照顾婴儿，需要抓紧时间适当多休息；新生儿神经功能也未发育完全，稍有响动会受到惊吓，所以月子里谢客，减少打扰、噪声和传播疾病的机会，对母婴都是一种关心和爱护。

避辛辣油腻 新妈妈身体消耗大，卧床休息多，还要给婴儿哺乳，这时对油炸、油腻食物及辛辣饮食不易消化，也容易重便秘，或者会影响乳汁分泌，或通过乳汁分泌刺激婴儿诱发湿疹、腹泻等疾病。让新妈妈喝红糖水、水煮鸡蛋、炖母鸡汤、鱼汤、小米粥的习俗都是好的。如果再配以适量的蔬菜、水果，这样就更加有益于新妈妈身体复原和哺乳。

避性生活 避过夫妻性生活，关于这一点，现代女性对其中缘由已经很了解了。

爱心TIPS

在产褥期，妈妈最好不要提举任何比自己的宝宝更重的东西，而随着宝宝在一天天地长高、增重，妈妈的力量也在逐渐增强。分娩两个月左右可以尝试走楼梯了，一天之中上、下一层楼足够了，刚开始的时候甚至要比这个运动量还要小。

新妈妈出院后生活三原则

一个幼小的生命终于诞生了，给家庭带来的是一种喜悦。可是喜悦之外，给新妈妈也同时带来了烦恼，因为经过十个月怀胎之苦，终于迎来了这个小宝贝，新的共同生活开始了。有些问题在妈妈的月子期间就需要考虑了。

尽快地进入正常生活 家庭中意外的增加了一个人，生活规律被打乱了，做妈妈的常常感到很疲劳。这时候要请丈夫帮忙，在等待身体复原过程中，渐渐地恢复正常生活秩序。希望能创造出轻松的生活气氛，有时不妨泡一杯茶，抱着愉快的心情，边喝茶边看着自己爱情的结晶。

新妈妈产后家务有选择 新妈妈从医院回到家中后，前两周重在休息，最好都在床上度过。最初的第一周可换着不同的姿势躺躺起起；第二周的后半周开始，起床的时间长一点；第三周开始下床，逐渐使身体习惯。

关于家务，在出院后前两周最好不要考虑。在产后第 3 周开始，可以有选择地做些家务。此时新妈妈可以做一些折衣服、收东西等家务，但最好不要干做饭、扫除、洗涤类。一般做饭、扫除、洗涤需要动作幅度比较大，最好等到一个月以后，在别人的帮助下，慢慢做起。

重新认识育儿问题 初为人母，以前所熟悉的育儿书上的问题，在碰到宝宝大哭时，全部都不知道跑到哪里去了。如果此时身边没有长辈的指导，产后妈妈常由不安、疲劳、孤独，发展成有点神经质。这时丈夫最重要的是能给予直接、亲切地关怀，如早点回家帮助照料婴儿等。另外去附近公园散散步，与带孩子去公园玩的年轻妈妈交谈，向她们请教带孩子的经验。另外，产后妈妈要有自己的主见，不要孩子一哭，就慌得手忙脚乱。对于小宝宝，有时哭是一种锻炼，不要太过于紧张。

爱心TIPS

新妈妈分娩之后元气大损,为了身体复原和哺乳的需要,新妈妈每日3餐要均衡摄取营养,这一点很重要。经过营养学家计算,产褥期妈妈所需的营养标准为,一天需要(2500卡)10.5kJ千焦,这需求比平日多30%以上。但也不要过多进食高热量食品,以免给身体的恢复造成负担。

产后新妈妈科学睡姿有要求

由于分娩,女性身体、精神都经历了一次创伤,因此,生活中的点点滴滴都需要格外注意。而在月子期间,卧床又是最重要的休息方式,产后新妈妈不得不重视起来。

躺卧姿势很重要 专家认为新妈妈产后卧床休养时必须注意躺卧的姿势,因为子宫位置的固定是依靠周围四对韧带和盆底肌肉、筋膜的张力来维系。女性怀孕时子宫逐渐增大,这些韧带也随之被渐渐拉长。分娩结束,子宫迅速回缩,而韧带却有点像失去弹性的橡皮筋一样很难较快恢复原状,且还由于盆底肌肉、筋膜在分娩时过度伸展,或有些撕裂,因而使得子宫在盆腔的活动度增大,很容易随着体位而发生变动。为了防止发生子宫向后或向一侧倾倒,孕妇在产后较长时间的卧床休息中,要不断调整躺卧姿势,仰卧与侧卧交替进行。

俯卧要特别注意 若身体无异常情况,在产后的第二天可以开始俯卧,但应注意每天俯卧时间,以及次数。因为对产后妈妈来说,俯卧已经不是单纯的一种睡姿了,而是一种锻炼方式。产后妈妈可以每天1~2次,每次15~20分钟,进行有目的地俯卧训练,以便子宫尽快恢复原来的前倾曲位。

另外,新妈妈在月子里多做胸膝卧位,多做加强盆底肌肉弹性的缩肛运动,均有助于防止子宫向后倾倒。

不要母婴同床 有些新妈妈都喜欢将婴儿放在自己的身边,以便喂乳,专家认为这是不妥当的。一方面影响新妈妈的休息,因为新妈妈活动时总担心不小心会压着孩子或者弄醒孩子,这样新妈妈睡觉时总是很紧张,而且总是采取一种姿势,也不利于婴儿的清洁卫生。所以,不要让婴儿和新妈妈同睡在一个被窝里,可以将婴儿放在婴儿床上或放到新妈妈的床边,这样新妈妈睡觉时可以采取自由舒适的姿势。但最好不要平卧,或者平卧时间不要太长,以免导致子宫后屈或产后腰痛。所以专家建议新妈妈可以采取侧卧、俯卧等姿势，这种姿势不但可以纠正子宫后屈，而且还有利于恶露的排出。

爱心TIPS

新妈妈在分娩后要盖的被褥大有讲究，为了增加保温效果，褥子应当比被子厚。盖上较薄的被子对身体无压，对身体的康复也有利，褥子应有一定的柔软度，因为褥子的柔软度与睡眠的好坏有密切关系，但若睡在过于柔软和有弹性的褥子上，对新妈妈睡眠也没有好处，所以褥子的柔软度要适度。新妈妈盖的被子要轻柔，应尽量减少和避免对皮肤的刺激，有助于入眠。

坐月子不得不防的3种陷阱

陷阱一　坐月子期间不能接触“风”“凉东西”

在传统观念中，坐月子是不能受风着凉的。究其原因，还是由于想当年老人们年轻时的经验，经验并不错，但是时代不同了，当时的条件与现在相比，已经有了天壤之别，那时一位新妈妈得了病，传下来就成了受风着凉的结果，目前家里暖气空调俱全，无论什么气候都没问题，只要避免对流风直接吹，就不会出现因为受风着凉造成的产后疾病。而且，产后家里客人多，空气流通不好，更应该及时通风换气，以预防疾病的发生。

陷阱二　新妈妈生完小宝宝后必须卧床休息

生完小宝宝后自认为急需卧床休息，因此，产后一直不下床，为宝宝喂奶也选择躺位。其实分娩后不论是自然分娩还是剖宫产，都需要早期下床活动，以防止下肢血液循环不畅，造成下肢静脉栓塞，甚至肺栓塞。长期不下床活动，下肢肌肉还可能产生废用性萎缩，对今后正常生活造成麻烦。因此，分娩后提倡早期下床活动，一周后即可做产后形体恢复操，积极的锻炼不仅有助于子宫的复原，还能促进盆底、会阴肌肉弹性的恢复，对产后性生活的恢复有益。

陷阱三　新妈妈产后发脾气是因为事儿多

分娩后的新妈妈常常会焦虑、烦躁，甚至对于家人也可能有过分的语言和行为，严重者可成为产后抑郁症。这种状态大约有50%甚至以上的新妈妈都可出现。为此，丈夫和家里的妈妈，婆婆可能认为新妈妈实在娇气、事儿多，这么多人伺候着，还不满意，因此生气，不理解，家庭矛盾从此产生。

其实这种反常行为是由于身体激素变化的结果，并不是娇气所造成。因此，对新妈妈应该理解，格外体贴，以维护新妈妈正常良好的情绪。

爱心TIPS

新妈妈在产后情绪波动较大，经常发脾气、生气，虽然明知道这种情绪对身体不好，但就是无法疏解。为了预防这种情况的产生，新妈妈可以在怀孕期间，就与周围的亲戚朋友进行必要和充分的沟通。一来，这样可以转移新妈妈的注意力，二来，帮忙照顾坐月子的亲戚可能与新妈妈的观念不太吻合，在怀孕期间就与他们做好沟通有利于月子期间气氛的融洽。

月子里"睡妈妈"怎样保证睡眠

对于产后妈妈来说，月子里的睡眠是尤其重要的。但是小宝宝来了，在这一个月里，宝宝不论日夜，约3小时就必须喂1次奶，肚子饿了，尿布湿了，宝宝就会啼哭，尤其是在半夜，必须每1～2小时起床1次。如果此时，家人没办法帮忙，常常会导致妈妈睡眠不足，严重影响妈妈身体恢复。

睡眠不足的危害　产后妈妈睡眠不足，常常会导致体力不支。而且这种产后的慢性睡眠不足，会使妈妈身心俱疲，母乳分泌减少，照顾宝宝的本能及使命感会因身体无法负荷，而产生慢性压力，造成育儿神经病或产后忧郁症。

另外，妈妈若因为睡眠不足和压力增大，使乳汁分泌不顺，宝宝会因为乳汁不足而每隔1～2小时便醒来1次，造成恶性循环。

保证妈妈睡眠，喂奶有新招　为了避免出现一夜起来很多次喂奶，打扰妈妈睡眠的情况，妈妈可以在夜间采用新的喂奶方法。在白天时将剩余的母乳置于奶瓶中，冷藏于冰箱中，夜间最好由家中女性长辈照顾宝宝，宝宝需要喂奶时，将母奶温热即可，让自己夜间可以维持6小时以上睡眠。

这种轮流喂奶的方式可以持续到产后3～4周，随着宝宝的日渐长大，宝宝睡眠时间会拉长到4～5小时，妈妈的身体也已经基本恢复，可以独立照顾宝宝了，这一段时间就健康、平安地度过了。

保证妈妈睡眠，睡床有要求　产后妈妈身体情况特殊，出院回家后，最好不要直接睡席梦思等类型的弹簧床。因为在妊娠末期会分泌松弛素，以帮助准妈妈顺利分娩。但是由于松弛素的作用，新妈妈的骨骼、韧带、关节等都处于松弛状态，席梦思床垫弹性较好，压之下去，重力移除又弹起，人体睡上俨如佛龛，左右活动都有一定阻力，很不利于病人翻身坐起。

因此，产后妈妈如果睡席梦思床，有可能会引起骶髂关节错缝、耻骨联合分离等骨盆损伤。专家建议，新妈妈最好先睡一段时间板床，这样有利于机体复原，避免损伤。

爱心TIPS

钢丝床与席梦思床具有相同的性质，有实践证明，产后睡钢丝床，发生下肢行走障碍、耻骨联合轻度分离、左骶髂关节错缝的几率将大大增加，所以最好也避免。

剖宫产妈妈"坐月子"的是是非非

剖宫产手术虽然减轻了妈妈分娩时的阵痛，但是手术创面大，而且还与阴道相通连，很容易导致很多并发症和后遗症。因此，剖宫产妈妈月子期间，除了要按照术后护理方式调养外，还需要了解以下细节，以加强剖宫产后的自我保健。

不可忽视阴道流血 由于剖宫产时子宫流血较多，故新妈妈的家属应不时看一下新妈妈阴道流血量，如远超过月经量，就要让医生采取止血措施。在这里提醒妈妈们，要特别注意月子晚期的出血情况。月子后期如果新妈妈在家恶露明显增多，就要立刻就医。因为剖宫产子宫有伤口，较易造成致死性大出血。

要常补液 由于孕妇在产期内消耗多，进食少，血液浓缩，加之孕期血液呈高凝状，易形成血栓，诱发肺栓塞，导致猝死，故术后3天要常输液，补充水分，纠正脱水状态。此外，术后6小时可进食些炖蛋、蛋花汤、藕粉等流质。术后第二天多正常排气，可吃粥、鲫鱼汤等半流质。在所输液体中，应含葡萄糖、抗生素，以防感染、发热，促进伤口愈合。切不可因怕痛、厌烦而拒绝或要求减量。

在补液时，最好采用上肢静脉输液的方式。因为所补液体中的葡萄糖和某些药物可刺激静脉壁诱发血栓形成，下肢静脉一旦损伤、发炎，容易促进血栓形成。所以，产后要通过上肢补液，新妈妈不能为了方便而要求在下肢输液。

伤口要注意疼痛、咳嗽 要注意经期伤口处疼痛，因为剖宫产子宫的伤口部位常发生子宫内膜异位症。其症状主要是经期伤口处持续胀痛、后期可出现腹部肿块，此时应早去医院就诊。而且当咳嗽、恶心呕吐时，会使腹部缝线有断裂的危险，因此，宜压住伤口两侧，防止缝线断裂。

爱心TIPS

剖宫产分娩妈妈出院后，不要忘记测体温。出院一周内至少要每天下午测体温1次，便于及早发现发热。不要等到高热再去就医，那时治疗不但，麻烦且易转为慢性输卵管炎而继发不孕或异位妊娠。

月子里的洗澡——温酒水擦洗

有人认为，产后的新妈妈至少在一个月以内不要洗澡。但事实上，因为产后妈妈易出汗，而且产后恶露以及会阴部的伤口又极需要清洁的卫生环境，所以产后妈妈不得不洗澡。

面对这种情况，医生建议产后妈妈擦澡。如果产后妈妈害怕洗澡，或者身体不方便洗澡，则可以采取用酒水擦澡的方式。具体方法是：

酒水擦澡 用烧开的水和米酒各半，加入约10克的盐，掺和着成为洗澡水，用毛巾沾湿、拧干，替新妈妈擦拭她的肚子及流汗的地方，早上、中午、晚上各1次，一天3次，若冬天非常寒冷时，则1次就好。擦拭干净后还要抹上不带凉性的痱子粉，肚子上如果绑腹带，腹带也要适时地更换。

脸部的清洁及保养 洗脸及刷牙不需用酒及盐巴，但须用烧开过的水放至适合自己的温度（须为温热的）再使用。为预防头风或头痛绝不能用冷水。另外，脸部的保养，可以使用适合自己用的洗面乳及保养品。

局部的消毒 可以将茶水，即泡茶将茶叶滤掉的茶水，放入适量的盐巴与药用酒精混合使用，再用这样的水来清洗阴部及肛门，有收敛的作用。

当然，如果妈妈自己觉得淋浴没有关系，而且身体情况也允许的话，不采用酒水擦洗，而用淋浴也是非常好的清洁方式。

爱心TIPS

如果在产后一二天便开始进行盆浴的话，澡盆在注水以前务必彻彻底底刷洗干净。而在产后最初几天，行动可能还不太稳当时，找人协助你进出浴缸。

月子护乳有章法

丰满而大小适中的乳房对女性外在美具有举足轻重的作用。所以产后妈妈也格外注重产后乳房护理。乳汁的分泌对新妈妈乳房健康有一定影响。新妈妈在正常情况下，产后3～4天大量分泌乳汁，乳房充盈，带有38℃以下的低热不属病态，一天就能恢复。但当乳管堵塞，乳汁流不出来时，乳腺就会引起急性炎症。乳房出现红肿、疼痛，有时全身发烧，这称为乳腺炎。因此，产后妈妈要如何护理才能科学的保护乳房，使得它不在月子期间受到伤害呢？下面就教大家几种护理乳房的方法：

正确合理的按摩 按摩可以改善乳房血液运行状况，减少乳房的脂肪堆积。避免停止哺乳后乳房松弛或下垂，以促进乳房健美。分娩后是母乳喂养的关键时期，如能在产后2～3天内就可进行乳房按摩，对促进乳汁分泌、防止乳汁淤积等有积极意义。

按摩乳房前应注意净双手，手法要柔和，不能粗暴，也可由丈夫帮助按摩，按摩时间可以逐渐增加，注意防寒。新妈妈可每晚入睡前用对侧手掌按顺时针方向按摩双侧乳房，并从乳房的基底部向乳头方向援揉、推动。双手握住乳房的基底部向乳头提拔或左右上下轻轻摇动，然后用左右手掌交叉均匀地揉按双侧乳房。双手轻轻握住乳房，用手指沿乳房四周作顺时针方向转圈。然后用手指轻轻提起乳房向乳头方向拨动。用大拇指和食指在乳晕四周挤压，然后捏住乳头作牵拉运动，用热毛巾擦敷乳房，以除去输乳孔中的乳栓，促进血液流畅。

爱心TIPS

最初哺乳时，由于乳汁流出不畅，而婴儿的吸吮也显得笨拙，所以比较花费时间，而新妈妈也会有被拉扯疼痛的感觉，不要过分担心，这是由于乳房还没有适应突如其来的变化的原因所致。如果在宝宝吸吮几天后，还有疼痛感，则需要仔细检查乳头，是否发生了裂口。

月子穿衣有讲究

中医理论认为，产后女性的百脉空虚，外邪极易乘虚而入，为此产后的衣着增减就显得十分重要。

产后穿衣要则 有的新妈妈怕产后发胖、体型改变,因此,穿衣的时候故意以紧为主,如穿牛仔裤、束胸等。其实,这些穿着是十分不利于全身血液流畅的,而且哺乳期压迫乳房,不利于哺乳,同时也加大了患乳腺炎的几率。因此,专家建议,月子期间的衣着应以宽大、舒适为主,贴身衣裤以棉织品为好,腹部可适当用布裹紧,既防腹壁松弛下垂,又有利于子宫复原。

衣着厚薄要适中 产后因抵抗力有所下降,衣着应根据季节变化注意增减。天热不一定要穿长袖、长裤,头包毛巾,肢体怕风,可穿长袖衣。但夏天应注意防止长痱子或中暑。而且衣物,尤其是贴身衣物要勤换、勤洗,最好每天一换,以保持卫生,防止感染。

鞋要平底软和 月子里,新妈妈穿的鞋,宜选用穿脱舒服又能吸汗的平底布鞋,不要穿塑料或棉拖鞋。穿拖鞋时外露足跟,易使足后跟受风寒疼痛。冬天应穿保暖性能好、质地较软的布帮或呢子帮的平底棉鞋。无论是产褥期或哺乳期均不宜穿高跟鞋。新妈妈最好不穿尼龙丝袜,这种袜子吸湿及保暖性能均差,穿后易患脚癣。宜选用纯棉线或纯毛线编织的袜子。

另外,冬季新妈妈宜选用纯毛编织或纯棉布缝制的帽子,保暖而无刺激。用化纤毛绒、混纺毛绒或化纤布制作的帽子,易与头发摩擦而发生静电火花,会使头皮发痒或加重产后脱发。

爱心TIPS

总之,新妈妈选择衣物、鞋袜,以及其他保暖均应选用保暖、吸汗、透气性能好、无不良刺激的纯棉或毛织品,特别是内衣裤,必须是绒、棉织品,式样应简单,尺码稍大一些,穿着时以感到宽松、舒适、柔软、轻便为宜。

月子妈妈的内衣怎么穿?

女性怀孕后,血中的雌激素、孕激素、皮质激素、生长激素及催乳素都骤然升高,它们作用于全身的组织器官,使新妈妈身体发生了显著变化,最影响美观的是乳房和腹部。乳房中的乳腺腺管增殖而分支,且末端膨大成腺泡,乳房的皮下脂肪慢慢增多。在外观看,乳房明显与以往不同,松懈、下垂的双乳取代了原来挺拔、圆润的胸部。而良好、贴身的内衣可以帮助你调整这种情况。

文胸选择有妙招 松懈下垂的乳房不只是生育哺乳和地球引力的功

劳，不负责任的文胸同样“罪责难逃”，作为产后妈妈，更应该选择合适的文胸，帮助自己恢复体型。能够调整身体曲线的文胸，设计十分合理，通常会采用三片式水滴型全罩杯设计，能够将女性乳房完整地容入罩杯，并且留下按美体黄金比例生长发育的空间，绝不会压迫、切割胸部，或使女性腋下产生难看的副乳。而调型文胸比其他文胸更长的圈，可起到固定和支撑乳房的作用。所以，乳房重新丰满挺拔，并非女性一厢情愿的梦想。

据相关资料记载，绝大多数产后少奶或缺奶的新妈妈中，大约有 80% 的是因为异物进入了乳房和乳腺管内。结过医学专家对她们的乳腺分析发现，乳汁中混有一种茧状微粒，再进一步分析，发现这些茧状微粒，是些羊毛、化纤品的纤维。造成这种情况的原因是因为很多新妈妈穿用的乳罩和内衣是羊毛或化纤制品，其纤维堵塞了乳腺管所致。

为了防止乳腺管被堵塞导致的少奶和缺奶，年轻的新妈妈在孕期、产期和整个哺乳期，不要贴身或在乳罩外面直接穿化纤织物或羊毛制品的内衣。乳罩要采用柔软透气的全棉织品，内侧最好能垫上几层纱布，以便于防尘。另外，乳罩应勤洗勤换，并注意不要和其他衣服混在一起洗涤。

贴体而不“紧身”的塑裤　产后，爱美的妈妈们为了尽快恢复以往的纤纤细腰，努力将自己的身体塞进紧绷的塑裤里，以为只有这样才能够让自己早日恢复“青春本色”。其实大错特错了，首先过紧的塑裤影响血液循环，不利于人体健康；用紧勒腹部的方式塑身会将多余的脂肪推向上身，胃部反而会勒出一个尴尬的小轮胎。所以，适宜的办法还是叫脂肪去最需要它们的地方。选择好的塑身裤，要注意“臀杯”的设计，通常为形成完美上翘的臀型预留了脂肪沉淀的空间，多余的脂肪会在这里找到最佳“归宿”。塑裤的设计者充分考虑到人体腿部运动的状况。所以，高于腹股沟的缝合线，不会压迫腹股沟淋巴群，即使长时间穿着也不会使人感到疲惫和不合适。而且大腿内外侧的双层面料缝合处理，能够均匀地施力于大腿外侧，多余脂肪无法积存，腿部的曲线自然均衡修长，无法横向发展。

爱心TIPS

女性产后内衣选择很重要，内衣应该采用多片式立体剪裁，内衣上的每一条分割线都力求贴合女性身体曲线，将内衣科学地划分出加压区和解放区，通过适当的压力科学调型，改变被怀孕、生产破坏掉的身体曲线。

第三章　做一个快乐新妈妈

由于产后妈妈不仅要恢复身体，还要适应家庭新成员带来的角色和各种关系的变化，所以往往要承受巨大的身心压力，加之此时女性身体尚处于虚弱状态，很容易受环境刺激的影响，形成心理负担。为了避免心理因素严重影响日常生活，产后妈妈应事先了解生育知识，并有意识地自我调节产后情绪，在丈夫的帮助下，早日恢复似孕前般健康、快乐的日子。

科学指导

产后，你抑郁了吗？

随着近几年孕育知识的普及，现代女性对产后抑郁情绪有了比较多地了解。据说这是一种比产后忧郁更严重的症状，有10%的发病率。这些产后妈妈，在经历分娩后，情绪产生了很大的变化，她们或是“高声”的发怒，或是“低声”频繁的哭泣，将自己以及家人的精神都折磨到崩溃的边缘。而且这种症状有可能是产后几天出现，或者逐渐出现，有的甚至是1年后出现，而且症状也可持续几周到1年。

产后新妈妈情绪的低落，对新妈妈自己以及小宝宝的发育，甚至是整个家庭融洽的关系都是一个考验。有研究表明，有75%的产后曾发生过抑郁的妈妈，她们的宝宝发生慢性疾病的几率增多，身体素质相比低一些，而且易感很多疾病，甚至使宝贝发生意外事故的危险性增加。

产后抑郁对新妈妈以及宝宝的危害如此大，因此，新妈妈要放开心怀，尽量避免产后抑郁的发生。那么哪些症状表明，你已经罹患产后抑郁了呢？赶快来测测吧！

产后抑郁的表现与一般的抑郁症状有很多不同，新妈妈不妨自我测试一下，近两周内，你是否有以下表现和感受：

几乎对所有事物都失去了兴趣，感觉到生活无趣无味，活着等于受罪？

感到精神焦虑不安或呆滞，不知为什么，常会为一点小事而恼怒，或者几天不言不语、不吃不喝？

有白天情绪低落，夜晚情绪高涨的现象？

食欲大增或大减，体重增减变化也较大？

感觉身体异常疲劳或虚弱状态？

睡眠不佳或严重失眠，白天常觉得昏昏欲睡？

思想不能集中，常常不知道自己说了些什么？

对任何事都缺乏自信，有明显的自卑感？

曾有自杀的意念或企图？

结果分析

第一种：如果在以上的 9 道问题中，你的肯定回答少于两个，但又感到有些情绪低落的话，就很可能是产后忧郁。

第二种：如果在 9 道问题中，你的答案只有 1 条回答“是”，然而这个问题却是你每天都会出现的，那么也应该警惕自己遭遇了产后抑郁。

第三种：如果这 9 道题的答案，你有 5 条答“是”的话，且这种状态持续了 2 周的时间，那么就要怀疑自己是产后抑郁了。

一点通

抑郁，产后妈妈大敌

据有关研究显示，有一半以上的女性都曾因孩子的出生，而有过紧张、疑虑、内疚、恐惧等情绪。其中有部分女性征兆不明显，或有感觉，但稍转瞬即逝，性格上出现一段不稳定情绪，比如莫名的哭泣或心绪欠佳等。有极少数的女性还会有绝望、离家出走、伤害孩子或自杀的想法和行动，在医学上，这种行为叫做“产后抑郁症”，是女性在生产孩子之后由于生理和心理因素造成的情绪症状。

导致产后抑郁原因 抑郁是一种心理变化状态，导致的原因有多种。根据心理学家研究显示，导致产后抑郁原因主要有以下几种：

激素 怀孕期间，女性荷尔蒙雌激素和黄体酮增长10倍。分娩后，荷尔蒙水平迅速降低，在72小时内迅速达到以前水平。一些研究显示，产后期荷尔蒙水平迅速降低和抑郁症状出现有关。

压力 对于新妈妈来说，孩子带来了巨大的快乐和兴奋。但是现代女性工作、家庭双重身份无法完全兼顾繁重的工作和照顾婴儿。因此，在孩子出生后，兴奋过去后，就感觉到无法胜任作为母亲必须完成的挑战。

以往情绪波动大 研究显示，产前情绪波动大的女性，在产后罹患抑郁症的几率要远远高于那些情绪稳定、心态平和的女性。

产后抑郁症的危害 情绪是影响身体健康的重要因素，产后抑郁对产妇健康、胎儿发育都有不良影响。一项研究发现，在去除其他影响因素后，母亲有抑郁症的婴儿在6个月时发生体重不足和身高不足的危险分别是对照组的2.3倍和2.9倍。发育得分较低的比例为44%，而对照组仅为20%。这些数据表明：产后最初6周内，有抑郁症的母亲所生的新生儿生长和发育落后于其他婴儿。

研究人员还指出，患有抑郁症的母亲往往对婴儿的兴趣较低，母乳喂养率低，因此，牛奶及替代品喂养比例增加，从而导致婴儿生长不良。此外，母亲情绪不佳也会影响婴儿的生长和发育。

爱心TIPS

以前抑郁症的历史增加了妇女得产后抑郁症的危险。研究显示，1/3有抑郁症病史的妇女会在产后时期重患。

正确认识产后抑郁症

由于分娩所带来的变化，产后新妈妈往往会出现情绪波动大，性格完全与孕前不同的情况。如在产后一周内，新妈妈一般都会感到无来由的悲伤，情绪的波动与劳累，这些情况通常会被理解为随着孩子出生而引起的情绪低落，是可以自愈的。

然而有些妈妈情绪波动比较强烈，会变得十分焦虑、狂躁，有时甚至会无法控制日常的生活和行为，不良情绪演变为产后抑郁。

产后抑郁症的表现 产后抑郁的表现多种多样，但大体可以分为第三日抑郁、内因抑郁、神经性抑郁三种类型。一般第三日抑郁症如名字所提一样，往往发病于分娩的三天内，症状较轻，主要表现为情绪沮丧、焦虑、失眠、食欲下降、易激怒、注意力不集中、持续数日后症状可自行缓解。内因性抑郁一般发病于分娩后2周内，表现为激动、情绪低落、焦虑、无助感、无望感、最恶感、担心养不活所生的孩子、严重时会担心孩子在世界上受苦而出现杀害婴儿的行为，然后自杀。神经性抑郁则是指产妇以往有神经病病史的情况，在分娩后原有的不良情绪体验加重、身体不适、情绪不稳、易发脾气、睡眠不安等。

产后抑郁发生时间 产后抑郁症一般在生完小孩后的几周内发生，一般持续一周或更短的时间。除了激素、压力等原因外，过度紧张，身体疲惫，睡眠不足，身体不适，以及对自己现状不满，缺少他人关怀和支持，对作为母亲这个新角色既新鲜又恐惧等心理问题也是导致产后抑郁的重要原因。

产后抑郁程度与表现有关 大多数产后妈妈在罹患产后抑郁时，表现都不太明显。这是因为产后妈妈有一定的责任心和能力，虽然产后抑郁症使她们感到无能为力，但产后妈妈们用高强的责任心和对宝宝的爱，来支撑自己照顾婴儿或做家务，所以一般不容易被察觉。如果产后抑郁症状非常明显，并足以能引起周围其他人注意的话，那么说明问题已经比较严重了。

其实，对于大部分产后妈妈来说，产后抑郁症的症状经过一段时间将会自然消失，一切恢复正常，所以不用过于担心。

爱心TIPS

根据研究显示，有一半以上的女性在产后都发生过产后抑郁，所以这并不是特别的病症。要想战胜产后抑郁，就需要事先了解产后抑郁的实质，并有意识的培养快乐情绪。当产后妈妈遇到问题时，应主动寻求他人帮助，并且也应高兴地接受别人的帮助。

产后妈妈情绪低落由何而来

据研究，现代女性在经历了分娩后，有66%的女性会出现情绪低落，或者出现不良情绪的情况。从目前开来，这已经成为现代女性产后的重要问题了。为此，专家专门进行了研究。

产妇产后情绪低落与产后抑郁不同 在大量统计数据以及研究面前，专家发现，产后的心理状况和内分泌分泌情况是造成产妇产后情绪低落的主要原因。

一般来讲，任何一个女性在分娩前后都会出现不同程度的心理紧张现象。分娩前，会担心孩子是否健康、分娩时是否顺利、分娩会不会出现危险等。而分娩后，对新生宝宝的照顾，对初为人母的现代职业女性来说，也是一段艰辛难熬的日子。她们会经常觉得手忙脚乱、精疲力竭。如果再出现家人情感支持的缺乏，产后妈妈就非常容易出现情绪困扰或抑郁症。

与体内激素的骤然变化有密切关系 众所周知，女性在妊娠期间，体内的雌性激素水平很高，但一旦分娩，其激素水平就会一落千丈。这种突然的改变与产后情绪的变化也有关系。此外，怀孕期间孕妇体内的内啡肽类物质也有增加，而这些物质与人的愉悦感有关。一旦分娩，体内的内啡肽类物质骤然下降，使产妇患抑郁症的危险增加。

产后情绪低落的潜在危害很多 首先它会给产妇本人带来痛苦，她们情绪低沉，郁郁寡欢，有时则觉得有乌云压顶之感，严重者甚至觉得生不如死，患上抑郁症。其次，产后母亲的情绪低落，会对小宝宝的心理产生无形的影响。再次，产妇的情绪低落，对夫妻关系也会产生不利影响，不利于产妇与丈夫的交流。因此，产后情绪低落需要积极调解。

根据经验，将情绪低落的产妇集中在一起，互相分享各自的感受，对于缓解症状非常有用。如果情况严重，也可以考虑药物治疗，现在可供选择的药物品种很多，产妇可到专科医生处就诊，获得系统的治疗。

爱心TIPS

许多母亲都不知道或害怕去看医生，她们害怕一旦接受治疗就会被迫与自己的宝宝分开，还有的人害怕服用药物会影响孩子，担心药物会通过乳汁进入孩子的体内，因此，贻误了病情的及时诊断和治疗。其实，产后妈妈不必如此担心，现在的治疗抑郁症药物虽然可通过乳汁分泌，但其含量极其低微，不会对孩子产生什么影响。

产后妈妈无法逃脱的"魔掌"——压力

快速发展的社会，使得世界里的任何事都在飞速的前进，而人类要追寻前进的脚步，就不得不承受各种压力，产后妈妈也是如此。

追求的压力 现代女性独立、自主，也都有自己的追求，但伴随着追求的同时，也需要付出相当的心血，并且容易受挫。由于这角色的重要性，再加上大部分女性对这角色的投注性，所以一般女性也投注了很大的心力，想要扮演好“非常有成就感”的角色，在唯恐失落中度过每一天。

时间的压力 婴儿出世后，产后妈妈忽然发现时间不够用了，因而不得不在各方面作出重新调整，其中，改变最大的莫过于日常作息。人往往对规律性的事物有安全感，一旦习惯发生了改变，就引发了压力。而对于产后妈妈来讲，从朝九晚五的上班族，转变为日夜以宝宝为主的家庭主妇，经济、心理都产生了重大变化，引发了压力。

“好母亲”的压力 在妊娠期间，相信大多数的女性都会想像自己对宝宝的照顾，但真正成为一名母亲后，又会面临更多、更大的考验。在做母亲前，很多女性都认为婴儿期是短暂的，所以暂时将家庭视为自己的重心，尽心尽力地给予照顾，努力使自己成为一名“好母亲”。然而，事实却让你发现，无形中你已经成了一个家庭中永不倦怠的奴隶，并且对孩子的好也没有达到自己界定的“好母亲”标准，心中不禁怅然。其实，只要勇敢地面对现实生活时，生活步调十分正常，你就是一个好母亲。

与新爸爸关系的压力 宝宝来临后，以往亲亲密密的“二人世界”不见了，而且还要面临产后在生理方面的复原与改变，与伴侣关系需要重新调整。对此有些女性倍感压力。

身兼数职的压力 身为母亲的女性要扮演好很多角色，比如指导者、安慰者、护士、保姆、厨师、清洁员、管家，还要顾及工作中形象，在这同时，还要注意到配偶的需要。在家中，工作时间是属于机动性的，因为 24 小时内，要随时听候差遣，而且毫无薪俸可言，因为以传统的眼光来看，其工作已在精神上获得回馈。在工作中，又要扮演一名成熟的工作者形象，这对女性来说无疑是一种多重压力。

众多的压力，导致了女性产后情绪的波动。

爱心 TIPS

在成为母亲之前，很多女性都会将母亲的角色过分理想化。然而事实上，升格为母亲不美好的一面，也许比预期中的更糟。可能经历的挫折感、倦怠感与忧虑，比自己所料想的更大，无形之中给产后妈妈带来了压力。

产后抑郁有征兆

众多的产后家庭一提到产后抑郁就会无名的恐慌，认为产后抑郁带来的将是新妈妈对家人、对孩子、对自己无尽的折磨。而且新爸爸永远不知道，产后妈妈为什么会变成这样，并且不知道，产后抑郁会持续到什么时候。事实上，产后抑郁远没有那么恐怖，它的发生、延续都是有一定规律可循的，如产后抑郁前兆。新爸爸、新妈妈只要了解了产后抑郁的发展规律和现象，及早采取措施，有了小宝宝的家依然可以平静地度过这段时间。

抑郁症前兆 轻微的抑郁症，在患者失去控制完全改变她们的生活之前是完全可以警觉的，因此，抑郁症的前兆在预防、治疗抑郁症过程中，就显得格外重要。抑郁症的前兆有：

对世界的想法和感觉发生了改变。可能会片面地对事物全部一概而论，不是全部肯定某一件事，就是全部否定某一件事，而不是辩证地对待所遇到的事物。

持续长时间的情绪低落，体重迅速下降。

自我感觉越来越烦躁不安、疲倦、绝望、一无所成、内疚难过或者急躁时，说明抑郁已经悄悄跟上了你。

防止抑郁症有巧招 在确定了自己有抑郁情绪时，产后妈妈应果断地采取措施预防。首先应开始体育锻炼。因为锻炼会提高人类感觉快感的内啡肽的含量，从而改变产后妈妈一直持续的低落状态。其次，从心理上调节自己，不要对小事掉以轻心。在生活或工作中，一旦达到了自己制定的任何目标，不妨自己对自己奖励一番，到酒店吃顿佳肴，或给自己买件小奖品。第三，要打破孤立状态。抑郁的时候，亲友都可以帮助你。在你感到情绪低落时，找亲友一起去吃饭、看电影、逛公园，并有意识地改变自己不愉快的心理状态。或者还可以通过咨询服务，从医生那里了解抑郁来自何处，是否与处理生活的方式有关等知识，为自己宽心。

总之，在抑郁来临之前，你需要动用一切可以动用的方法，让自己高兴起来，心情好了，身体、生活自然别有风味。

爱心TIPS

产后妈妈应远离烟酒。因为酒精过中枢神经系统可以使人陷入抑郁，而烟中的尼古丁能够加快人心跳速度，会加重女性在抑郁症之前或过程中所有的那些紧张不安、烦躁的感觉。所以最好远离。

产后新妈妈情绪变化要留意

产后情绪变化是产生产后抑郁症的前兆，而产后抑郁症也是产后情绪恶化的结果。虽然产后抑郁症的原因尚且不明，但现代临床通常认为，它是由于心理社会因素与生物学因素引发的。

产后抑郁与分娩紧张、恐惧有关 由于缺乏对分娩过程的正确认识，产妇对分娩存在着紧张、恐惧心理；对即将承担母亲的角色不适应，感到有压力等，导致情绪紊乱产生抑郁。另外婴儿的降生，使家庭结构发生了变化，也使生活环境和习惯发生了变化，如家庭经济状况欠佳，住房条件拥挤，婴儿性别与期望不符，夫妻感情不佳，婆媳不合等，都可以成为产妇心理应激源，诱发抑郁。所以当家中有以上问题，并且准妈妈总是指出其中的问题的话，新爸爸就要格外留意产后妈妈的情绪变化。因为，产前的矛盾在产后妈妈心里，很有可能会激化。

产后抑郁症不仅严重影响产妇的身心健康、婚姻与家庭，对婴儿的情绪、行为和发育也会产生不良影响。因此，预防与治疗显得尤为重要。

提前预防产后抑郁 抑郁与心理有关，要预防产后抑郁，应从心理入手。除了产后妈妈自身因素外，家庭以及社会还应注意以下方面：尽早让准妈妈进行产前健康教育，这有助于准妈妈正确对待分娩不适，减少焦虑恐惧；提供社会支持，促进家庭成员之间的相互关心，以减少产妇的各种压力，提高应激能力，减少情绪紊乱；帮助她们以积极的态度对待新角色，现实地看待生活中的得与失，提高处理新角色关系的能力，并适应新角色支持系统；对高危产妇进行早期干预，及早进行心理咨询与疏导。

为了预防产后抑郁的发生，产后妈妈在孕期应与做妈妈的同事多交流，看她们是怎样度过产后的情绪变化阶段的，这有助于产后妈妈情绪的稳定。

爱心TIPS

抑郁症的发生与5-羟色胺活性有密切联系。产后性激素的变化，会降低5-羟色胺活性，从而也为产后抑郁发生的一个重要因素。

产后抑郁都会产生哪些情绪？

产后妈妈大多都会经历一段短时期的情绪不稳的日子，这是正常表现。但是产后妈妈自己以及家人也要知道，有些妈妈可能有更深入、严重的抑郁感受，但是她们却没有表现出来。这样的情绪对产后妈妈的恢复并不好，而且将情绪掩藏的处理方式，还极易引发抑郁。

正如情绪的发泄需要时间一样，情绪的积累也是一段过程。在产后妈妈罹患产后抑郁时，总有一些迹象意味着产后妈妈的情绪发生了重大变化，那些迹象都有哪些呢？

疲劳和过度焦虑，缺乏睡眠，并不能集中精神思考。

神经质，情绪紧张或不安，感觉孤独或寂寞，没有其他人的支持。

明显的安全感丧失。经常感觉焦虑或害怕受攻击，在生理上还表现出由恐惧而引发的呼吸急促、心跳加快。

丧失完成任务的动力、精力和兴趣。

丧失自我尊重或信心。感觉自己没有价值或觉得自己什么事都做不好。

态度冷淡或绝望。

丧失性欲或过度纵欲。

缺乏食欲或暴食。

经常有一些古怪或可怕的想法，甚至无法控制这些想法的出现。

会有轻度的强迫症症状出现。

害怕自己和宝宝受到伤害。

失去幽默感，还经常突然大哭。

感觉没有爱情，或者不够爱自己的宝宝。

经常想到自杀，觉得自己想死。

如果在以上症状中，出现4种或5种，就需要家人或者产后妈妈注意自己的情绪了。但也并非是，有上述感受就一定会罹患产后抑郁，只要自己有意识的培养自己的快乐情绪，任何疾病都会远离你的。

爱心TIPS

产后抑郁症通常有以下表现：持续时间跨越两至三个星期；它首先在第三个星期或以后出现，甚至持续到婴儿出生数个月后；抑郁症是很强烈的。除了焦虑和怀疑，陷入忧郁的母亲可能会觉得跟她的伴侣、家庭和朋友的关系脆弱或感觉被孤立。她可能会质疑自己作为一个母亲的能力；其他多样化的症状。它们可能包括头痛，肠道问题，失眠或困惑。

产后妈妈6种负面情绪威胁

一般女性在产后都会出现以下六种负面情绪：

激动　由于分娩后，产后妈妈体内激素分泌变化，情绪十分不稳定，经常出现激动、兴奋等情绪。而哺乳时宝宝往往对母亲的情绪十分敏感，母亲任何细小的情绪波动，都可能对宝宝产生负面心理刺激，有时还可能会被吓哭，甚至拒绝吸吮乳汁。

埋怨　看着原来苗条的身材，如今已经变胖，原来细嫩的皮肤，如今已变得粗糙，甚至还长了斑点，原来自由的时间，如今也不得不被尿布、喂奶、洗涤充满……由此，产后妈妈难免生出埋怨之情。

担忧　初次哺乳的妈妈往往会担心自己的奶水不够或质量不好，整天忧心忡忡，唯恐自己的奶水养不大孩子。另外，当发现宝宝身体有点不适时，便把过错归于自己的乳汁，加重了自己的心理负担。

淡漠　有的女性在价值观上过分追求个人幸福，或者天生不喜欢孩子，产后，在感受到孩子的压力与烦恼，因此，对辛苦的哺乳毫无热情。这类妇女生下的孩子，在出生后头三个月就可能出现不同程度的情绪问题。更糟糕的是，这类孩子长大后有较大可能会继续保持原有的心理状态难以改变。

生气　哺育婴儿是非常辛苦的，有些女性缺乏思想准备。因此，便可能心里窝了一口“恶气”，甚至迁怒于婴儿。

自卑　这里也是指有些妈妈对自己“哺乳能力”缺乏自信。这往往是一种并不受人注意的“隐性”心态，但却同样带来了意想不到的负面影响。如自卑引起乳汁分泌减少，更加大了妈妈的心理负担，从而形成了恶性循环。

事实上，科学家们已找到足够充分的证据证实，哺乳妈妈不良情绪在很大程度上，影响乳汁的分泌，孩子的食欲，并可能会在宝宝心灵深处留下浓重的阴影。因此看来，哺乳妈妈努力保持最平和、最美好的心态就显得格外重要了。

爱心TIPS

有些母亲喜欢一边哺乳，一边做其他事，殊不知宝宝在接受哺乳时往往还渴望跟母亲交流——尽管那时宝宝还听不懂妈妈在说什么，但完全能从妈妈的眼光、话语、歌声和抚摩中和妈妈“神交”。要是母亲在哺乳时注意力分散，和孩子的情感交流势必受到遏制，孩子在心理上可能产生一种被忽视的感觉，长此下去，心理健康定然会受到一定影响。

产后妈妈，你是心老了吗？

很多产后妈妈在看见自己宝宝的一刹那，心理起了莫名的变化。她开始像自己妈妈一样，事情都需要考虑周详，什么事都要先为宝宝打算，当新妈妈意识到自己这种情况时，她不禁轻呼：我老喽！

其实老只是一种心理状态，心老则是精神衰老的状态。

精神衰老是心理疾病的前兆 研究表明，若不积极预防精神衰老现象，任由其发展，就会引起一系列的神经病理变化，如精神疾病、忧郁症、抑郁症、精神分裂等。做脑电图有慢波等异常变化，做CT有脑萎缩发现，心理测试表现智能低下和人格缺陷等。所以，预防精神衰老尤其重要。

精神衰老表现 经过科学家多年研究发现，如果日常生活中，你常有以下表现，表明你已经出现了精神衰老的症状：

近事易忘；有事总是心情焦急；总是留恋旧事；对过去总有后悔感；对眼前的事无情趣、不介意；对周围的变化疑惑不满；难于接受新事物；不愿多接触人，特别是不熟悉的人；好固执己见；喜欢僻静；好讲过去的成绩和能力；事事总好以我为主；不愿麻烦别人；看重自我感觉；好搜集和收藏无聊、无趣之物。

预防精神衰老 产后妈妈的精神衰老是心态的变化引起的，因此，要想预防首先要保持乐观的情绪，牢记“三忘”，即忘记自己的年龄，忘记自己的疾病，忘记不愉快的事。其次，生活要有规律。再次，是要开展文娱活动，将精力放到工作与照顾宝宝身上，不要让自己留下时间胡思乱想。然后还要创造良好、和睦的家庭环境。最后是正确对待自己的思想变化，每个人都会有不同程度的消极思想，或不开心的事，只要凡事向着好的方向去思考，事情就一定会好起来。

爱心TIPS

产后妈妈除了要从生活上、思想上改变自己，还要注意合理膳食，营养平衡。而且适当的锻炼身体也是缓解情绪压力的好方法。

初为人母所需要的帮助

现代女性在产前可能看了很多有关孕育的书籍，可一旦真的开始照顾宝宝，妈妈才发现，理论与实践还是有差距的。当小宝宝刚开始哭的时候，新妈妈可能感到很害怕和不知所措，不知道该如何做。但不要担心，你已经储备了足够的理论知识，只需要很短的实践，你就会快速掌握宝宝的一切。

万事开头难 在最初阶段，新妈妈如果总是焦虑不安，可以询问一下有同样经历的长辈或朋友，因为她们的心态和状况与你差不多，和她们聊一聊，新妈妈就会觉得并不是只有自己一个人有这样的感觉和难处，她们也像自己一样，情绪从低谷一个子又到了高峰，反复无常。通过聊天，能使新妈妈在心理上得到平衡，也能学到一些经验、吸取一些教训。

不打无准备之战役 对于产后妈妈来说，学习照顾宝宝、平衡家庭与工作，就像打一场战役一样。只有在心里规划好，才能打赢。因此，产后妈妈应学会以下方法：

先通过书籍熟悉宝宝基本生活规律，并对自己情绪变化做好准备，这样可以消除心理上的部分疑虑。

加强对自己宝宝的信心，要视宝宝的出现为快乐的源泉。

借着家人和朋友的谅解与关怀，帮自己度过这个短暂时刻。

可尽量外出，找朋友聊天，转移自己的注意力。

家事、育儿不求完美，别给自己太多压力，并尽量将先生和家人能承担的家事或育儿责任交付给他们，为自己找到好帮手，就能轻松很多。

新手妈妈只有从理论上、心理上，都做好准备，才能真正地带领宝宝走进一个新的生活境地。那里充满着快乐、幸福，当然也曾经留下过伤心、难过的记忆，但心里却只有幸福、快乐扎下根的痕迹。

爱心TIPS

乐观的情绪对产后妈妈尤其重要。因为根据科学家对人类生活史数千年的研究发现，健康变化的可能性——疾病、事故，甚至妊娠的精神和肉体之间的关系，及它们之间是如何相互影响的。科学相信，疾病不一定完全是由病菌引起的。所有的人都带有病菌，但却很少成为疾病。与引起疾病的原因有密切联系的，是人们对生活方式的反应。这点对产后妈妈的恢复来说，是最好的诠释。

不良情绪转移法

不良情绪会影响产后妈妈身体的恢复，阻碍产后妈妈与小宝宝进行良好的情感交流，从而影响小宝宝日后的成长。因此，产后妈妈应尽快学会转移不良情绪的方法，以免不良情绪恶化。

劳动 清洁的环境会改变人的心情。当心情不好的时候，不妨把宝宝放在看得见而安全的地方，给他一些小玩具，然后妈妈就可以放心地开始大扫除了。在妈妈走来走去的忙着清扫时，宝宝眼睛一直盯着你，他会安静地看着你，以为这又是一个新游戏。当窗明几净时，心情自然会好起来。

散步 散步是一种有氧健身法。在阳光明媚的秋日午后，将宝宝放在婴儿车中，在附近的绿地、公园或广场中散散步，会大大有益于你的神经。此时，宝宝也不再专意与你哭闹，绚丽的世界对他的吸引力太大了。飘舞的树枝、时而传来的问候声，以及不同的人群，都让他目不暇接，不多久，在摇晃的小车中，他就美美地睡着了。你也可以在路边的椅子上休息一会儿。

聚会 交流往往是人们排泄心中不快的主要方式，一次小小的聚会可以冲散你的压力。你不妨与同学、同事恢复联系，安排合适的时间小聚一次，如果恰巧在周末，把孩子交给爸爸管，这样还能促进父子感情呢。

美美地休息一下 有时产后妈妈会觉得压力重重，其实那只是因为妈妈太缺少睡眠了。不妨在宝宝睡觉时，自己也找个地方美美地睡上一觉，醒来后，自然觉得神清气爽。

爱心TIPS

每个母亲都要经历烦躁，不良情绪这一段，孩子总会以这样、那样的方法引起你的注意，让你每时每刻都围着她转，越累你，你才会越疼她。当她慢慢长大后，也许她不需要你更令你心痛呢。改变观念，把她的哭闹当作对母性的呼唤，或许就不会令你心烦意乱了。

新妈妈产后第1、2天的心理调适

女性产后心理复杂而神秘，在小宝宝出生的那一刹那，新妈妈到底想了些什么呢？

产后新妈妈的矛盾心理　小宝宝在爸爸妈妈的期待中，缓缓走来。根据心理学家的研究发现，很多妈妈在分娩后，都认为自己很有创造感，她们真正完成了一桩自愿的、有成效的工作。但也有部分妈妈走向了另一个极端，她们觉得自己是被动的，因此，在生下孩子的头两天，又会叫她们陷入忧虑。

不管怎样，经历了怀孕、分娩的苦难，年轻妈妈同时都会有一股惊异的好奇心。当妈妈能够看到和能够抱住在自己身子内形成而后出生的新生命，的确是奇迹。

产后妈妈关注焦点　大多数产后妈妈在生下宝宝的最初两天，几乎将所有的精力都集中在自己身上及生产的过程。并且不断重述生产过程中的细节，来确认怀孕和生产都已结束。从今天起，宝宝与自己就是分离的个体，他再不是那个动动腿，都会告诉妈妈的胎宝宝了，他与妈妈是共生的关系了。

在这个时期，因为经历了待产的煎熬和生产的耗体力后，会比较嗜睡。有些妈妈，以睡眠为最强烈的需求。也有些妈妈会因这种产后的生理变化和心理不适，而产生失眠。

产后第1、2天调养要点　在这一时期，最好的放松与休息是其养护的要点，补充一些营养丰富的食物，好好地睡上一觉。若有失眠现象，最好吃一些有助于睡眠的食物如：牛奶、红枣、小米粥等。若实在睡不着的话，可以请医生给开一些帮助睡眠的药物。

爱心TIPS

新妈妈在分娩结束后，瞌睡是她们内心最真切地需求。因此，此时家人要保证产后妈妈休息的环境清静、安静，保持空气流通。夏季要注意防暑，冬天要保暖，并注意个人卫生。在饮食上，此时最好不要给妈妈吃高热量、高蛋白的食物，最好以流质、清淡的饮食为主。

新妈妈产后第三天开始的心理生活

产后第三天以后的心理　在产后的第三天，到第十天这一周里，是产后妈妈生理、心理变化的关键时期。此时，产后妈妈乳房开始分泌乳汁，出乎意料的胀乳之痛，会令多数有体验的妈妈陷入新的疼痛之中。直到孩子被护士抱来喂奶，看到孩子吸吮乳汁时，使妈妈又重新恢复了和婴儿之间的亲密关系。许多妈妈通过哺乳，对孩子产生了天然的生命之爱。当然也有一些妈妈不能哺乳，她对婴儿初生时的冷漠态度，可能继续维持到她找到和婴儿之间有新的联系时为止。

惶恐与欣喜的矛盾　这个时期，有许多的妈妈会对她们的新任务感到惶恐，通常在怀孕时毫不在乎的妈妈，如今，她不得不面对考虑一个人的权利的问题了。有些好动的妈妈，在医院时，对新生婴儿像宠物般地玩耍戏弄，一旦回到家里，便开始觉得婴儿是累赘了。这种妈妈通常不乐意哺乳；她害怕喂奶会损害胸部的美观；她埋怨奶头被咬破，埋怨乳腺肿胀，埋怨婴儿吮吸时的疼痛。她觉得婴儿好像要把她的元气，她的生命和幸福吸走。婴儿迫使她做苦役，婴儿已不是属于她的一部分：婴儿宛如一个暴君，好像要将她的肉体、自由和整个自我一起夺走的小陌生人。有些妈妈则会莫名其妙地出现伤感情绪，总是不由自主地掉眼泪。

一切都是荷尔蒙的错　这个时期的妈妈们，由于产后体内荷尔蒙的回落，会造成一时的情绪上的低落。加上紧张的等待阶段已经过去，当梦想变成事实，在愉悦又满足的情况下带着幻想的破灭，失落的情绪就会由此产生。一般来说，这种情绪的波动几天之后便会自动地消失。此时的情绪波动常被归为轻度忧郁症的一种。其实初为人母的妈妈，只要顺其自然，接受荷尔蒙浓度下降对身体造成的事实，就比较容易回到积极的人生观。

爱心TIPS

产后3～8天容易产生情绪低落，此时不必太过担心，因为这是一种几乎所有的新手妈妈都会遇到的普遍现象。是由于体内荷尔蒙浓度显著下降所带来的情绪上的波动。当母亲和宝宝建立起爱的关系后，伴随宝宝出生而来的心理脆弱感，便会很快消失。但若几个星期之后，自己还会不自觉地低沉，就不要犹豫，立刻去和医生讨论这个现象，医生们会帮助你或转介心理理疗师以解除这种忧郁。一般来说几天后会自动消失。

自信的妈妈很快乐

世界上最难确定的就是人的心思，这句话尤其适用于产后妈妈。前一刻还与你谈笑的妈妈，不知为何突然就开始眼泪汪汪了，或者没来由的妈妈就开始生气了，这让新爸爸很摸不到头脑。其实，产后妈妈情绪变化是有很多原因引起的，其中就有自卑情绪。

产后妈妈的自卑心理 自卑心理是一种自觉低人一等的惭愧、羞怯、内疚、忧伤、畏缩甚至灰心失望的情感体验。其实，这种情绪一直在大多数女性当中不同程度的存在着。

女性的自卑心理贯穿于她们的全部言行之中。她们生性怯弱，缺少自信心，说话办事总是顾及他人品评；过多寻求别人的肯定与赞扬，易受外界较低的评价影响和加重自卑心理。这种情绪常使女性放弃自己的优势，不敢与人竞争，不敢表现自己，失去在某个领域成为出类拔萃者的机会。自卑情绪性很强，它给女性心理生活带来的不良影响也特别大，往往构成焦虑、恐惧等种种心理疾病。

自卑感缘由 产后妈妈产生自卑感的原因，通常有三个。一是生产过后身材的变化，认为自己不再漂亮，从而产生自卑。二是嫌恶自身生理上的磨难与麻烦，如产后恶露、分娩时医生的帮助等。三是为自身生理或素质、条件不如意而自卑。如体力差，事业成就不大，职业平凡等。

破除自卑感 当产后妈妈感到自己有可能有自卑的迹象时，最好做到：保持心情平静。最常用的办法是给予自己心理暗示“保持冷静”，也可以用深呼吸的办法控制情绪；决定自己需要的是什么，这反映了你的权利。譬如以后的职业生涯要做到哪一步等；判断自己的需要是否公平。这反映了对他人权利的尊重。例如晚上自己需要休息，这不妨碍别人的利益；清楚地表达自己的需要。当你知道自己的需要是什么，而且也知道这是公平的，那么就应该大胆而坚决地表达出来。

人的行为是受自己的思维方式支配的，如果你从改变自己的思维方式入手，那么行为的改变就会容易得多。

爱心TIPS

有人说，自卑是女性的陷阱，许多女性正是在这个陷阱里埋葬了自己本该是光彩夺目的一生。逐渐从小事培养自己的自信风采，相信一个魅力的产后妈妈定会让同事眼前一亮。

3招教产后妈妈走出抑郁的阴霾

抑郁是一种对产后妈妈危害很大的情绪，而且产后妈妈多因为工作、婴儿到来，家庭结构改变而发生产后抑郁。她们该如何走出产后抑郁的阴霾呢？

及时释放不良情绪 产后妈妈情绪沮丧时，可借助一些方式排遣，如和丈夫一起出去吃晚餐或看电影，和好朋友一起吃饭、聊天；不要勉强自己做不愿做的事；心情不好时，强迫自己想一些高兴的事情；不要对自己要求过高，降低期望值；把自己的担心说出来，让别人帮助化解；与其他新妈妈在一起，聊聊带孩子的感受，或放松自己，睡上一小会儿或读书、洗澡、听音乐、看影碟或精美杂志，都可以缓解新妈妈的不良情绪。

如果沮丧情绪持续存在或加重时，尽快寻求专业人士帮助，进行药物和心理方面的治疗和疏导，控制抑郁情绪发展。只要接受适当帮助，便会重拾育婴乐趣，抑郁不过是一场噩梦而已。

尽快进入母亲角色 产后妈妈可以在孕期，与丈夫一起参加孕育课程，对产后抑郁症多一些了解，做好心理准备，积极应对产后容易出现的不稳定情绪。另外，产后妈妈也可以通过阅读书刊、讲座、观摩等途径，学习育儿知识和技能，如喂奶、洗澡、换尿布、抱婴儿等。同时，还要对儿童正常的生长发育规律、常见病痛防治及安全防范有一些了解，并对意外有心理准备。

分娩后，产后妈妈还需要运用母亲角色，关心、爱护、触摸小宝贝，经常与他们情感交流，积极采取母乳喂养，这样可发挥母亲间的交流和鼓励，消除自认为无能的心态。

坚持运动以提高体质 现代女性最好从孕期开始，就要每天参加一些适宜的有氧运动，锻炼心肺功能，为分娩、产后照料小宝贝及身体在产后尽早康复进行体能储备，以便适应繁忙的母亲角色。分娩以后，也要多做运动，特别是在心情不好时。最好选择自己能够尽情投入的享受运动，这样有助于释放不良情绪，让自己的精神振奋起来。

对上班产后妈妈来说，如果身体没有不舒服，天气较好时就可带小宝宝外出散步，吸吸新鲜空气，让心情开朗起来。最好能与好友们在一起，安全度过心理危机。

另外，在产褥期间，丈夫最好与妻子商量好，在娘家调养。因为，熟悉的环境、至爱的亲人、全无二致的生活习惯，可帮助新妈妈化解照料婴儿的无助感，并能理解她们的身体痛苦和内心烦恼，经常过问她们的痛痒。

爱心TIPS

产后妈妈走出抑郁还需要家人的帮助。丈夫尽量避免出门，积极主动给小宝宝洗澡、换尿布，并承担其他家务。小宝贝夜里经常会哭闹，丈夫应该与母子同住一起，帮助照料，避免新妈妈产生委屈情绪。

六招打造产后妈妈好心情

运动快乐心情 当产后妈妈感觉到心情不好的时候，不妨做适量的家务劳动或者体育锻炼。一来这样可以转移产后妈妈注意力，不再将注意力集中在宝贝或者烦心的事情上；二来，适当的运动可以调节体内激素分泌，使神经产生快乐、兴奋的感觉。

树立美好的期望 人生不仅充满着甜美、爽口、美好的时光和心境，也掺杂着悲哀、沮丧、痛苦、茫然、失败、不幸等痛苦的滋味，正所谓人生是“五味杂陈”的道理。而无论是甜美，还是苦辣，关键是自己本身能否以乐观、健康的心态去对待所处的境遇。新生命的到来，虽然带来了繁重的劳动、重大的责任和永无止境的劳碌和操心，但在这一过程中，作为父母也会收获到意想不到的收获。而且宝宝还是妈妈希望的来源，为了能看见他美好的未来，产后妈妈怎能不快乐地生活下去呢！

做喜欢的事，忘记烦恼 宝宝出生后，妈妈的价值观会有所改变。她对自己、对丈夫、对宝宝的期望值会更接近实际，甚至对生活的看法也会变得更加实际，坦然接受这一切有益于帮助妈妈摆脱消极情绪。在这基础上，做一些自己喜欢做的事情，如看杂志、听音乐等，在自己的爱好中忘记烦恼。

换位思考，彼此理解 由于宝宝的来临，爸爸往往会感到很大的压力，他们会更加勤奋地工作。产后妈妈要理解丈夫的辛苦与奉献，不要将分娩与产后的苦痛责任全部都推到爸爸身上。而丈夫也应该理解妻子产后身体的变化与照顾宝贝的辛苦，主动分担家务、不能全丢给妻子。夫妻之间要相互理解和交流，不要把对彼此的不满放在心里。

珍惜每一个睡眠机会 好心情的创造离不开好的休息质量，因此，妈妈要学会创造各种条件休息。有时，即使半个小时的睡眠也能给你带来好心情！

创造良好的恢复环境 产后回家后，要限制人来看你。关掉电话，为自己创造一个安静、闲适、健康的休养环境。另外，家人也需要注意，要给产后妈妈吃营养丰富而又清淡的食物，让她享受被亲人照顾的亲情和爱心。相信在爱的包围中恢复的妈妈心情一定会非常好。

爱心TIPS

不要用传统的方式对待新妈妈，不能下地、不能出门、不能干活、连电视也不能看，这些都会使新妈妈越发地感觉到生活乏味单调，加剧抑郁情绪。如果新妈妈出现产后抑郁症的症状，要及时在医生的指导下服用抗抑郁类药物，不要轻视抑郁症的危害性。

产后妈妈心理减压有妙招

压力已经成为现代生活中，女人不得不接受的必需品。尤其在产后，由于小宝宝的来临，家庭、责任压力骤然增大，产后妈妈不得不学会减压的妙招。如果你压力很大，不妨学学以下招数吧！

爱好转移法 现代女性由于工作、时间关系，很少有时间真正投入到自己的喜好上。产后虽然压力大大，但是总算还有一个长长的产假。借着产假的机会让丈夫帮忙照看宝宝，产后妈妈何不重习自己的爱好？也许是到夜校去选读有兴趣的科目，也许是与朋友相约看一场展览，这些都可以开拓你的视野，帮你消除与社会脱节的感觉。同时悠闲的时间一充实起来，你就没有时间想得太多了。

朋友安慰法 习惯外面世界的你忽然被限制在自己的小房里了，心里当然有些不舒服，而且还有每天没日没夜要照顾的小宝宝。为了摆脱心里的不舒服情绪，产后妈妈可以尽快、积极地与朋友联络，想办法安排一次聚会，如请他们上午来访。这时你的婴儿在洗澡及早餐之后应该睡得很好。如果到朋友家里去，他也应该在手提床里睡得舒服。这样，你会重新投入你的生活圈子，有人与你分享快乐和分担痛苦。

暂脱宝宝法 每两星期至少和丈夫出去看一次戏或电影、吃饭或做些两人都有兴趣的事。如果附近没有亲戚能够来照顾婴儿的话，可以问问街坊是否有一些母亲轮流照顾婴儿的办法。夜出时，最要紧是放开胸怀、尽情享乐。留下去处的电话号码后，便把一天的烦忧置于脑后，去轻松几个小时。心里的不快，就在一笑间消失的无影无踪了。

爱心TIPS

有的人总以为产妇只能待在家里休息，做运动起码是两三个月以后的事情。其实，只要自己感觉良好，不妨可以从一些简单、轻松的运动做起，以后再逐渐加大运动量，在恢复良好身材的同时，心里的不快也悄然而息了。

营造快乐"塑心"旅程

生理的病痛可以通过药物来治疗，物质的需要可以通过金钱购买来满足，唯有快乐的心情，只有自己的"心"才能够给的起。因此，产后妈妈要营造快乐心情，最好从以下三方面入手：

避免忧郁、焦虑 产后妈妈极容易产生忧郁、焦虑等情绪，家人以及产后妈妈自己都应有所注意。一旦产生忧郁、焦虑等情绪的困扰，产后妈妈应从自身以及周围环境寻找原因，尽快将这种情绪扼杀在萌芽中。因为，按照一般女性的心理行为来看，忧郁、焦虑情绪，会对饮食产生重大影响。产后妈妈会莫名的想吃东西，虽然咀嚼和吃东西确实能安抚情绪，暂时改善烦忧，不过令人担忧的是，若用吃来缓解压力，"肥胖"、"水桶身材"将是上班族产后妈妈下一个压力和沮丧的来源。所以，如何正确有效地缓解压力和避免焦虑、忧郁，成为现代职业女性不可不知的课题。

自我调整心态 对于女性来说，情绪压力失调是造成暴饮暴食、低自尊的最大原因之一。而产后妈妈情绪不佳，不仅会影响到自身的身体恢复，还会对宝宝的健康成长产生重大影响。因此，作为女性平日就应有一套完善的应付挫折之道，如弹性思考、避免钻牛角尖、打断负面想法、重新看待问题、接触快乐人事物等。总之,最好一直让你轻松快乐、充沛的精神来充满产后的生活,这样就不会造成因暴饮暴食而肥胖的局面。

懂得欣赏自己 身心的健康是建立在全面的均衡上的,有好的身体、好的心理情绪,再加上接受自己、喜欢自己,这才是一个稳固的状况。许多人不喜欢自己的一些特质,讨厌自己的缺点,这都没关系,只要正确的看待自己的缺点,不忽视自己的优点,相信快乐就在你左右。

爱心TIPS

医学研究指出,运动、接触大自然除了可以预防生理上的疾病以外,还能消耗过剩的热量,更能让产后妈妈减少食欲,一举两得地达到身材窈窕轻盈的目的。

产后妈妈要看透"矛盾"

现代女性所承担的压力往往要比男性大,尤其是在产后的特殊时段里,女性不得不面对产后的各种生理痛苦和精神的压力。而随着身体的恢复,家中隐藏的种种矛盾也暴露出来。通常产后女性都面临着以下三种矛盾:

家庭内部矛盾 产后女性往往处于家庭的中心,但产后敏感的阶段过去,家庭中层层的矛盾就扑面而来。由于宝宝的出生,公公婆婆或者自己的父母,亦或保姆在家庭中的出现,彻底打破了孕前平淡的二人世界。夫妻关系、亲子关系、老人问题以及面临着周围人及其他亲朋好友的各种关系等等,都成为产后妈妈要面临的问题。在处理这些问题上往往耗费女性的大量精力,如果协调得不好,必然会带来矛盾和烦恼,从而导致身心障碍。

身体与心理的矛盾 处于"多事之秋"的产后妈妈,往往面临着家庭、社会、工作、人际关系、照顾孩子的矛盾。这样的生活状态给自己带来较多的心理压力,从而导致身心疾病。许多产后妈妈都会采用事业、孩子双重要,而自己的健康没关系的理念,盲目拼搏,这对产后母亲以及婴儿都是一种折磨。若可以双方共顾,产后妈妈不妨试试,但要注意不要以自己的健康为代价;如果不能兼顾,妈妈不妨权衡利弊,选择一项重要的,有所取舍,亦不失为一个好的生活方式。

疾病的出现 随着宝宝的到来,工作的恢复,加之精神紧张、过劳、不良的生活方式，女性易出现各种身心疾病，如高血压、冠心病、糖尿病、溃疡病等，这无疑是对妈妈心理的严重打击。

当遇到这种情况时，妈妈不妨将自己的注意力从疾病、生活、家庭难题，以及烦心事中转移出来，而放在娱乐活动上，或者不断地进行自我安慰。也可暂时避开嘈杂的家庭事务，找一个安静的地方独处，进行自我解脱。

爱心TIPS

当产后心理压力出现时，产后妈妈不妨通过增加社会交往，找朋友聊天或放下工作到亲朋好友家串门等方式来宣泄。另外，改变自己对一些事物及问题的看法，以积极的态度来看待自己在日常生活中出现的问题，也是缓解产后心理压力的一个好方法。

产后一年要注意！

产后不仅仅是“坐月子”的60天，生产对女人的影响往往持续到男人无法想象的地步。据流行病学研究发现，分娩后一年内都是女性情绪波动最大的时期，也是产后妈妈发生精神疾患的危险时期。

产后精神疾患种类　产后精神疾患与普通的精神疾患不同，它是由于产后心理、激素等多种变化的共同结果。在种类上表现出包括产前郁闷、产后抑郁的情感障碍。这两种情况如未及时得到控制，可发展为躁狂、抑郁症。

此外，产后情绪的骤然变化还容易使产妇罹患症状性精神病，即俗称为“精神分裂症”。不过此种病症通常在严重感染或其他严重内科疾患的基础上才会发生。

引发产后精神疾患因素　产后精神疾患的发生可能与遗传、内分泌改变、孕产妇躯体合并症、并发症以及产妇的个性心理特征、社会因家有关。大多数产后精神疾患预后良好，约60% ~75%可完全恢复，其余部分可有遗留症状或反复发作。

因此，早预防，早诊断，早治疗，适当休息是至关重要的。家庭、社会应给予产妇更多的理解、关心和照顾，帮助产妇顺利度过这段危险期，保证母婴的身心健康。

爱心TIPS

过度困乏直接影响新妈妈的情绪。所以产后妈妈要保证充分睡眠和休息，尽量减少不必要的打扰，特别是亲朋好友的探视。同时，新妈妈的精神状态很不稳定，要避免各种精神刺激，尤其是敏感问题，如婴儿性别、体形恢复及经济负担加重等。

暴躁——产后妈妈的大忌

生气、发怒影响健康 愤怒、生气是一种复杂的心理反应。人通常在意愿和活动遭到挫折后产生生气、发怒的情绪。当人发怒时，理智明显降低，同时还伴随体内生理功能的改变，表现为心跳增加、血管收缩、血压升高、呼吸急促、血液中葡萄糖的含量增高等，这就是人们通常所说的激动和兴奋。兴奋时理智性降低，便很可能会做出越轨的事，甚至造成终身遗恨。相反，如果一个人能保持愉快的精神，乐观的情绪，就能调节体内的植物性神经，使体内各脏器的功能得到良好的发挥，从而增强人体对致病因素的抵抗能力。

暴躁给家人造成伤害 在日常生活中，难免会遭受挫折。如果产后妈妈气愤难当，或者心里实在难过，生气、发脾气都成为一种适当的情绪发泄。然而，在这里要劝导产后妈妈，生气、发脾气可以，但不要经常暴躁易怒。因为家庭是一个给心灵以休息的地方，上班妈妈如此，家人如此，宝宝也如此，如果经常在家中生气、发脾气无疑会给亲人造成心灵上的伤害，同时也影响宝宝的健康成长。

暴躁情绪容易转变为暴躁性格 专家认为，情绪反应是神经系统短暂的联系，但如果极易启动自己的暴躁情绪反应，就有可能形成暴躁的性格。众所周知，暴躁性格在生活、工作中产生很多不良影响。不仅影响家庭气氛，给家人造成不必要的伤害，工作时，也容易影响同事之间的关系，不利于日后工作的开展。

因此，产后妈妈应有意识地控制自己的暴躁情绪，要认识到：心理压力是生活中的一部分，在我们日常生活中无处不有。工作不适应、各种规章制度、责任、生活变迁、疾病、人际关系和经济问题，都可能造成心理压力。而面对压力时，发怒、生气并不是解决的方法。

爱心TIPS

产后妈妈要缓解自己的暴躁易怒的情绪，时刻注意稳定自己的情绪。一旦出现使你发怒的刺激时，可以采取回避方式，防止发怒；也可把发怒、不快的事坦率地讲出来，以消怒气。

焦虑心理——产后妈妈不宜

焦虑是现代生活中最常见的一种心理状态之一，也是产后妈妈最容易出现的一种情绪。过度的焦虑易导致焦虑症。

焦虑症 焦虑症指的是神经系统莫名亢进、运动紧张度上升，警觉度明显提高的心理症状。通常有心悸、呼吸急促或气闷、口干、冒冷汗、便秘或常腹泻、尿频、头昏、头痛、发抖、肌肉紧绷、长年脖子或下背痛，坐立不安、静不下来，或是易疲倦、乏力、易受惊吓、注意力易被分散、失眠、易醒、多梦、易怒，心中忐忑不安等表现。

焦虑会使人生病 情绪紧张和焦虑恐惧对健康极为不利。精神如长期处于忧郁、苦恼、悲伤、焦虑、紧张、恐惧的状态，会使内分泌系统紊乱，肾上腺素和儿茶酚胺分泌增多，这些物质可促使血管痉挛收缩，造成全身组织器官供血不良，从而使腰背部肌肉出现特殊的缺血性痉挛和非正常收缩，感到腰背部疼痛不适的症状，医学上称为“焦虑性腰背痛”。

焦虑情绪缓解有方 既然焦虑是心理疾病，所以消除焦虑悲观的不良情绪的关键是做好精神及心理上的疏导。可从以下几个方面着手：

自己要正确认识和对待焦虑情绪，善于从忧郁和焦虑中解脱出来。

可以积极培养多种兴趣爱好，参加孕产妈妈交流会、多与邻居聊天，或者有意识的培养逛公园、钓鱼、下棋等有益于健康的活动，使生活充实愉快，以解除思想负担，消除焦虑的情绪，使异常收缩的肌肉慢慢松弛。

如有必要，可以在医生的建议下，服用适当的安定、眠尔通等镇静剂以及调节植物神经功能的药物如谷维素，这样可以使大脑皮质的兴奋与抑制处于平衡状态，还可以适量服用维生素 B 和维生素 D。

另外，在进行上述治疗的同时，倘若结合气功和太极拳的锻炼，其疗效会更显著。

爱心TIPS

近年来，一些研究发现，大多数患忧郁、焦虑症的女性体内都有不同程度的维生素B与D的缺乏，因此，给患者补充不同程度的维生素B_2与维生素D，也有助于解除忧郁及焦虑情绪，从而促使腰背痛痊愈。

狭隘——产后妈妈应该远离的弱点

有些产后妈妈分娩后，变化特别大，甚至在性格方面都出现了与以往不同的一面。如有些妈妈表现出小气、狭隘的一面。对亲人的一点指责、批评，就会报以哭泣、发脾气，其实，这是产后妈妈心理变化导致的，家人要给予注意。

狭隘是多数女性弱点　通常的狭隘是指气量小，表现出爱计较、爱生气、爱记仇的特征。轻度的性格狭隘只是一种性格缺陷，严重的性格狭隘就是性格障碍，其表现为：当受到委屈或遭到贬抑后，心理上便产生"意结"，常为一些细小的意见或得失烦恼不已，对人、对事斤斤计较，耿耿于怀而不能自解。

女性天生心思缜密，由于情绪体验比较深刻细腻，亲身经历各种精神和创伤，便可产生不同的抑郁。产后的她们就容易产生好孤独、对一切事物不感兴趣，食欲、性欲不振，多疑，消沉，遇事常往坏处想，好激动，在偏离客观现实的意识支配下，有时会出现轻生念头或离奇的行为。这就是产后狭隘的性格。这种性格如不及时纠正，长期维持发展下去，很可能导致抑郁性精神病。

"防御"狭隘有绝招　狭隘型性格通常产生于思想狭窄，看问题片面，或者多活动，多工作，活动范围狭小的人身上。因此，如果产后妈妈表现出狭隘型性格，家人首先要给予理解，然后由丈夫出面与产后妈妈谈一谈，而产后妈妈也应该有意识的避免自己狭隘心理。具体做法如下：

尽量放宽心思，不要将注意力集中在一些争执、不同习惯等小事情上。

在孕期就应该有意识地训练自己用开阔的思路考虑问题。

多与丈夫交流。任何事情都不是靠自己独自想象就能解决的，与丈夫聊聊或许可以解开你心中的疙瘩。同时，你处理一些事情的方法，也可得到丈夫的理解。

产后多出去走走，呼吸一下新鲜空气，或许对心中的郁闷有消释作用。

人的美丽不仅取决于美丽的容貌，心里散发的一种气质也是美丽的源泉。所以适当的放宽心胸，一种孕后妈妈的美自然流露，不禁让人羡慕。

爱心TIPS

狭隘是一种精神状态，可以通过合理的方法改变。因此，如果产后妈妈变得狭隘，有时甚至无礼时，家人不要直接责备，而是委婉的说服。而且最好新手爸爸多陪陪产后妈妈，情绪会有所好转。

产后妈妈克服恐惧有绝招

由于现代生活压力大，产后妈妈经常会有恐惧情绪。她会害怕丢掉工作；房子断供；害怕由于宝宝，不能像以往那样全身心地工作，实现自己的价值；害怕由于工作，不能全心全意地照顾孩子，留给孩子不好的记忆。其实，这都是产后妈妈正常的反应，为了能让产后妈妈保持一个比较好的心态，专家为产后妈妈们详细地分析了精神恐惧的是是非非。

精神恐惧的生理反应 患精神恐惧的人，总觉得心里跳个不停；肺里没有毛病，却常感到呼吸困难；手脚经常感到麻木；面部特别是嘴周围有麻木感；莫名其妙地为某事担心；对汽车或火车等特定空间感到恐惧；总觉得自己得了什么怪病；总想自己是不是会突然死去；凭空而来的恐慌让自己什么事都无心去做。

在以上症状中，如果与其中的 4 项符合，就应找心理医生咨询了。

精神恐惧只是心里紧张 据研究，精神恐惧偏爱 20～30 岁的年轻女士，正是现代女性怀孕、生宝宝的年龄。这虽然让年轻女士感到无可奈何，但幸亏这并不是什么严重的疾病，只是暂时的心理紧张而已。

精神恐惧心理治疗 精神恐惧是名副其实的“心病”，因此，应从心理发展以及情绪解脱方面入手治疗。如果你出现了心理恐惧，不妨按照以下方法缓解恐惧的情绪：

在心理医生的咨询指导下，去做一些开心的事。如找老同学、老朋友打个电话聊聊天，甚至上网聊天也未尝不可；设法避开烦恼；有意让自己不去想烦心的事情；平时要多关注自己的精神状况，多让自己开心；经常去空气清新的地方走走，不妨来个周末旅行换换环境。

另外，当出现疲劳时，可以采取自己喜欢的方式休息放松，但千万不要过于劳累。这样你就会较快地摆脱生活的压力，克服恐惧的心理。

爱心TIPS

产后妈妈可以通过提高对事物的认知能力，扩大认知视野，判定恐惧源的方式缓解心中恐惧情绪。认识客观世界的某些规律，认识人自身的需要和客观规律之间的关系，确立正确的目标判断，提高预见力，对可能发生的各种变故做好充分的思想准备，就会增强心理承受能力。

产后妈妈摒弃怀疑心理有妙招

产后妈妈情绪变化大，常会出现总思考自己所认为的事件，并大有钻牛角尖的趋向。那个问题不停地在心里出现，搅动的产后妈妈心烦意乱，口不择言，严重影响家庭生活。怀疑是一种腐化剂，它会阻挠人们的行动；当一个人的头脑中充满怀疑时，他就不可能付出最大的努力。

怀疑是产后妈妈的劲敌 现代女性承受着实现自我的压力，因此，在休产假期间，经常怀疑产后自己能否还能保证自己的职业位置；孩子的出现，精力的分散是否会影响到自己职业生涯的规划……这是大多数现代女性担心的问题。

其实，这就是对自己怀疑的表现。怀疑对产后妈妈危害极大，它会让产后妈妈在犹豫中消耗时光，错过做事的最好良机。最为可怕的是，它会引诱人们停下来去倾听它的声音，并且遵循它的暗示来行动，那么失败已经注定。

克服怀疑心理有方法 怀疑是不自信，以及不坦率心理的合成品，要克服这种想法，就需要确立一种新型的思想，树立一种充分相信自己的信念。最好从以下方法着手：

充分相信自己能够完成任何自己想完成的事情，并且坚信这项任务值得自己付出努力。

必须清除怀疑这个大敌，然后，你才能去做值得做的事。

当你对一项工作进行深思熟虑并做出决定后，千万不要让消极的思想来影响你的计划，破坏你的进程。

当遇到问题时，最好用快速、果断的方式决断，怀疑往往在犹豫不决中产生。

虽然有时迅速的决断并不是完全正确的，但是，从长远来看，果断的人将遥遥领先于那些永远不确定自己的想法、总是在决策上迟疑不决的人。

爱心TIPS

产后妈妈要坚信：生活中，只要健康、快乐地度过这段产后生活，前方自然有新的方向。不要受到怀疑的蛊惑，避免怀疑占领自己的心灵，快乐将会带给你好运。否则，怀疑将渐渐吞噬你的思维，你的决心，影响产后妈妈的恢复，并最终导致产后妈妈生活大变样。

快乐妈妈有捷径

宝宝来临后，生活压力变化，给产后妈妈带来了焦虑、悲观的情绪。这么一来，引起畏惧和忧虑的境遇压抑了许多身体机能，可能导致在情绪平衡方面起作用的内分泌的产生，也同样地压抑了体内抗体的产生。

事实上，疾病并不是由于人吃了什么，而是人情绪的部分影响。产后妈妈应在生活中，找出快乐的源泉。当心情不好的时候，不妨想想以下问题吧！

产后出现问题时，将其看成是训练自己的机会，排列出妨碍你前进的压力。将问题依照是什么—为什么—怎么办的顺序分解，而后试着去处理，以此要求自己发挥出最大的创造力和创造性。

无论身居何种紧张的境遇，都应学会使自己处于放松的状态，以肯定代替否定，以建设性的帮助代替没有帮助的批评。采用深呼吸，保持心境平和的方法使自己安静。

每天早上起来都要鼓励自己："这又是我快乐的一天。"

每晚休息时，也要回顾一天的事情活动，提醒自己："那件事虽然有点糟糕，但要换一种方法，情况就不同了。"

产后妈妈要多关心自己的健康。治愈可医好的病痛，预防可预防的疾病，享受休息。

总之，上班族产后妈妈要从心理上鼓励自己乐观、快乐，这样才能在遇到困难时，笑着面对。

爱心TIPS

快乐是心中充满幸福感后的情绪发泄，它与乐观紧紧相随。永远保持乐观心态的女人，她的生活一定是充满阳光的。

食物对人体的积极作用，大家都有目共睹。对于部分食物有调节人情绪的作用，现代女性掌握的比较详细，如巧克力有让人快乐、满足的感觉；而长期不吃谷物、面粉，会增加人产生抑郁的危险。根据这种现象，研究人员坚持不懈地试验，最中发现某些食物中含有一种抗郁物质，多吃这些食物会让人快乐而健康。那么，都有哪些食物，能够让人产生快乐的情绪呢？下面介绍几种生活常见的“快乐”食物。

全麦面包 全麦面包是一种复合性的碳水化合物，其他此类食物还有苏打饼干等，其中含有的微量矿物质，如硒等，能提高情绪，有如抗忧郁剂。

深水鱼 研究显示，住在海边的人都比较快乐、健康，不仅由于海边的风景令人赏心悦目，更主要的是海边的人所食用的深水鱼比较多。研究人员发现，鱼油中的 OMEGA－3 脂肪酸，有常用的抗忧郁药如碳酸锂的类似作用，即能阻断神经传导路径，增加血清素的分泌量，因此，具有提高人情绪的作用。

南瓜 南瓜中富含维生素 B_6 和铁，这两种营养素都能帮助身体所储存的血糖，转变成葡萄糖，从而提高大脑兴奋点。

香蕉 在香蕉中，有一种被称为生物碱的物质，可以振奋精神和提高信心。而且香蕉是色胺酸和维生素 B_6 的超级来源，这些都可以帮助大脑制造血清素，减少产生忧郁的情形。

樱桃 樱桃中有一种叫做花青素的物质，可以降低发炎，对减轻新妈妈产后痛苦很有效。另外，长期面对电脑工作的人会有头痛、肌肉酸痛等毛病，也可以吃樱桃来改善状况。

菠菜 菠菜中有大量铁质和叶酸，而缺乏叶酸会导致脑中的血清素减少，造成抑郁症出现，因此，多吃菠菜，可预防产后抑郁症。

看过这些介绍，你还等什么呢？在下次大餐上来之前，先想好吃些什么吧，让自已吃得健康，也吃得快乐！

爱心TIPS

除了以上食品外，大蒜也具有调节人类精神的作用。据一项研究指出，吃了大蒜的人，感觉不疲倦、不焦虑，也不容易发怒。

产后的生理变化是导致产后抑郁的一大因素，同时营养失衡与产后抑郁也不无关联。据研究显示，如果体内缺乏锰、镁、铁、维生素 B_6、维生素 B_2 等营养素，就会表现出情绪低落的现象。而粗粮、全麦、麦芽、核桃、花生、马铃薯、大豆、葵花子、新鲜绿叶蔬菜、海产品、蘑菇及动物肝等食物，含有以上多种缓解紧张和忧虑的营养素。多吃一些，可以帮助产后妈妈找回快乐，忧郁。下面就用这些简单的原材料，为产后妈妈准备几款美味的快乐小菜！

香菇豆腐

准备水发香菇 75 克、豆腐 300 克、糖 10 克、酱油 20 毫升、味精 1 克、胡椒粉 0.5 克、料酒 8 毫升；豆腐切成 3.5 厘米长、2.5 厘米宽、0.5 厘米厚的长方条，香菇洗净去蒂；炒锅上火烧热油，逐步下豆腐，用文火煎至一面结硬壳呈金黄色；烹入料酒，下入香菇，放入所有调味品后加水，用旺火收汁、勾芡，翻动后出锅。

香菇中富含锌、硒、B 族维生素，加之豆腐中的蛋白质和钙，会使这道菜的营养很完善，有助于产后妈妈摆脱郁闷心情。

百果虾仁

准备鲜虾仁 500 克、西芹 200 克、白果仁、杏仁、百合各 50 克、盐、油、味精等适量；将西芹切段或片，与白果仁、杏仁、百合等一同焯水；虾仁上浆，并放在油锅里过一下；取出后与西芹等一同炒制即成。

粉红的虾仁，配着翠绿的西芹，嫩白的百合，让来自海洋的营养变得更丰富。这道鲜脆、爽口、靓丽的菜肴，会让产后妈妈看见它就变得高兴起来。

爱心TIPS

另外，核桃仁也是产后妈妈摆脱不良情绪的佳品之一。核桃仁中含有很多抗忧郁营养素，生食涩口，产后妈妈可以裹糖食，或者做菜吃。

心理美容——产后妈妈快乐的法宝

精神压力可使内分泌系统紊乱，严重影响产后妈妈的身体恢复。如果想要获得健康的身体、快乐的生活，就来赶快做一个心理美容吧！心理美容会教你如何获得一个好的心态，保持愉快的心情！

乐观是一种态度　豁达乐观是一种良好的心理态度。它能排遣和挫败人的痛苦与烦恼，给我们增添生活的勇气、信心和力量，可减少对心理的劣性刺激，有益于身心健康。始终坚持积极、自信、快乐的心态，首先要学会调整心情。不论是晴天、阴天亦或是雨天，每个清晨醒来后，都是微笑地迎接生活中社会上的变化，无论遇见什么，都尽力做到豁达乐观，保持平静。因为有了这种内在的力量，才支持了外在特有的美丽。

宽容是一种解脱　宽容是沟通感情的法宝，可以消除人与人之间的隔阂。生活中，难免有矛盾和烦恼，如夫妻、邻里、同事之间不和等因素，均会使人陷入感情的沼泽，出现负性情绪，但大度的宽容别人，自己的面前就会呈现出一片海阔天空。面对仇恨时，人们最明智的选择就是宽容。

倾诉是一种需要　倾诉是一种感情排遣，一种自我心理调节术。当人们心头郁积着苦闷和烦恼，尤其是处于“心理梗塞”时，若能及时向亲友、同事、心理医生倾诉，便可以化解，使受挫的心灵得到抚慰，感情的伤口得到愈合。学会倾诉，可以获得他人的理解和劝导，扫除心灵上的阴霾，重获心理的平衡和人生的支点。

哭泣是一种宣泄　哭泣能缓解人的心理负担和紧张情绪。流泪过程可保护眼睛免受各种烟尘和有毒气体的侵害，同时还有一定的美容疗效。现代医学也认为：哭泣利用泪腺功能可以达到良好的美容效果，有利于消除皮肤皱纹和保持青春活力。女性在大哭的过程中，可以将内心压抑情绪倾诉出来，身心得到放松。

保持愉快的心情很重要　愉快是人的一种健康机能，是心理美容的良方。愉快的情绪能使人心理处于怡然自得的状态，有益于人体各种激素的正常分泌，有利于调节脑细胞的兴奋和血液循环。它能使沉重的心境变得豁达、开朗和轻松，具有维持心理平衡的功能。愉快的情绪既可缩短亲朋同事之间的距离，保持良好的人际关系，又能使人们在欢声笑语中忘却忧愁，获得乐趣。

爱心TIPS

要快乐的生活，首先就要学会微笑。微笑不仅能够传达感情，而且能将紧张压力拒之体外，使人青春常在笑能使人身心舒畅，眼睛明亮，容光焕发，令全身肌肉运动起来，而且更重要的是脑部会释放出一种化学物质令人心旷神怡，快乐年轻。所以，不必担心笑容会使你脸上增加不光彩的皱纹。

快乐要产后妈妈自己寻找

现代女性在分娩后，不但要承担起照顾宝宝的责任，还要兼顾新爸爸的情感和心情。同时现代产后妈妈对自我价值的追求，要求她们经营自己的人生，在职场上的竞争。在这种境况下，如何保持乐观、积极的心态，就需要快乐因子的帮助了。然而快乐是个很奇怪的东西，只有经过自己的努力才能绽放出最绚烂的美丽。

有效的时间管理 首先产后妈妈应该学会按事情的轻重缓急来排一张次序表，最重要的事情要优先处理，再处理次重要的，依此类推。在晚上临睡时，不妨给第二天的生活做一个计划，在头脑中把每件事都安排就绪。这样，新的一天你将赢得比平时更多的时间。请记住：不要在一天内给自己安排太多的工作，量力而行，并预留一段时间给自己。即使只有一小段自由的时间，你的心灵也会无比快乐。

给生活加一点创意 平淡的生活总是让人感到疲惫，不妨每天留点时间给自己，让自己充分发挥想象力，给生活加一点创意。或许重新装扮下自己的空间，给宝宝准备一份特别的餐点，都不失为一个好的让自己快乐的方法。

放松身体 繁忙的一天总是让全身的肌肉都紧张、酸痛，趁着宝宝自己玩耍的时间，不妨让自己的身体来放个假吧。它每天仅需要你 10 ~ 30 分钟，在阳台上伸伸腰或做几节操，让身体尽可能地伸展。如果你学过瑜伽，那么你可以从深呼吸开始，选择几个简易的动作让自己的身体放松、再放松，十几分钟后，你的身体将变得柔软而又轻盈。

与心灵对话 每天最好留出 5 ~ 10 分钟的时间，让自己在喜欢的音乐中，随意飘荡，静静地倾听心灵的回应。试一试，也许你能运用自己的力量从焦虑、烦恼中走出来，使内心拥有一片宁静与光明。

爱心TIPS

快乐是一种心态。其实你与孩子相处的每一天都有无数个快乐的瞬间,这些瞬间如同一些碎片,如果你能将这些碎片拼贴成一幅完整的画面,你就得到了你想要的。

"童心"妈妈会快乐

在传统观点里,爱是一种含蓄的情感。然而随着现代生活观的改变,爱已经成为一种必要的表达,不能只藏在心里。这种观点体现在父母的育儿上,就表现为要宝宝感觉到、体会到爱。有时即使一个拥抱、一次轻抚,都能拉近彼此间的距离,让对方感到快乐。就让妈妈跟着宝宝再重新成长一次吧!

与宝宝亲密的接触 有专家指出,亲子间爱的接触,对身心健康有莫大的好处。爱孩子是父母的本能,但爱不能只是藏在心里,有时候一个拥抱、一声简单直接的问候、妈妈一次温柔的抚摸都可以增加亲子之间的情感,让妈妈与宝宝的心里都充斥着满满的幸福。这样妈妈怎能没有一个好心情呢!

"童心"妈妈的快乐 现代女性习惯于走出厨房,在工作、事业上崭露头角,为了在竞争激烈的职场中脱颖而出,很难做个全职妈妈。而现代爸爸在经济不景气声浪中,又面临失业、工作、升迁等各种压力,很难做个称职爸爸;再加上近代思潮要求个体及早立自主,睡自己的床、拥有自己的房间,有些宝宝从零岁起就独自一张床,更使得孩子们欠缺与亲人间的亲密接触,这在健全人格的发展过程中,总是一项缺憾。因此,产后妈妈要有意识增加与宝宝的相处时间,心存童趣,与宝宝一起成长。这样即使上班妈妈白天全心忙于工作,在宝宝成长的日子里,她也扮演了不可替代的角色,同时,也减少了上班带来的压力。

甜蜜的互动 习惯成自然,从小就养成亲子间甜蜜的互动,日后的接触就不会觉得别扭。对于繁忙的现代妈妈来说,可以利用一些简单易做的亲子操来增进与孩子间的互动。亲子操无一定形式,要看个人体能、孩子年龄大小,只要心存童趣,家长在孩子的眼里不只是父母,更是他的朋友,好朋友玩在一起,当然如意就好。

爱心TIPS

在供给宝宝、家庭丰富的物质生活的同时，现代的压力也无形地向新手爸爸妈妈袭来。面对形形色色的压力，很多妈妈都产生了抑郁情绪。但专家提醒，有时爱的施与也是一种很好的情绪转移法，当产后妈妈疲累时，与可爱的小宝宝玩耍一会儿，看着他可爱的样子，心里的疲累、委屈都不见了。

产后心理按摩——妈妈的快乐的小秘诀

良好的产后知识掌握和心理按摩能有效的预防产后情绪剧烈波动，避免产后抑郁的发生。在操作方法上，心理按摩不同与普通按摩。心理按摩更注重产后妈妈自身精神调节，以加强快乐情绪为目的，可以从以下方法着手。

收集孕育知识 在孕期或者临产前，经常注意来自电视、报纸、杂志、书籍、VCD的健康育儿信息，有针对性地收集一些资料。还可以与丈夫一起上街，为宝宝购买漂亮的衣服。

多向专家咨询 产后很多问题都是可以科学解决的，不用自己冥思苦想。另外，也可以向有知识有经验的月子妈妈请教，帮助你度过这个时期。

欣喜于宝宝的变化 让老公每天欣赏孩子，也把你观察到宝宝的变化告诉他。用相机将宝宝每天的样子记录下来，并想象一下宝宝一岁的样子，三岁的样子，五岁的样子。

创造温馨的家庭环境 不要给家人太大的压力；当喂宝宝奶时，可以放柔情的音乐，尽量离太阳光近一些；在镜子里多角度地看看自己抱着孩子的模样，体味做妈妈的快乐；给宝宝换尿布、洗澡时，多跟孩子说话，告诉孩子你正在为他做什么，并把自己称为妈妈。

休息很重要 多休息，缓解疲劳，将家务搁一搁，理直气壮地告诉自己"因为我是一个新手妈妈"；最好保持和宝宝相同的作息时间表。他睡觉的时候你也得抓紧时间睡觉，这样等他醒来时，你会有精力去欣赏他或者"对付"他。

学会安慰自己 要经常地安慰自己，即使宝宝生病了，也不要担心，以现代医疗手段，宝宝不会发生危险，并且告诉家人和来访的朋友，在准备孩子的用品同时，不要忘记你的需要。

总之，心理按摩就是在不影响他人生活的情况下，尽量让自己心里舒服的方法。以上只是建议，如果产后妈妈自己有好方法，不妨也向周围的产后妈妈推荐一下。

爱心TIPS

要记住：心理按摩是每个产后妈妈的主动行为，而且不能等负性心理出现以后再进行。

产后轻松生活的小秘诀——坦然面对身材

很多产后妈妈的心理问题，都与担心自己的变胖的身材有关。在经历了妈妈前所未有的满足感后，妈妈开始意识到身材变化的困扰。此时，如果没有处理适当，不但会给产妇的身心健康造成负面影响，也会打破夫妻之间原有的和睦关系。

产后妈妈的困扰 由于妊娠期间和产后荷尔蒙的变化，以及产前产后的大吃特吃，新妈妈难免看起来比以往更显富态。考虑到日后上班时该穿什么衣服，以及自己对另一半是否还有吸引力等，都是困扰一些新妈妈的心理问题。

坦然面对自己身体 产后的你，无论感觉多么不对劲，都得放松，不要苛求自己什么。你首先要对自己有信心，相信自己必然会恢复到和原来差不多的样子。当然，这个恢复的过程究竟有多长，和一个人的基因、年龄、是否常做运动等都有关系。

过去的身材和容貌，只是一种回忆。对新妈妈来说，消除困扰的最好办法就是重拾信心。无论是从产妇自己方面，还是家人的肯定、鼓励方面，产后妈妈都需要自己适当的调适心理。告诉自己，这是每个女性都必须经历的过程，坦然地面对产后问题。只有这样，产后妈妈才能获得由内而外的恒久的改变。

走出困境 心里的不适，最大的解决办法还是自我的心理调节。如果产后妈妈过多的将注意力放到了自己的身材、容貌变化上，不妨告诉自己，转变一个注意点，生活可能更美好。如做工作时一直想做却没有时间做的事，一些让自己高兴的事，或者彻底的放松自己，都不失为一个走出情绪低落的好办法。

爱心TIPS

当然，产后妈妈也迫切需要家人的鼓励。人们不是说“女人就是男人说的那个样子”吗。因此，丈夫应该意识到，自己对妻子的关心和肯定比任何东西都更能帮助妻子重拾信心。而妻子身体和外貌上的这些变化，原因只有一个——就是爱。因为爱你，所以她牺牲了她的身材和美貌，为了创造一个属于你和她的共同的生命。

新家庭三角关系

从宝宝到来的那刻起，爸爸妈妈一直期望浪漫的生活就基本结束了。家中少了两个人的浪漫，却多了三个人的温馨。宝宝的哭、笑，成了爸爸、妈妈痛苦、快乐。同时，随着宝宝的来临，家中的关系也在发生着微妙的变化，产后妈妈该如何处理这种微妙的感觉呢？

重新安排家庭空间 每年固定的出国计划，暂时取消，改成到附近风景区走走，或就近到公园散散心；以前可能随时可以加班，假日就去拜访朋友，如今你们必须改变原有习惯，安排和孩子共处的家庭时间；培养孩子可是人力、物力、财力多重投入，先为孩子准备一段充足的共处时间，不会在以后的日子中留下遗憾。

生活规划有三人 从决定要宝宝的那天起，就应该一改往日的二人计划，开始为三人筹备。为宝宝的到来，进行足够的精神、物质准备，给小宝宝准备一间房，试着将家中危险的装潢做些修改，夫妻一同添购小孩用品，为迎接孩子做好准备……夫妻的情感在这点点滴滴的准备中，逐渐加深了。

适当给夫妻感情加温 虽然宝宝的到来，占据了下班妈妈的大部分时间，但是，也不能因此而冷淡了宝宝爸爸。偶尔陪宝宝爸爸听听他的心事，去陪他看场电影，共同回忆以往的美好时光，不失为一个好的放松自己的方法，同时也加强了夫妻间的感情。

给爸爸与宝宝关系加温 许多妈妈都担心爸爸粗手粗脚，不能很好的照顾宝宝，最后将照顾孩子的重担一手承揽。其实，好爸爸也是训练出来的，平日里，多鼓励他抱抱孩子，为孩子换尿布、洗澡，让他成为有力助手，在提高了他与宝宝间关系外，也更能让他体会你的辛苦。

其实，婚姻是需要经营的，亲情也需要好好经营，夫妻之间最重要的是相互体谅。不要去比较谁才是最辛苦的人，而是共同分担彼此的压力，一同解决问题。

爱心TIPS

家庭中孩子、老公的三角关系微妙而神秘，妈妈要仔细处理。面对宝宝刚来的那段时间，妈妈可以和老公一起分享那份心情，并且讨论孩子的名字、教养观念等，也能让老公常对新生的孩子说说话，随着孩子一天天变大，三个人一起生活的感觉就会越强烈。

新妈妈，测测你心理健康吗?

有了小宝宝后，是不是觉得一切都不同了？尽管宝宝就在身边，有时候却想念到无法言喻？有时候又觉得人生实在是太累了？这是怎么了？其实，这是因为你的心情变化的缘故。产后生理激素分泌的骤然变化，使得你的情绪也发生了与众不同的变化。此时的你极有可能产生不良的情绪反应，想知道自己的情绪是否正常？那快来测测吧！

1. 情绪很低落，容易发脾气？
2. 发现自己经常不开心，变得容易哭了？
3. 经常感到有失败及挫折感？
4. 开始有失眠、早醒的症状？
5. 胃口差，食欲大减，体重下降。
6. 感到非常疲倦，并且难以集中精神？
7. 家族中曾有人患有抑郁症，或者自己曾有抑郁症历史？
8. 常无来由地感到内疚及自责？
9. 有疑神疑鬼的症状？并出现幻觉，恐惧有人伤害自己？
10. 感觉对未来没有希望，甚至认为继续生存，是对自己或婴儿的折磨？
11. 有过伤害自己或婴儿的想法？

结果分析：

如果产后妈妈出现过以上部分想法或表现，需要计算其中肯定回答问题个数，然后根据个数分析情绪情况：

如果1~3均答“是”，表明产后妈妈有轻度的情绪低落。这种情况常发生在分娩后的2~4天，过半数的产后妈妈都会有这种情绪不安、闷闷不乐或易哭等现象。此时若能得到家人适当的照顾，病征可在短期内消失，对健康没太大影响。

如果1～8均答“是”，表明产后妈妈有产后抑郁症状。这种情绪一般发生在刚分娩后6个星期至6个月内。其中有10%～20%新妈妈会感到容易疲倦、失眠、提不起劲、食欲不振、月经失调、缺乏自信，或觉得婴儿是一种负累，病情严重时，更可能会有自杀或伤害婴儿的倾向。如果遇到这种情况，产后妈妈需要及时就医，而且家人也要帮助妈妈有意识地调整情绪。

如果所有的问题都出现，则表明产后妈妈情绪十分不稳定。不过这只是极小部分的新妈妈会发生的现象，通常她们会在分娩后2～3星期内，产生恐惧、严重抑郁、幻觉、幻听，或感到被人迫害，生活在疑惑的日子中的情绪。这需要立即就医，而且需要用药物治疗。

爱心TIPS

如果产后妈妈患抑郁症，家人要多倾听她谈话，了解其内心矛盾冲突，提供心理支持。医生要告诉病人及家人产后抑郁的基本知识，使丈夫明白妻子此期的心理需求，提供情感支持并帮助安排婴儿的照顾，减少压力。

第四章　产后妈妈饮食谁做主

以往人们一直认为产后妈妈不能吃盐，不能吃水果，要多喝浓汤；然而如今的营养健康观念却是应该注意全面摄取营养。当新观念和旧思想在现实的生活中碰撞后，产后妈妈该听谁的呢？产后到底该吃些什么，该怎么吃？就成了一个大问题了。

科学指导

适宜产后妈妈营养食品新解

“坐月子”是女人一生中的特殊生活阶段，对女人健康有着特殊的意义。在这短短的近60天里，女人对环境、生活状态，以及最重要的饮食都有着特殊的要求。此时对女性来说，饮食是重中之重。因为她们不仅担负着恢复自己身体的使命，而且还担负着哺喂宝宝的大任，而这一切除了自我心情的调节以及坚持锻炼外，重要的就是饮食调理了。因此，月子里的饮食对产后妈妈尤为重要。

对于产后妈妈来说，此时对饮食要求是富于营养且容易消化，逐步适应逐步增加，不可突击性增加。另外，还要注意食物烹调做到多样化。为了保证母乳喂养，应多补充带有汤水的食物，如鸡汤、鱼汤、排骨汤、猪蹄汤、蛋花汤、豆腐汤。餐间及晚上加点心或半流质食物。

整个月子期间，新妈妈需要多种营养素，这些营养素可从下列食物中摄取：

碳水化合物 所有的谷物类、白薯、土豆、栗子、莲子、藕、菱角，蜂蜜和食糖等。

蛋白质 瘦肉、鱼、蛋、乳鸡、鸭等都含有大量的动物蛋白质，花生、豆类和豆类制品等含有大量的植物蛋白质。

脂肪 肉类和动物油含有动物脂肪，豆类、花生仁、核桃仁、葵花子、菜子和芝麻中含有植物脂肪。

矿物质 油菜、菠菜、芹菜，尤其是芹菜叶、雪里蕻、荠菜、莴苣和小白菜中含的铁和钙较多，猪肝、猪肾、鱼和豆芽菜中含磷量较高，海带、虾、鱼和紫菜等含碘量较高。

维生素 维生素包括维生素 A、维生素 B 族、维生素 C、维生素 D 等。其中鱼肝油、蛋、肝、乳都含有较多的维生素 A；而菠菜、荠菜、胡萝卜、韭菜、苋菜和莴苣叶中含有可以转化为维生素 A 的胡萝卜素量比较多。

在日常的饮食中，小米、玉米、糙大米、标准面粉、豆类、肝和蛋等常见的食物中都含有大量的维生素 B 族；另外，青菜和水果中也富含有维生素 B 族。维生素 C 则是日常生活中最常缺乏的维生素，各种新鲜蔬菜、柑橘、橙柚、草莓、柠檬、葡萄、红果中都含有维生素 C，尤其鲜枣中含量高，产后妈妈可以多吃一些。但产后妈妈应注意，维生素 C 易经烹煮而破坏，所以烹煮过后的食物中维生素 C 含量非常低。维生素 D 则多含在鱼肝油、蛋类和乳类中。

其他微量元素 对产后妈妈来说，微量元素补充尤为重要。产后妈妈要注意多进食一些含有微量元素的食物。如镁多在未加糖的可可粉、干燥水果（杏、枣、无花果）、坚果（胡桃、榛果、杏仁）、巧克力中含量较多；铁可从动物及植物中摄取，动物中含有铁元素的食物有肉类和其他器官，如肝、肾、心、黑腊肠等，海鲜中鱼、蚝、贝、大虾、干贝含量也比较多；植物中埃及豆、豌豆瓣、扁豆、宽豆，以及如核桃、榛果、杏仁、花生等油质干果，面粉和大豆饼干中含量较多。

另外，产后妈妈需要及时补充叶酸。叶酸含量高的食物，即每 100 克叶酸含量超过 100 微克的食物有肝脏、菠菜、莴苣、杏仁、花生、核桃、瓜类、香菜、芦笋；叶酸含量适中的食物，即每 100 克含 50 至 100 微克的食物有甘蓝、花椰菜、煮过的肾形豆、甜菜根、鳄梨、草莓、蛋等。

总之，为了产后妈妈均衡的营养，产后妈妈一定不要偏食，少吃精米精面，多吃些杂粮，更要多吃新鲜蔬菜，才能获得好身体。

一点通

产后膳食营养有讲究

产后妈妈身体恢复需要均衡的营养，而这些营养需要从人类的各种食物中获取。据说除母乳外，任何一种天然食物都不能提供人体所需的全部营养素。平衡膳食必须由多种食物组成，才能满足人体各种营养需要，达到合理营养、促进健康的目的，产后妈妈的健康更需要如此。因此，建议各位产后妈妈，要想身体健康，宝宝健康，以下五种食物必不可少：

谷类、薯类 谷类包括米、面、杂粮，薯类包括马铃薯、甘薯、木薯等，主要提供碳水化合物、蛋白质、膳食纤维及B族维生素。它是中国传统膳食的主体，在千百年来流传的消化习惯中，谷类已经成为中国人消化系统中最佳的选择。

动物性食物 包括肉、禽、鱼、奶、蛋等，主要提供蛋白质、脂肪、矿物质、维生素A和B族维生素。产后妈妈分娩后，身体机能以及部分器官都受到了重大的创伤，因此，蛋白质、脂肪都成为其身体恢复必不可少的营养物质，动物性食物也就变成产后妈妈必须进补的食品之一了。

豆类及豆制品 包括大豆及其他干豆类，主要为产后妈妈提供植物蛋白质、脂肪、膳食纤维、矿物质和B族维生素。

蔬菜水果类 包括鲜豆、根茎、叶菜、茄果等，主要提供膳食纤维、矿物质、维生素C和胡萝卜素。

纯热能食物 包括动植物油、淀粉、食用糖和酒类，主要提供能量。植物油还可提供维生素E和必需脂肪酸。

以上各类食物都是产后妈妈月子不可或缺的食品，产后妈妈要合理搭配这些食物，从而获得平衡的营养。

爱心TIPS

随着经济发展，生活改善，人们更倾向于食用更多的动物性食物，尤其是月子期间。由于人们一向认为动物性食物比谷类、纤维类食物更有营养，所以在月子期，让产后妈妈进食了过量的动物性脂肪。但是，事实上，这种“西方化”或“富裕型”的膳食提供的能量和脂肪过高，而膳食纤维过低，对一些慢性病的预防不利。所以产后妈妈最好什么都吃一些，平衡饮食比较好。

产后妈妈饮食四误区

女性在经过了辛苦的分娩后，需要良好的休息与营养，以尽快恢复身体。然而，日常生活中，产后妈妈调养却存在着很多误区，现在列举最常见的四个，让新妈妈有个更新的认识，以确保坐个舒适的好月子。

误区一：公鸡没有母鸡好

新妈妈分娩后血中雌、孕激素浓度降低，这有利于催乳素发挥作用促进乳汁的形成。母鸡的卵巢、蛋衣中含有一定量的雌激素，可使新妈妈催乳素的效能减弱，影响泌乳。而雄鸡睾丸中含有雄性激素，具有对抗雌激素的作用。因此，产后若吃上一只清炖的大公鸡（连同睾丸一起吃），无疑将会使新妈妈的乳汁增多。雄鸡中脂肪较少，食之对母婴均有益，还有助于新妈妈在哺乳期保持较好的身材。

误区二：巧克力补能量

巧克力中所含的可可碱会进入母乳，并通过哺乳进入宝贝的体内，损害宝贝的神经系统和心脏，导致消化不良、睡眠不稳、哭闹不停等。另外，常吃巧克力会影响新妈妈的食欲，造成身体所需的营养供给不足。这样，不仅影响新妈妈的身体康复，还会影响宝贝的生长发育。

误区三：过多忌口

一些地方对新妈妈忌口讲究过多，如忌鱼虾羊牛肉或不准吃大米、只能吃小米粥之类，这些都是不可取的。更有些地区的新妈妈在“坐月子”期间，认为蔬菜、水果“水汽大”而忌食，怕吃了会伤身，结果新妈妈在分娩后容易发生大便秘结。其实，新妈妈产后需要各种营养，主副食都应兼备且多样化，仅吃一二样不能满足新妈妈的需要，也不利于乳汁的分泌。因此，新妈妈在适当运动、多饮汤水的同时，更应吃一些富含纤维的蔬菜水果，既利于乳汁分泌,又有润肠作用。

误区四:一定要多用酒

酒的作用是活血,对于刚刚分娩后的新妈妈烹调时加些料酒可以帮助排出恶露。但如果恶露已经排干净,仍然用酒烹调食物就不适宜了,特别是在夏天。因为酒有可能导致子宫收缩不良,恶露淋漓不尽。

爱心TIPS

产后妈妈不宜喝茶。多进汤汁固然可增加乳汁分泌,但茶叶中含有的鞣酸会影响肠道对铁的吸收,容易引起产后贫血。而且,茶水中还含有咖啡因,新妈妈饮用茶水后不仅难以入睡,影响体力恢复,咖啡因还可通过乳汁进入宝贝的身体内,导致发生肠痉挛或突然无故地啼哭。

月子饮食三步走

十月怀胎,一朝分娩,终于迎来了可爱的宝宝,可是新妈妈也消耗了大量的体力,照顾新生儿又颇费精力。因此,新妈妈需要在月子短短的50天里,尽快调养好自己的身体。一般说来,月子的饮食应该分三步走。

第一步:清爽很重要

新妈妈刚刚分娩以后会感觉身体虚弱、胃口比较差。因此,产后第一周,应拒绝油腻,口味要清爽。如果这时吃一些太油腻的食物会令人反胃,妈妈摄入油脂过多可能会让乳汁也变油,使宝宝发生腹泻。在产后的第一周里,可以吃些清淡的荤食,如肉片、肉末。瘦牛肉、鸡肉、鱼等,配上时鲜蔬菜一起炒,口味清爽营养均衡。橙子、柚子、猕猴桃等水果也有开胃的作用。本阶段的重点是开胃而不是滋补,胃口好,才会食之有味。比如芦笋牛柳、菠萝鸡片、青椒肉片、茄汁肉末这样的家常小炒就非常合适。若能少吃白米,改吃糙米、胚芽米、全麦面包就更好了。

第二步:补血、补维生素

进入月子的第二周,新妈妈的分娩时的伤口基本上复原了。而且经过前一周的精心调理,胃口也明显好转。这时可以开始尽量多食补血食物。苹果、梨、香蕉能减轻便秘症状又富含铁质,动物内脏更富含多种维生素,是挺完美的维生素补剂和补血剂。比如麻油炒猪心、大枣猪脚花生汤、鱼香猪肝等,加入少许枸杞、山药、茯苓等也是不错的补血补充维生素的食谱。

第三步:催奶是关键

分娩半月后,这个阶段是催乳的好时机,一定要多补充些汤料。宝宝长到半个月以后,胃容量增长了不少,吃奶量与时间逐渐建立起规律。妈妈的产奶节律开始日益与宝宝的需求合拍,反而觉得奶不涨了。其实,如果宝宝尿量、体重增长都正常,两餐奶之间很安静,就说明母乳是充足的。免不了有些妈妈会担心母乳是否够吃,这时完全可以开始吃催奶食物了。比如鲫鱼汤、猪蹄汤、排骨汤都是公认为很有效的催奶汤。如果加入通草、黄芪等中药,效果更佳。新妈妈还应养成每日喝牛奶的良好习惯,多吃新鲜蔬菜水果。既能让自己奶量充足、又能修复元气且营养均衡不发胖,只有这样才能达到预期的效果。

爱心TIPS

孕期患有贫血的新妈妈,分娩后贫血往往会加重,因此,产后要注意补气血和多吃一些含铁质较多的食物,必要时还可服用一些补血药品。如不注意补血和调养,会使新妈妈过早地衰老。

产后的营养护理

新妈妈在产后比在妊娠末期更需要营养 这不仅是为了母体本身的恢复,同时也是为了储备精力,促进母乳分泌以便更好哺育婴儿。多饮牛奶对于母乳分泌很有益处。另外,还应多吃肝类、酵母和大豆。建议新妈妈应多吃些炖品、鲤鱼、果仁等。

新妈妈要多吃些增强身体细胞活力的食品 为了增强身体细胞活力,同时增加母乳的分泌,应该多吃构成母乳成分的各种食品。如多吃蛋白质和维生素 B 丰富的食品。牛、猪的肝脏,奶粉、干酪、蛋、干松鱼、豆豉等也是上好的补血食品。分娩时出血很多,除了蛋白质还要补充铁。肝类、菠菜和维生素 B_2、C 等药片一起食用效果会更好。

新妈妈还要多吃一些美容的食品 新妈妈要想恢复肤色的话,应多吃含维生素 A、B、C、E 丰富的水果。还有含钙、碘、矿物质丰富的干鱼,鲜鱼类、蔬菜、海藻类等,都应该多吃。新鲜的水果,色鲜味美,能促进食欲,有帮助消化与排泄的功能。有人担心水果太凉,影响牙齿和其他器官。其实,在一般室内存放的水果不会太凉,不至于凉到刺激消化器官,影响健康的地步。而鱼类、海鲜类向来都是月子妈妈的最爱,营养也丰富,优质蛋白含量多，可以多吃一些。

总之，产妇要合理安排饮食。饮食要既富有营养又易于消化，品种要丰富，花样要多，饭菜要细软，注意不要太油腻，要多吃一些蔬菜。

爱心TIPS

另外，喂奶的新妈妈还应注意不要饮用麦乳精，麦乳精会使乳腺分泌的乳汁减少，不利于新生儿的喂养。

产后妈妈饮食安排6大要诀

营养要全面而合理 产后妈妈需要均衡的营养来补充由于分娩而丧失的能量，包括蛋白质、脂肪、碳水化合物、矿物质、维生素和水，产后妈妈的饮食应满足自己身体，以及小宝宝对各种营养素的需求。

易消化很重要 女性身体在分娩之后，与孕前相比有很大的变化，如胃肠功能还未恢复等。因此，易消化的食物更容易被产后妈妈吸收。产后妈妈在月子期间可以少吃一些烤面包、饼干、大米或小米饭等，但要记住每日要少量多餐，吃饭要细嚼慢咽。

食物烹煮要多样化 产后妈妈由于身体不方便运动，因此，容易出现消化不良、食欲不振的情况。这就要求食品的多样化。对于食欲不振的情况，产后妈妈可以选择富含水分的食品，如各种水果、西瓜、新鲜蔬菜等。另外，像温和的柠檬汁、酸奶等酸味食品，也能引起产后妈妈的食欲。

优质蛋白要保证 分娩后受损的器官的恢复，需要大量的优质蛋白，因此，肉类、奶类、蛋类和鱼类蛋白质，都是产后妈妈最需要的蛋白食品。

增加热能摄取 热能主要来自于脂肪和碳水化合物。脂肪的主要来源是动物油和植物油，如芝麻油、豆油、花生油、玉米油等既能提供热能，又能满足母体和宝宝对脂肪酸的需要，是食物烹调的理想用油。碳水化合物主要来自于蔗糖、面粉、大米、玉米、小米、土豆、山药等，碳水化合物比脂肪容易消化，在胃内停留时间短，能缓解便秘、消化不良等症状。

无机盐、维生素的供给要确保 产后妈妈、宝宝的健康发展离不开维生素、矿物质营养。其实从妊娠期起，母体、胎儿对锌的需要量就开始迅速增加，至产后对矿物质的需求更加明显，因此，产后妈妈应适当摄取含丰富钙、磷、铁和锌的食物。

爱心TIPS

产后妈妈需要特别注意B族维生素的吸收，如维生素B_1、维生素B_2、维生素B_6等。为此，产后妈妈要少吃精米、精面，因为加工过细的精米、精面中的维生素B族会遭到破坏，应多吃标准米、标准粉。在制作加工时，也要注意保护维生素，如淘米不要过分搓洗，少加碱或不加碱。

产后妈妈饮食3不宜

不宜马上禁食 通常女性生产后体重会增加。许多人为了恢复生产前的苗条体型，产后便马上节食，这样做不但有损身体，而且乳母更不可取。女性产后所增体重，主要为水分和脂肪。若是给宝宝哺乳，势必要消耗体内的大量水分和脂肪，这些脂肪根本不够。新妈妈不仅不能节食，还要多吃营养丰富的食物，每天必须保证摄入2800千卡的热量。

不宜久喝红糖水 产后适量喝红糖水，对新妈妈和婴儿都有好处。新妈妈分娩时，精力和体力消耗非常大，加之又失血，产后还要给婴儿哺乳，因此，需要碳水化合物和大量的铁质。红糖不但能补血，又能提供热量，是妈妈的补益佳品。许多孕妇以为喝得越多越好，所以饮用很长时间，甚至长达1个月。但是久喝红糖水对新妈妈子宫复原不利。在产后10天，恶露逐渐减少，子宫收缩也恢复正常，但若喝红糖水时间过长，会使恶露血量增多，造成新妈妈继续失血，因此，引起贫血。新妈妈产后喝红糖水的时间，应以7～10天为宜。

不宜多吃鸡蛋 有的新妈妈为了加强营养，分娩后和坐月子期间，常以多吃鸡蛋来滋补身体的亏损，甚至把鸡蛋当成主食来吃。吃鸡蛋并非越多越好，吃鸡蛋过多是有害的。

医学研究表明，分娩后数小时内，最好不要吃鸡蛋。因为在分娩过程中，体力消耗大，出汗多，体液不足，消化能力也随之下降。若分娩后立即吃鸡蛋，就难以消化，增加胃肠负担。分娩后数小时内，应吃半流质或流质饮食为宜。在整个产褥期间，根据国家对孕、新妈妈营养标准规定，每天需要蛋白质100克左右，因此，每天吃鸡蛋3～4个就足够了。研究还表明，一个新妈妈或普通人，每天吃十几个鸡蛋与每天吃3个鸡蛋，身体所吸收的营养是一样的，吃多了，并没有好处，而是带来坏处，增加肠胃负担，甚至容易引起胃病。

爱心TIPS

对于产后妈妈来说，油炸食物较难消化，也不应多吃。并且，油炸食物的营养在油炸过程中已经损失很多，比面食及其他食物营养成分要差，多吃并不能给新妈妈增加营养，倒是增加肠胃负担。所以，最好不要食用。

经典产后汤推荐

由于新妈妈在分娩的过程中要耗费大量体力，失血多、体质虚弱，所以在月子里补充体力、补血、储备营养成了当务之急。此外，为了能够让孩子得到最好的营养，催乳并调控乳汁质量也成了新妈妈选择食品的原则之一。下面就向大家介绍三款经典产后汤的做法，以及营养价值细析。

鲫鱼汤

原料：鲫鱼1条、姜3片、大蒜1粒拍碎、小葱1棵切碎，油、盐、鸡精适量。

做法：将鱼收拾干净，沥干水分；锅内放油，烧热后在锅底转一圈，然后将鲫鱼放入锅中煎一下；煎到鱼肉变色后，加入适量的水；盖锅盖，大火煮沸后改中火炖20分钟，汤就成白的了；在要出锅时，调入适量盐和鸡精，炖2分钟就可以起锅了；如果喜欢，此时可以撒点葱花、香菜末等，味道更美。

鲫鱼汤促进泌乳：产后喝点鲫鱼汤，对于有效疏通乳腺管，促进泌乳、减轻乳胀，提高母乳喂养信心，的确会有不错的效果。

鲫鱼豆芽汤

原料：鲜鲫鱼1条，黄豆芽30克，通草3克，精盐些许。

做法：将鱼去鳞及内脏，加入豆芽、通草用水炖煮，鱼熟汤成后去豆芽、通草。喝其汤，也可食鱼肉。

老母鸡汤，产后不宜马上喝。母鸡性味甘温，能温中健脾、补益气血。但是，产后马上喝鸡汤并不好。因为母鸡卵巢中含有一定数量的雌激素，如过早食用鸡汤，会使新妈妈血液中的雌激素水平上升，抑制催乳素发挥作用，造成新妈妈乳汁不足甚至无奶。所以最好在产后5~7天时再喝。

黄芪炖鸡汤

原料：黄芪 50 克，枸杞 15 克，红枣 10 个，母鸡 1 只（1000 克左右），生姜 2 片，盐、米酒适量。

做法：黄芪、枸杞、姜片放滤袋内，母鸡洗净，煮烫、切块，与红枣一起放进锅里。加入清水，小火炖焖 1 小时后加盐、米酒即可食用。

小米粥增进食欲，小米属于粗粮，含有丰富的 B 族维生素，以及纤维素、胡萝卜素、铁、锌等。食用后能刺激肠蠕动，增进食欲。小米与富含维生素 C 和铁的红枣同时食用，可以说是新妈妈最好的补品。不过产后也不能完全以小米为主食，否则会缺乏其他营养。

爱心TIPS

在煎鱼之前，如果用姜片在锅底擦一遍，煎鱼时，鱼便不会烂，这是一个小巧门哦！

产后妈妈喝汤有讲究

汤在产后妈妈的饮食里尤为重要。无论从宝宝健康方面，还是从产后妈妈身体恢复，都需要一些多水食物，因此，汤便成了产后家庭最好的选择。一些家庭为了能够让新妈妈尽快下奶，会特别炖一些营养丰富的汤。这不但可以给产妇增加营养，促进产后的恢复，同时可以催乳，使婴儿得到足够的母乳。但是很多人不知道喝汤也有一些讲究。

产后喝汤要适量　有的人在产妇刚刚结束分娩后，就迫不及待地给产后妈妈喝大量的汤，希望奶早点下来。其实，这种做法并不科学。从宝宝方面来看，此时宝宝刚刚出生，胃肠容量小，而且还不适应吸奶的进食方式，因此吃的乳汁会比较少。如果此时硬要宝宝吃大量的奶，极有可能造成宝宝消化不良，或厌奶情绪，不利于宝宝成长。

从产后妈妈这方面说来，此时妈妈的乳头还比较娇嫩，宝宝吃不下的奶淤积在乳房中，导致乳房胀痛、乳头破损，一旦被细菌感染，就会引起急性乳腺炎，乳房出现红、肿、热、痛，甚至化脓，增加了产妇的痛苦，还影响正常哺乳。因此，产妇喝汤，一般应在分娩一周后逐渐增加。以适应孩子进食量渐增需要。

产后汤非越浓越好　大部分人认为，给产后妈妈喝的汤，当然是越浓，营养越丰富，以至于在给产妇做含有大量脂肪的猪脚汤、肥鸡汤、排骨汤时，也将汤煮的很浓。事实上，这种做法是十分不科学的。因为产妇吃了过多的高脂肪食物，会增加乳汁的脂肪含量，婴儿对这种高脂肪乳汁不能很好吸收，容易引起腹泻，损害婴儿身体健康。而从产妇方面说，高脂肪的食品，有可能加重产妇消化不良、食欲不振的症状。

由此看来，产后汤并非越早越好，越浓越好，产后妈妈要及时注意自己的饮食。

爱心TIPS

产妇吃过多高脂肪食物，很少吃含纤维素的食物，会使身体发胖，易失去体型美。而产妇应多喝一些含蛋白质、维生素、钙、磷、铁、锌等较丰富的汤，如精肉汤、鲜血汤、蔬菜汤和水果汁等以满足产妇和婴儿的营养需要。同时，还可防治产后便秘。

月子进食细解

在饮食方面的改变，逐步地进行改变是很重要的。新妈妈可以在每今星期中，逐渐地进行改变。如果发现这些改变很困难，可以用更多的时间来调适，然后再进行其改变。以下的建议或许你愿意尝试。

第一个星期 以全麦面包取代白面包；以烤的方式取代煎、炸的方式。

第二个星期 以新鲜的水果代替含糖的点心；以低脂乳品取代奶油。

第三个星期 试着在烘豆时，不要加入盐或糖；以半脱脂奶粉取代全脂牛奶。

第四个星期 购买罐头天然果汁，以取代糖浆，如此可减少糖分的摄取量；减少红肉的摄取量，多吃鱼与鸡肉。

第五个星期 早餐的麦片改为高纤维麦片；烹调时，不要加盐。

第六个星期 多摄取蔬菜，同时减低红色肉类的摄取量；减少食谱中糖分的含量，并以全麦面粉代替白面粉。

总之，产后妈妈要合理安排饮食，要注意多补充一些维生素、纤维素，少进食一些糖、盐类。另外，饭菜要细软，注意不要太油腻。

爱心TIPS

蛋白质食物在经过人体消化后，会变成小分子的氨基酸，有滋养并修补细胞的功能，因此，在坐月子期间多吃含优良蛋白质的食物，可以让伤口愈合得更快，使器官功能恢复正常，并有助于体力复原。

"晒晒"产后妈妈最有益食物

随着产后妈妈身体的逐渐恢复，产后妈妈的消化功能逐渐旺盛，身体表现出虚弱的状态来，是进补的好时期。然而，对于身体刚刚经受重大创伤的产后妈妈来讲，大补食材并不是最佳的选择。相反，那些温和的，常见的食品反而是产后妈妈最好的进补食品。

小米　小米含丰富的维生素 B_1 和维生素 B_2，能够帮助产妇恢复体力，刺激肠蠕动，增进食欲。但是专家提醒，小米粥不宜太稀薄，而且在产后也不能完全以小米为主食，以免缺乏其他营养。

鸡蛋　产妇多吃鸡蛋，是中国一直流传的传统。而现代医学也认为鸡蛋营养丰富，蛋白质含量高，而且还含有卵磷脂、卵黄素及多种维生素和矿物质，容易消化，是适合产妇食用的佳品之一。鸡蛋虽好，但也不是吃得越多就越好，每天保持4～6个就可以了，过多则易引起产妇不容易消化。

各种汤品　产妇出汗多，以及需要乳汁分泌，因此，产妇要多喝汤。而鸡汤、鱼汤、排骨汤含有易于人体吸收的蛋白质、维生素、矿物质，而且味道鲜美，可刺激胃液分泌，提高食欲，还可促进泌乳，是产妇比较好的进补品之一。

红糖　红糖中含有的葡萄糖以及铁，是产妇产后最需要的营养物质之一。另外，红糖中含多种微量元素和矿物质，能够利尿、防治产后尿失禁，促进恶露排出，红糖还有生乳、止痛的效果，所以产妇饮服红糖后，会使产妇全身温暖。但在食用红糖时应注意，产后初期忌红糖，最好在分娩后7天以后再食用。

海带　海带中含碘和铁较多，碘是制造甲状腺素的主要原料，铁是制造血细胞的主要原料，产妇多吃这种蔬菜，能增加乳汁中的含量。新生儿吃了这种乳汁，有利于身体的生长发育，防止因此引起的呆小症。

爱心TIPS

产后妈妈营养的好坏，直接关系到产后妈妈自身身体康复以及婴儿的健康成长。而由于时代的变迁，生活水平的提高，从古代沿袭下的产后妈妈的营养补充法，并不一定适合现代产后妈妈。所以，不要一味信赖老人的说法，产后妈妈应多学习现代产后调养技巧。

产后妈妈按需进补有诀窍

由于妊娠和分娩，特别分娩时引起的创伤和出血，以及产程中的子宫收缩和用力，使新妈妈消耗了很大的体力，身体变得异常虚弱，机体抵抗力也明显下降。因此，如果产后不及时补充足够的高质量营养，就会影响新妈妈身体的恢复。同时，新妈妈还要担负起新生儿哺乳的重任，新妈妈营养的好坏，对新生儿的发育和健康直接相关。所以，必须对产后的营养予以高度重视。产后妈妈都有哪些营养需要呢，听专家们一一道来。

气血补 新妈妈一般在分娩后都有不同程度的气血亏损，表现为无力、头晕、目眩、面色苍白、唇淡、心慌气短。产后五日，可用适量当归、黄芪、党参炖全鸡、全鸽，连同内脏食用，食用时可加糖。连食数日，效果很好。

催奶补 如鸡汤、鱼汤、鲫鱼汤，炖猪蹄（或牛、羊蹄），猪肝、牛肝等动物肝脏，花生米、大豆、酵母、果仁等。这些食品既含大量的蛋白质、铁质和维生素A，又能起到催乳增乳的作用。

盐补 有人说新妈妈在月子里不能吃盐，所以饭菜、汤里一点盐也不放。事实上，这样做只会适得其反，盐对新妈妈是很有益处的。由于产后出汗较多，乳腺分泌旺盛，体内的盐很容易随着汗水流失，因此适量地补充盐分有助于产后体力的恢复。

水补 女性分娩后，除了生殖系统变化之外，心血管系统、内分泌系统、泌尿系统都会有相应的改变。同样，消化系统也有一些特殊的变化。比如产后最初几天常常感到口渴，食欲不佳，这是由于胃液中盐酸分泌减少、胃肠道的肌张力及蠕动能力减弱的缘故。因此在月子中补充大量的水分变得尤为重要。补水不一定只喝白水，果汁、牛奶、汤等都是较好的选择。水分的补充有助于缓解疲劳，排泄废物，使乳汁充足，好处多多。

爱心TIPS

新妈妈不应当简单地增加饮食的量，而更应当注意饮食的质。含动物性脂肪的黄油、猪油都是增加热量的食品，炒菜时应尽量使用。同时黄油、猪油还含有丰富的维生素 A 和 D。

常见月子滋补食品有哪些

新妈妈营养是指分娩期与产褥期的营养。妇女生完小孩后，身体比较虚弱，还要哺育新生儿，这时需要摄取大量的营养成分以补充怀孕和分娩时的消耗及生殖器官的恢复，以及分泌乳汁，保证新妈妈和婴儿的健康。跟我国居民的传统习惯，大多数人们多给产妇食鸡蛋、红糖、小米粥、木耳、鸡汤、鱼汤、肉汤、芝麻等食品，这是符合营养原则的，如果这些食品调配适当，应该说能满足新妈妈的每日营养需求量。

鸡蛋　鸡蛋的营养价值很高，含蛋白质丰富且吸收利用率最高，还含有脂肪、卵磷脂、卵黄素、钙、铁及维生素 A、维生素 B、维生素 D 等，脂肪极易被人体消化吸收和利用，并且卵磷脂和卵黄素在维护神经系统的健康中发挥重要作用。因此，新妈妈多吃鸡蛋，有助于体力恢复健康、促进分泌乳汁，对婴儿的生长发育大有好处，但是要注意适量，不要吃得过多。如过多进食鸡蛋，会使体内蛋白质过剩，增加机体负担，诱发其他营养素缺乏，导致机体生理功能失调，结果也会引起多种疾病。

小米　与大米相比，小米中铁、维生素 B 的含量要高出 1 倍至数倍，纤维素也高出 2 倍以上，因此，新妈妈适量进食小米粥有助于体力的恢复。

芝麻　芝麻富含蛋白质、脂肪、钙、铁、维生素 E 等营养素，并且黑芝麻又明显高于白芝麻。在制作新妈妈食品时，使用适量的芝麻可改善和提高膳食的营养质量。

除此之外，由于新妈妈的基础代谢较高，易出汗和分泌乳汁，需水量高于一般人，因此，新妈妈多喝一些汤是有益的。

爱心TIPS

孕期患有妊高症的新妈妈，产后饮食要控制盐的摄入，以便使血压尽快恢复到正常。有便秘的新妈妈，应增加蔬菜、水果的食入，每日清晨喝一杯淡盐水或热牛奶对便秘有效。有发胖趋势的新妈妈应控制糖、脂肪的摄取。

产后"大补"有原则

十月怀胎大大的损耗了妈妈的身体，伤了新妈妈的元气，所以新妈妈要趁着坐月子这段时间好好地补充一下营养，以使身体尽快地复原。因此，月子里的调养对于每个新妈妈未来的健康都至关重要。如何建立身体内部环境的新秩序，重新储备营养，是每个新妈妈都要面对的问题。这并不意味着一定非要大补，补不好不但对健康有害，而且还会让自己变成"肥婆"。那么怎么才能补得恰到好处呢？

宝宝的需要也是你的 产后你还有一个最重要的任务就是给宝宝喂奶，要知道宝宝所有营养的来源就是你的乳汁了，所以你应当多吃一些能够促进乳汁分泌，含有大量维生素、铁等微量元素的食品。由于宝宝骨骼和牙齿生长需要大量的钙，你还应该多喝牛奶和骨头汤以补充钙元素。另外，尽量少吃辛辣的食品，洋葱味、大蒜味都会进入乳汁中。如果味道特别强烈，宝宝有可能会拒绝吃奶。

"大补"没必要 完全没有必要按传统的说法那样"大补"，只要饮食合理、营养丰富就可以，过度的加强营养只会造成体重的增加，太多的补品不仅妈妈的身体承受不了，大量的营养还会进入乳汁中，影响宝宝的内分泌等功能。

不挑食比"大补"更重要 虽然每个人的情况不完全相同，但产后新妈妈应大致比怀孕前的饮食量增加30%左右为好。无论你产后怎样繁忙，也要按时吃饭，菜谱要考虑营养均衡，尽量不挑食。主食要比怀孕晚期增加一些，还要多吃蛋白质和蔬菜。

爱心TIPS

最适合新妈妈吃的菜。新妈妈因为分娩丢失了一部分血液，消耗了一定的元气，生殖器官也需要修复。因此，除了多吃些肉、蛋、鱼等食品补充蛋白质外，还要多吃一些蔬菜，用来补充维生素、铁等营养元素。

月子补血活血最重要

产后妈妈经历分娩，元气大伤，体内会有部分血液淤积，因此，进补的首要目的要补血活血。日常生活中常见的补血活血食物有红糖、花生、鸡蛋、莲藕排骨、菠菜等。

红糖 又名黑糖、赤砂糖，其性温，味甘，是一种未经提炼的糖。据分析，每100克的红糖含钙90毫克，是白糖的3倍；含铁4毫克，为白糖的3倍。此外，还含有核黄素、尼克酸以及锰、锌、铬等微量元素。红糖有祛风散寒、补血、活血化淤、镇痛、健脾暖胃化食、利尿的作用。在月子里，新妈妈怕受寒着凉，红糖可以祛风散寒；新妈妈失血过多，红糖可以补血；产后瘀血导致的腰酸、小腹痛、恶露不净，红糖具有活血化淤和镇痛的作用；新妈妈活动少，容易影响食欲和消化，红糖有健脾暖胃化食之功；红糖还具有利尿作用，可使新妈妈排尿通畅。

鸡蛋 鸡蛋黄中含有多种营养物质，其中所含的铁质，对贫血的新妈妈很有疗效。

莲藕排骨 莲藕排骨汤具有缓和神经紧张的作用，可治疗坐月子期间的贫血症状。

花生 能养血止血，可治疗贫血出血症，具有滋养作用。

菠菜 含有丰富的铁质，具有补血的作用，新妈妈要多吃。菠菜除含有铁质外，还有丰富的维生素A、B、C、E及造血所需的叶酸，是坐月子不可缺的蔬菜。中医称其能清热消渴、补肝明目、养血止血、治疗便秘、口干、头昏眼花等症状。

爱心TIPS

除了以上食物外，产后妈妈可以多利用酒的活血作用。如用酒兑水擦洗身体，或者料理菜肴时，适当加一些。

月子进补方方面面

产后妈妈在月子期间，身体各方面都会出现疼痛症状，这给产后妈妈带来很大的苦恼。下面就针对产后妈妈易出现的病痛，来进行针对性的食补吧！

治疗腰酸背痛的食物 猪腰有强化肾脏、促进新陈代谢、恢复子宫机能、治疗腰酸背痛的作用。

宁心安神 猪心有宁心安神之功效。

强健骨骼 芝麻含钙高，多吃可预防钙质之流失及防便秘。

治疗忧郁症的食物 干贝有稳定情绪的作用；金针的铁的含量是菠菜的数倍，又有许多纤维质，可以促进新陈代谢，并有镇定的作用。

使眼睛明亮的食物 胡萝卜是一种很好的蔬菜，含胡萝卜素、维生素A、B、C，血压低、贫血、容易疲劳、眼睛不好的新妈妈要特别多吃。猪肝含有丰富的维生素A、B、C，能使眼睛变得明亮。

预防便秘的食物 西芹富含纤维质，多吃可预防新妈妈便秘。

改善肌肉松弛的食物 黑豆含有丰富的植物性蛋白质及维生素A、B、C，对脚气浮肿、腹部和身体肌肉松弛者有改善功效。

改善产后虚弱的食物 海参是零胆固醇的食品，蛋白质高，适合产后虚弱、消瘦乏力、肾虚水肿及黄疸者食用；虾籽、鱼酱对需要哺乳的新妈妈而言，是最好的食物，不仅有开胃作用，还有增加气力、补充体力的作用。产后体力不佳的新妈妈应多食用；糯米性味甘、平，能补中益气，产后食用能帮助恢复元气；鲑鱼能止血活血，补气强筋骨，除风湿，适合产后服用；鸡肉具有补虚益气的功效，能补充体力，促进血液循环，对贫血和虚冷症的新妈妈特别有效。

促进食欲的食物 鸡胗具有促进胃液分泌、帮助消化作用，胃胀无食欲的新妈妈应多吃。

有利肝功能的食物 四季豆可促进胆汁的分泌，有利于肝功能运作。

爱心TIPS

除此之外，猪蹄能补血通乳，可治疗产后缺乳症；红豆能健脾利湿，散血解毒，多食能瘦人，适用于产后缺乳及恢复身材的作用；百合补虚润肺、镇咳止血、宁心安神，有滋补养神、美肌催奶等作用。

产后妈妈补铁很重要

缺铁是贫血的主要因素 身体血液处于不断更新中，而铁元素是身体制造血红蛋白的主要原料，人体内66%的铁存在于血红蛋白中，而剩下的33%贮存于肝、骨髓及小肠上皮细胞内。产后妈妈由于分娩，流失了大量的血液，因此，补血成为产后必要的措施。由于产后铁不足发生缺铁性贫血最为常见。为了满足产后妈妈自身及宝宝生长发育的需要，产妇在产后需补充足够的铁。

如果没有补充足够的铁，产后妈妈生理性贫血会加重，将会出现贫血症状，如头疼、头晕、耳鸣、目眩、疲倦、乏力、记忆力减退，严重的可引起贫血性心脏病，甚至心力衰竭；对出血耐受性差，易休克，产后抵抗力低，易感染等症状。

含铁的食物 为避免产后贫血给妈妈带来的危害，其实从怀孕早期起就应该注意补充铁元素，而在产后更应有意识地增加含铁食物的摄入，预防缺铁性贫血。含铁量较高的食物有糙米、小米、玉米、燕麦；豆类中有绿豆、紫芸豆、黑芝麻；蔬菜中有菠菜、芹菜叶、土豆等；动物的肝脏，尤其猪肝、鸭肝含铁较多；菌藻类有紫菜、海带、发菜、口蘑、黑木耳；海产品有海蜇皮、海蜇头、虾米、虾皮等。如果产后妈妈注意饮食多样化，不挑食，每天均能摄入足够量的铁。另外，用铁锅炒菜也可补充一些铁。

爱心TIPS

总之，铁的来源是多方面的，适当的饮食搭配，注意食品的质和量，即可摄入足量的铁。

产后妈妈补钙小策略

产后妈妈极容易落下腰疼、腰肌劳损、关节疼痛等病症，多少年来，妈妈们一直都默默承受着这些“月子病”带来的伤痛，但却一直不知原因。其实，这主要是由于产后妈妈在胎生期缺钙的缘故。

产后需要及时补钙 女性经过分娩后，体内雌激素水平下降，泌乳素水平提高，因此，在月经未复潮前骨更新钙的能力较差，乳汁中的钙往往会消耗过多体钙。这时，如不补充足量的钙就会引起腰酸背痛、腿脚抽筋、牙齿松动、骨质疏松等。如果缺钙严重，还会导致婴儿发生佝偻病，影响婴儿牙齿萌出、体格生长和神经系统的发育。

经过营养协会确定，产后妈妈，特别是哺乳妈妈，每天大约需摄取1200毫克钙，使分泌的每升乳汁中含有300毫克以上的钙。

产后妈妈补钙有方 钙对产后妈妈以及婴儿有重要作用。可是产后妈妈该如何补充钙质呢？看看下面专家的意见吧！

首先，产后妈妈需要改变传统的“坐月子”习惯，分娩后10天，就应该多参加户外活动，晒晒太阳，以防止自身骨量流失，引发骨质疏松。其次，建议产后每天喝奶至少250毫升，以补充乳汁中所需的300毫克的优质钙。如果对乳糖不耐受，可适量饮用酸奶。再次，每天的饮食要多选用豆类或豆制品，一般来讲摄取100克左右豆制品，就可摄取到100毫克的钙。同时，多选用乳酪、海米、芝麻或芝麻酱、西兰花及羽衣甘蓝等，保证钙的摄取量至少达到800毫克。

当然，由于食物中的钙含量不好确定，所以最好在医生指导下补充钙剂。这样，便可清楚自己是否补足了钙。

爱心TIPS

产后妈妈缺钙，不仅直接影响自身身体健康，还可能导致宝宝缺钙。因为，产后妈妈身体缺钙后，直接导致结果便是奶水缺钙，从而进一步导致处于哺乳期的新生儿先天性缺钙，为母子将来高发的骨质疏松患病率埋下隐患。因此，产后妈妈应及时关注自身钙质补充情况。

产后妈妈食补有窍门

众所周知，产后妈妈进补是产后妈妈身体恢复的必然选择，而且这也是产后妈妈改变体质的最佳机会。但是你知道吗，产后妈妈进补的要点是：

食品"补"的程度应与恶露的排出量成反比，即恶露排出量多时，应弱补；当恶露的排出量少时，应强补。

食补的内容适宜最重要，无须大吃特吃，影响肠胃消化；三餐主食配以点心即可，也可采取少食多餐。

阶段性食补，依时间调理饮食为重点。可将产后妈妈月子期分为排泄、收缩、恢复三个时期，不同的时期进补食物也不同。排泄期：吃麻油猪肝和乌子鱼，因其有破血排毒的功效，可将子宫里的恶露排出；收缩期：吃麻油猪腰配杜仲粉，可收缩骨盆与收缩子宫、脊椎；恢复期：吃麻油鸡热补，以活化内脏细胞补充元气及奶水。

注意黑芝麻、老姜、米酒在月子食补中的重要作用。黑芝麻油具有补中益气、滋养五脏的功效，大量的不饱和脂肪酸可去除胆固醇，丰富的前列腺素还能抗衰老。和老姜炒热后，有祛寒保暖、加强新陈代谢、活化内脏、预防子宫动脉硬化阻塞之功效。而老姜本身则有利尿与促进食欲等作用。至于米酒则是具有催化的作用（不宜用其他酒类），所以怕酒者可以用半水半酒替代，或是细火慢炖将酒精蒸发掉。

肉类的麻油炖品以鸡最为适宜，因其热量与脂肪较少，又富含修补身体组织所需的蛋白质，以及多元不饱和脂肪酸，不仅可增加新妈妈的抵抗力，还可促进乳汁的分泌。

素食者可以用五谷类、豆类、面筋类、黄豆类、核果类及种子、蔬菜、根茎类等六大类素食，取代猪肝、腰花和鸡，与麻油、老姜、米酒一起炖煮，但每日应食用三五种以上的素食，且六大类混合食用。

如果有的妈妈饮酒过敏，可以米酒 100 毫升加炒过的盐 10 克擦患部，即可获得改善。

爱心TIPS

素食的新妈妈易缺乏维生素 B_{12} 铁和钙，应注意适量补充。其中铁质可由干豆类（黄豆、红豆、黑豆）、干果类（红枣、黑枣）与坚果类（杏仁、腰果、核桃）中摄取，而牛奶、胚芽米、全麦、深色蔬菜中则含有丰富的钙。

产后妈妈滋补不宜过量

女性在分娩后，适当进行营养滋补是有益的。因为，一来这样可以补充新妈妈的营养，有利身体的恢复。二来，适当的进补可以让产后妈妈有更充足的奶水，以哺乳婴儿。然而，任何事情都要有度，产后妈妈滋补也是如此。如果滋补过量，对产后妈妈来说，却是有害无益的。

滋补过量容易导致过胖 产后妈妈过胖会使体内糖和脂肪代谢失调，引起各种疾病。调查表明，肥胖冠心病的发生率是正常人的 2 ~5 倍，糖尿病的发生率可高出 5 倍。这对现代女性以后的健康影响极大。

妈妈补过量，宝宝变肥胖 新妈妈营养太丰富，必然会使奶水中的脂肪含量增多，如果婴儿胃肠能够吸收，也易造成婴儿肥胖，并易患扁平足一类的疾病；若婴儿消化能力较差，不能充分吸收，就会出现腹泻，长期慢性腹泻，还会造成营养不良。

另外，婴儿因受母亲奶水脂肪含量过多的影响，还会使婴儿发育不均，行动不便，成为肥胖儿，对其身体健康和智力发育都不利。

产后妈妈滋补应注意 一般说来，分娩后 1 ~3 天，应吃容易消化、比较清淡的饭菜，如煮烂的米粥、面条、新鲜瘦肉炒青菜、鲜鱼、鲜蛋类食物，以利消化和补充营养。新妈妈分娩三天后，就可以吃普通的饭菜了。可比正常人的饮食好一些，多吃点肉、青菜和油类，以利健康和生乳，但不要饮酒和吃辛辣食品，如辣椒、芥末、生姜等。

还要注意饮食卫生，以免患胃肠传染病。同时，可根据情况和新妈妈的爱好随时调节饮食，如果新妈妈发生便秘时，可多吃些水果和新鲜的蔬菜；如患有贫血，可多吃些动物的肝脏，以补充铁质。

爱心TIPS

中医认为，产后宜温不宜凉，温能促进血液循环，寒则凝固血液。在月子里身体康复过程中，有许多余血浊液需要排出体外，产伤亦有瘀血停留，如食物中加用少量葱、姜、蒜、花椒、辣椒粉及料酒等多性偏温的调味，有利于血行，有利于血淤排出体外。

麻油、姜、米酒水——月子补身“三剑客”

对于产后妈妈来说，产后进补应以热补为主。因此，产后调理的食物，都应用麻油炒老姜为主料，再把其他材料，如猪肝、猪腰、鸡肉等放入一起烹调。每一道食品都要先将老姜爆成浅褐色后，才会对人体产生温和的作用。

老姜的作用是刺激内脏，使其活化，所以会从身体内部暖和起来，此一种相乘作用，使产后疲劳的身体及内脏活化。同时，在烹调产后调养品时，米酒是不可缺的，因为加了它可增进新妈妈的血液循环，并且能把怀孕中积存的老废物从体内排出。

麻油 选用低温烘焙的胡麻油，才不会太燥热，火气大，对新妈妈恢复健康才有帮助。胡麻油中含有大量的多元不饱和脂肪酸，而不饱和脂肪酸已被认为是构成细胞不可缺的因子，可以预防血管硬化或老化现象，促使子宫复原；但多元不饱和脂肪酸在高温下容易裂解，所以最好以低温来烹煮。

老姜 将老姜切成薄片，爆成浅褐色后方可使用。因为爆透的老姜会对人体产生温和作用，并且会刺激体内脏器，使身体从内部暖和起来，不至于造成口干舌燥、痔疮、咳嗽等现象。此外，姜还具有健胃矫味的作用，可以增加食欲、促进新陈代谢，治疗呕吐、咳嗽及头痛等。

米酒水 坐月子料理中，米酒水是不可缺少的。米酒除了能活血化淤，把怀孕中积存的废物从体内排出外，对于分泌乳汁也有很大的帮助。

爱心TIPS

注意：米酒的酒精浓度为22%，而酒精1克可提供(7大卡)的热量，能供给不少于人体所需的热量，促进新妈妈血液循环。

夏天炎热，此时“坐月子”的妈妈容易心烦气躁，不爱进食，因此，需要一些清凉解暑的食物来帮助。

清凉银耳羹

准备银耳、红枣、冰糖、糖桂花；将银耳发好洗净；将银耳煮烂，加入冰糖、红枣、桂花即可。

此品清凉爽口，滋阴补阳，同时红枣又有补血的作用，非常适合心烦气躁的产后妈妈。

蜜汁凉桃

准备大桃、白糖、桂花；将桃去核，去皮，放入碗内加糖蒸20分钟凉后放温；将糖、清水、桂花熬成粘汁，放入冷藏层8分钟；然后将糖汁浇在蒸好的桃上即可。注意糖汁不可放的太凉，最好让产后妈妈稍微有点凉的口感即可。

桃中含有丰富的维生素，有利于产后妈妈调节消化系统。

烩果羹

准备百合20克、莲子30克、薏仁米50克、青梅20克、瓜条30克、葡萄干30克、樱桃20克、桂圆肉20克、小枣30克、京糕10克、白糖250克、桂花适量；将百合用温水泡开，切大片；青梅切十字刀；瓜条切小丁；小枣拍松去核；京糕切丁；将薏仁米上屉蒸熟；莲子去皮去心，上屉蒸熟；锅中倒入开水加白糖，将煮开，用水淀粉挂芡；将桂花放入盆内，倒入水果羹，撒上京糕即可。

如此丰富的食物品种，且清爽可口，产后妈妈一定喜欢！

桂花甜核桃水

准备核桃500克、白糖适量，桂花、湿淀粉少许；将核桃放在蒸锅内蒸15分钟，除去硬壳，取核桃肉放在热水中浸泡，剥去仁衣，将核桃肉用小磨磨成汁，过滤；将核桃汁倒入锅内，加白糖、清水烧沸，加湿淀粉，撒上桂花即可。

核桃有特别的脂肪酸，多吃可以促进宝宝大脑发育。

爱心TIPS

夏天常使人食欲减退，产后妈妈应多吃菜和水果，少吃辛辣刺激物。可多饮开水，但也不要贪吃冷饮，避免过冷伤胃；同时要注意饮食卫生，不吃变质食物及剩菜、剩饭，以防痢疾、肠炎及食物中毒。

产后妈妈经典食谱推荐

扣烧羊肉

准备熟酱羊肉250克、冬笋5克、青蒜10克、淀粉25克、菜油、酱油、葱、姜和高汤适量；将熟酱羊肉斜刀切成大块，放入盘中入笼蒸透；将冬笋洗净，切成小薄片；青蒜洗净，切成1厘米长的段；葱和姜洗净切丝；取一碗放入高汤、料酒、酱油、葱丝、姜丝、冬笋片、青蒜段，水淀粉调成芡汁；锅置火上，倒入菜油烧热，将蒸透的熟肉放入略炸，捞出控油；将油倒出，锅置火上，把调好的芡汁倒入搅匀，开锅后端下；炸过的热肉切成条状，先取一半放入盘中，将锅内一半芡汁烧在上面，再将另一半熟肉覆盖在芡汁上面，最后将锅内剩下的芡汁浇上即可。

此菜含有丰富的优质动物蛋白质和脂肪，还有多种维生素和矿物质，有益于产后妈妈尽快恢复，但要注意少吃。羊肉可以多做汤，尽量少烧制。

栗香鱼肚

准备板栗肉150克、鱼肚100克、葱、姜、白糖、醋、盐、味精、面粉各适量；将水发鱼肚洗净晾干，粘面粉放油锅炸黄捞出；煸香葱、姜；栗肉切碎放油锅中翻炒，倒入盐、醋、味精、白糖，即可食用。

此菜简单方便，营养丰富，十分适合产后妈妈的营养需求。

美味荷包蛋

准备鲜鸡蛋8个、豆油115克、酱油、白糖、醋、葱末、姜末各适量；把酱油、白糖、醋放在碗内，兑成糖醋汁；把鸡蛋打散放在一碗中，备用；锅内放油，烧热，把小碗里的鸡蛋放入勺中，煎至呈淡金黄色时把鸡蛋翻过来，用筷子夹住鸡蛋一小半，即成荷包形状，待鸡蛋全部煎好后，一起放入炒勺中，撒入葱、姜末，再把糖醋汁泼入勺中烹一下，轻轻翻两个个儿，即可出勺。

此菜形如荷包，酸甜味美，营养丰富，一定能符合产后妈妈的口味。

爱心TIPS

产后妈妈在增加营养的同时，也要注意日后体形的恢复。高热量、高脂肪的食谱，可以适当接触，但最好不要多吃。

产后妈妈味精、人参、红糖禁

在分娩后，产后妈妈终于在经历了十月怀胎后，完成了任务。本以为，身体的环境骤然回到孕前，从此孕期一些禁忌该解除了，谁知身体情况却依然不允许产后妈妈，像孕前一般饮食。

味精禁 一般而言，成人吃味精是有益无害的，但是对产后新妈妈则不同。因为，产后妈妈的营养直接影响着婴儿的健康，特别是12周内的婴儿。如果乳母在摄入高蛋白饮食的同时，又食用过量味精，则不利。

因为味精内的谷氨酸钠对婴儿，尤其是12周内的婴儿发育有严重影响，它能与婴儿血液中的锌发生特异性的结合，生成不能被机体吸收的谷氨酸，而锌却随尿排出，从而导致婴儿锌的缺乏，这样，婴儿不仅出现味觉差、厌食，而且还可造成智力减退，生长发育迟缓等不良后果。

人参禁 中医认为，人参大补。因此，很多家庭想用人参的大补作用，来补充产后妈妈的体虚，但事实上，产妇急于用人参补身子是有害无益的。

因为人参含有多种有效成分，这些成分能对人体产生广泛的兴奋作用，其中对人体中枢神经的兴奋作用能导致服用者出现失眠、烦躁、心神不安等不良反应。而刚生完孩子的产妇，精力和体力消耗很大，十分需要卧床休息，如果此时服用人参，反而因兴奋难以安睡，影响精力的恢复。人参是补元气的药物，服用过多又促进血液循环，加速血的流动。这对刚刚生完孩子的产妇十分不利。

红糖禁 红糖营养丰富，释放能量快，营养吸收利用率高，是产后温补的重要食物。但是，产妇切不可因红糖有如此多的益处，就一味多吃。因为过多饮用红糖水，会损坏牙齿。红糖性温，如果产妇在夏季过多喝了红糖水，必定加速出汗，使身体更加虚弱，甚至中暑。

爱心TIPS

产妇忌急于服用人参，但并不是说产妇不能服用人参。产妇分娩7天以后，产妇的伤口已经愈合，此时服点人参，有助于产妇的体力恢复。但也不可服用过多。此药属热，会导致产妇上火或引起婴儿食热。

每个女人都希望能获得一个健康、可爱的宝宝,同时也希望生育不要在自己的身体上留下任何痕迹,或者借由怀孕能够减肥到自己希望的身材。为此,产后妈妈不得不忍受好吃东西的诱惑,“做运动”或“不做运动”的折磨。其实,最有效的方法,往往在自己身边,而产后妈妈却不知。下面就教你,合理调节饮食,制造火辣身材的方法。

钙质要足够 坚持每天喝2杯牛奶,牛奶中的营养使得产后妈妈喝后容易产生饱腹感。同时它还不易引起产后妈妈发胖,营养物质也比较丰富。

每天至少吃5两深绿色蔬菜 深绿色蔬菜中富含膳食纤维、胡萝卜素、维生素C、钙、铁等营养素,如芥蓝、西兰花、豌豆苗、小白菜、空心菜等。最好在就餐时先吃这些食物,这样可以增加热量消耗。

每天3两主食不可少 不吃主食固然可消耗身体脂肪,但会产生过多代谢废物,对健康不利。所以产后妈妈最好要保证每天进食3两主食,而且其中最好有一种粗粮。粗粮可选择燕麦、玉米、小米、甘薯、豆子等。这些粗粮富含膳食纤维和B族维生素,吃后不仅让人不容易产生饥饿感,还不会吃得太多。

食物选择很重要 产后妈妈最好选择既有营养又可控制热量的食物,如多选低脂肪及低蛋白的食品,像豆制品、牛奶、鸡肉、鱼等;多选新鲜蔬菜、海藻。如果是同一类的食物,应该选择脂肪少、热能低的品种,如可用鸡肉代替猪肉。

菜蔬制作要“保鲜” 炒菜时注意尽量不要时间过长,以免水分流失。最好让菜肴保留较多的水分,这样可以增加菜肴的体积,吃进去能够起到更好的饱腹作用。

另外,很多想减肥的产后妈妈用大吃特吃水果的方式来满足食欲,这种方法大错特错。水果中含糖8%,有时糖含量可达到20%,香蕉中也含有很高的淀粉。因此,产妇每天吃水果的数量也要注意限制。数量最好控制在300克以下(去皮去核后),吃香蕉不应多于2根以上。

爱心TIPS

产后妈妈如果想保持好身材，最好多吃新鲜水果，少饮果汁。因为，吃水果的饱腹感要比喝果汁明显得多。提醒一点，有水果时最好不吃沙拉，水果拌上沙拉酱和糖就会热量大增。如果有新鲜水果，尽量不去吃干果，干果去掉水分后热量密度直线上升。

产后膳食科学搭配，营养多多

月子期间的饮食搭配应遵循以下3个大原则：

干稀搭配 每餐食物应做到干稀搭配。干者可保证营养的供给，稀者则可提供足够的水分。奶中含有大量水，乳母哺乳则需要水来补充，从而有利于乳汁的分泌；产后失血，亦需要水分来促进母体的康复；服用水分较多，可防止产后便秘。食物中干稀搭配较之于单纯喝水及饮料来补充水分要好得多。这是因为食物汤既有营养，又有开胃增进食欲之功，而单纯饮水则反而冲淡胃液，降低食欲。除食物汤外还可用果汁、牛奶、咖啡等。因此，一般提倡饮用汤和其他营养饮料，少饮白开水。

荤素搭配 从营养角度来看，不同食物所含的营养成分、种类及数量不同，而人体需要的营养则是多方面的，过于偏食会导致某些营养缺乏。一般的习惯是：月子里提倡大吃鸡、鱼、蛋，而忽视其他食物的摄入。产后身体恢复及哺乳，食用产热高的肉类食物是必需的，但蛋白质、脂肪及糖类的代谢必需要其他营养素的参与，过于偏食肉类食物反而会导致其他营养素的不足。就蛋白质而言，荤素食物搭配有利于蛋白质的互补。从消化吸收角度来看，过食荤食，有碍胃肠蠕动，不利消化，降低食欲，“肥厚滞胃”正是这个道理。某些素食除含有肉食类食物所不具有或少有的营养素外，一般多有纤维素，能促进胃肠蠕动，促进消化，防止便秘。因此，荤素搭配，广摄各类食物既有利于营养摄入，又能促进食欲，还可防止疾病发生。

咸淡搭配 一般认为，月子里饮食应以清淡为妙。此种观点并不正确。从科学角度讲，月子里的饮食应清淡适宜，即在调料上，如葱、姜、大蒜、花椒、辣椒粉、料酒等应少于一般人的量，食盐也以稍少放为宜，但并不是不放或过少。放各种调料除能增加胃口，促进食欲外，对新妈妈身体康复亦是有利的。

爱心TIPS

产后妈妈每日餐次应较一般人多，以5～6次为宜。这是因为餐次增多有利于食物消化吸收，保证充足的营养。产后胃肠功能减弱，蠕动减慢，如一次过多过饱进食，反而增加胃肠负担，从而减弱胃肠功能。如采用多餐制，则有利胃肠功能恢复，减轻胃肠负担。

产后妈妈水果、主食时尚搭配

传统观点认为，让女性在妊娠期间以及产后期间多吃水果，可以帮助女性皮肤白嫩，并且补充了维生素。事实上，在某种层面上，这种观点是正确的。因为以往人们生活水平不高，缺乏维生素，所以产后妈妈多吃水果后，有助于身体维生素的补充，对宝宝也很有益处。

不是全部水果都适合产后妈妈　随着现代生活水平的提高，产后妈妈的饮食营养丰富，进食过多的水果，会为肥胖和患糖尿病埋下隐患。一项调查也发现，产后糖尿病患者吃的水果比健康产后妈妈多很多。另外，产后妈妈身体情况很复杂，部分水果并不适合产后妈妈食用。如果产后妈妈没有注意，吃了一些凉性、泄性水果，将会造成严重后果。

另外，如果妈妈过度进食水果，并由此抛弃了主食，对产后妈妈的身体健康是非常不好的。

产后不可因“果”废“食”　除此之外，产后妈妈还要注意水果并不能代替主食。因为主食补充的是产后妈妈体内的碳水化合物含量，它不会在短期内快速升高血糖。而水果的进食恰恰相反，水果补充过多，会增加产后妈妈体内糖分的含量，促使高血糖的发生。因此，产后妈妈饮食还应以主食为主，每日定量进食水果。吃水果的时机也很重要，最好选在两餐之间吃，这样既不会使血糖太高，又能防止低血糖的发生。

同时，产后妈妈进食水果要注意多种水果的选择，不要单一的吃某种水果，以防止体内含糖量过多；另外，有温补作用的水果，如龙眼、荔枝、芒果等，最好不要食用，容易导致产后妈妈上火，加重便秘、烦躁等症状。而寒冷性的水果，如西瓜、柿子也要少吃，最好依自己的身体状况及喜好作适当调节，因为它们会导致子宫过度收缩。

总之，产后妈妈饮食要合理搭配，不能偏颇，最好以主食为主，适当进食水果，以保证饮食平衡。

爱心TIPS

产后妈妈每天吃水果最好别超过500克，如果有糖代谢异常或是糖尿病患者，水果进食量更要减半，建议最好等血糖控制平稳后再加水果。其次，如果喜欢吃香蕉、菠萝、荔枝、柿子之类含糖量较高的水果，就一定要少量。

产后妈妈每日食物构成与推荐品种和数量

在月子期间，新妈妈饮食全、鲜、营养是关键。全则是要求饮食品种要多样，这样产后妈妈才有可能尽可能多地获得营养；鲜，则是要求美味。因为产后妈妈多有食欲不振、消化不良症状，因此，美味的食品可以增加其食欲。营养则是产后妈妈饮食的第一必要需求。产后妈妈在分娩过程中，损失了大量能量，极需要在月子期间补充回来。

因此，在食物选择方面，妇女“坐月子”期间，要比平时多吃些动物性食品，如鸡、鱼、瘦肉、动物的肝脏、血等，豆类及其制品也是不可忽视的佳品，同时每日还不可缺少新鲜蔬菜，如吃甜食可用红糖。还要饮用适量的牛奶和吃适量水果，不要偏食。每餐要干稀搭配、荤素结合。

在食物烹调方面，应多选用带汤的炖菜，如炖母鸡汤、排骨汤、龟肉汤、牛肉汤、猪蹄汤等。如吃不到这些食物，也可选用鸡蛋汤、豆腐汤、青菜汤等，少吃煎、炸等不易消化的食品。

推荐的每日食物构成及数量：

粮食：大米、面粉、小米、玉米面、杂粮等450克

动物类食品：禽类（鸡、鸭肉等）、畜类（猪、牛肉等）、动物内脏等200克

鸡蛋：150克

烹调用油：豆油、花生油、香油等20克

牛奶或豆浆：250毫升

白糖：20克

芝麻：20克

蔬菜：450克

水果：100克

爱心TIPS

当然，这些数据只是专家建议食用量，在生活中可以适当加减，并不会影响身体健康。

过时的产后妈妈饮食理论大罗列

产后妈妈身体虚弱，对饮食要求比普通人更高，因此，更需要科学搭配膳食，以补充分娩生育，以及哺乳的体力消耗。

小米加红糖已过时 在我国曾经有月子不准进食鸡、鱼、虾及肉等一切荤食的传统，新妈妈在历经分娩、体力大消耗之后，还不得不每天以小米粥加红糖水度日。从一定角度上看，小米粥和红糖水确实是产后妈妈调整饮食的好食物。红糖水可以迅速补充产后妈妈由于分娩而流失的铁；小米粥可以帮助产后妈妈胃肠功能的恢复；但如果让一个普通人每日以红糖水与小米粥过活，连续一个月，也未免有些苛刻，何况身体虚弱的产后妈妈。

这样进食，不仅使得产后妈妈从饮食中摄入的热量不足，更严重的是缺乏蛋白质、脂肪、维生素和矿物质，这对新妈妈和婴儿都十分不利。

“坐月子”不能吃瓜果 在我国，有些地方不但不让新妈妈吃荤食，就连水果也不让吃。据说“坐月子”期间吃荤食和瓜果会使乳汁分泌停止，造成无奶。事实上，这是毫无科学根据的说法。但须注意的是，产后头几天，新妈妈胃肠功能尚未恢复正常，食物不能过于油腻，以清淡易消化而又营养丰富的食物为好。

科学膳食展示 产后24小时内，应吃流质或半流质饮食，如小米粥、大米粥、藕粉、鸡蛋汤、挂面汤、面片汤、馄饨、豆浆等。随着体力的恢复和食欲的增加，可吃些普通饮食，包括肉、蛋、鱼、乳、豆制品、新鲜蔬菜及水果，以促进乳汁的分泌。总之，产后要合理营养，膳食做到荤素搭配、干稀搭配、粗细粮搭配，满足机体对各种营养素的需要。

爱心TIPS

一般说来，新妈妈除了不生吃食物，不应吃特别冷、强烈刺激和特别难嚼的食物外，不需要忌口。

产后妈妈传统吃法大辩论

任何事物是辩证的，经验也一样。传统的“坐月子”方法中有很多讲究，如产褥期要吃麻油鸡、腰子、肝、枣、龙眼肉、四物等。其中有很多观点是合理的，如麻油中含有必须脂肪酸，鸡、肝、腰子均含有丰富的蛋白质、铁、维生素 B_1，这些都是造血的必要原料；而黑枣、龙眼肉、四物亦含有丰富的铁质，以至于剖宫产妈妈不宜加酒，酒会使伤口愈合缓慢等说法，都是合理的说法。

而忌食一切生冷，避免接触“风”、“凉”等说法，却有些不尽合理，也不科学。

“麻油鸡”的争论 月子期间到底需不需要吃麻油鸡，这是一个非常有争议的问题。医学专家是这样解释的，吃麻油鸡要看新妈妈的体质，依新妈妈的体质冷或热而有不同的吃法。平常身体较虚、体质冷的妇女，麻油鸡是很好的补品，可说是新妈妈恢复体力的最佳调养品；但对于体质燥热，容易口干舌燥、怕热的新妈妈来说，麻油鸡这类热性补品会使新妈妈“火气”上升，反而不利身体复原，应该少吃，或是麻油放少一点，米酒煮到酒精完全挥发为止，才不会补过了头，适得其反。

产后妈妈忌一切“生冷”的对与错 老人们常说，月子期间对于蔬菜、水果，一般认为是“生冷”的食物，都不能食用。其实，这种说法并非完全合理。因为蔬菜、水果含有丰富的维生素 C、水分、矿物质以及纤维素，是人体所需之营养；而维生素 C 亦是造血的要素，不仅能保护皮肤，且能促进伤口的愈合；至于多吃纤维素则可防止便秘，这些食物均须在均衡饮食的原则下变化。但若真有禁忌，则可折中选择一般人所认为较温和的蔬菜、水果来吃，像红凤莱、红杏菜、菠菜、高丽菜、胡萝卜、哈密瓜、木瓜、葡萄、苹果、桃子。而需禁忌的凉性（寒性）食物有番茄、梨子、西瓜、香蕉、冰、白萝卜、冬瓜、空心菜、白菜、茄子、海鲜、茶、辣椒等。

爱心TIPS

另外，传统观点认为“汤比肉更有营养的”，这种观点也是不科学的。所以产妇在多喝汤的同时，别忘了要多吃些肉，肉比汤的营养要丰富得多。

产后妈妈不应饮用的水

水是生命之源。有研究表明，早饭前30分钟喝200毫升25°~30°度的新鲜开水，可以温润胃肠，使消化液得到足够的分泌，以促进食欲，刺激肠蠕动，有利定时排便，防止痔疮便秘。早晨空腹饮水能很快被胃肠道吸收进入血液，使血液稀释，血管扩张，从而加快血液循环，补充细胞夜间丢失的水分。由此看来，产后妈妈更适合这种方法。但是有几种水却是产后妈妈不应饮用的：

久沸的开水 因为水在反复沸腾后，水中的亚硝酸银、亚硝酸根离子以及砷等有害物质的浓度相对增加。喝了久沸的水，血液中的低铁血红蛋白结合成不能携带氧的高铁血红蛋白，而引起血液中毒。

没有煮的自来水 因为自来水中的氯与水中残留的有机物相互作用，产生一种"三羟基"，是致癌物质。

贮存时间过长的开水 很多家庭都有烧开水，放到暖瓶中的习惯，有时候由于忙碌就忘记了暖瓶开水的存在，让开水贮存超过24小时。随着瓶内水温逐渐下降，水中含氮有机物会不断地被分解成为有害的亚硝酸盐，产后妈妈饮用后，对身体很不利。

保温杯沏的茶水 因为茶叶中含有大量的鞣酸、茶碱、芳香油和多种维生素等。如果将茶叶浸泡在恒高温的水中，多种维生素被大量破坏而营养降低，茶水苦涩，有害物质增多，饮用后可引起消化系统及神经系统的紊乱。

"下脚水" 除了以上饮水规则外，产后妈妈还必须注意，蒸饭或者蒸肉后的"下脚水"千万不能喝。因为这些水中含有一些沉淀物，对产后妈妈身体非常有害。

爱心TIPS

产后妈妈应切记：不能口渴才喝水。口渴犹如田地龟裂后才浇水一样，是缺水的结果而不是开始，是大脑中枢发出要求补水的救援信号。口渴说明体内水分已经失衡，脑细胞脱水已经到了一定的程度。产后妈妈饮水应每隔两小时1次，每日8次，共1600毫升。

产后妈妈营养饮食五则

产后妈妈虽然需要尽快恢复身体，所以在营养上要求较高，但是，由于饮食的反作用，如导致身材肥胖、体内含糖过高，影响健康等，所以产后妈妈在进食时，也要讲究一些规则。

脂肪摄入量不宜过多 少吃动物性脂肪，使饮食中的动物性脂肪与植物性脂肪比值保持1或小于1。这样，不仅能提供身体恢复所需的必需脂肪酸，还能增加前列腺素的合成，帮助消除多余脂肪，有利于产后妈妈保持身材。

严格控制热能摄入量 产后是产后妈妈保持体形的重要时期，产后妈妈应注意维持热能摄入量与消耗量的平衡，尽量少食用或不食用糖果、点心、甜饮料、油炸食品以及含脂肪高的食品。

增加钙、锌摄入量 尽量做到每日喝牛奶、吃大豆及豆制品和海产品，在产后初期还要注意补充钙剂。

多吃蔬菜和水果 每天保证摄入蔬菜和水果500克，同时注意搭配蔬菜和水果的种类。

适量摄取食盐 每天烹调用盐不宜超过2～4克，酱油不宜超过10毫升，不要吃腌肉、腌菜、更不能进食碱或苏打制作的食物。

爱心TIPS

鱼类蛋白质中含有丰富蛋氨酸和牛磺酸，可以调节血压。大豆中的蛋白质能降低胆固醇，保护心脏和血管。因此，多吃鱼类和大豆类可改善血压，同时保证产后妈妈身体恢复。但肾功能异常的产后妈妈必须控制蛋白质摄入量，避免加大肾脏负担。

月子里三七炖鸡的传说

鸡是产后妈妈最喜欢吃的食物之一。大多数产后妈妈进补都选择鸡，而且往往选择三七炖鸡的制作方法。这是因为很多人认为三七炖鸡能去淤血、补气血，养身体、防百病等等。三七真的有这么大的作用吗？

三七炖鸡的好处 产后服用三七炖鸡的确有一定好处。中药书籍记载：三七有活血止血、化淤止痛的作用，常用于人体各种出血症，如吐血、衄血、便血、崩漏等用于各种淤滞疼痛，跌打损伤，尤其长于止痛。云南白药，其主要成分就是三七粉。据药理实验：三七对动物有强心作用，能扩张血管，增加血流量，降低血压，降低胆固醇；三七还能使动物血凝时间短，达到止血目的。然而，吃三七炖鸡也须注意服用的方法和剂量以及个体因素，如果掌握不准确，也会有副作用。

鸡的选择有标准 老母鸡最好用2～3年的母鸡，有益气养血、安胎定志作用。治疗崩漏、产后虚弱、自汗、盗汗，有滋阳强壮作用。所以三七炖鸡确实有补气养血、活血化淤止痛的功效。对于产后身体虚弱、恶露经久不止、小腹疼痛、产后多汗确有一定疗效。其正确用量为：一只母鸡10～15克三七为宜，2～3天吃一次，不可过多食用。

另外，三七炖鸡并不是传说中的那么大补，而且也并非所有的产妇都适合三七炖鸡，有产后妈妈的家庭要给予注意。

爱心TIPS

产后妈妈食用过多的三七炖鸡是有害的。如果用量过大，容易吃后感到全身发热、疲困、疼痛、常流鼻血。所以，凡体质壮实，子宫无淤滞、无腹痛，或者有感冒、发热、便溏、腹泻者，就不要再食用三七炖鸡了。

剖宫产后妈妈饮食安排有技巧

剖宫产手术与其他外科手术相比，术后的恢复较快，一般手术后24小时胃肠道功能就恢复了。但是剖宫产毕竟是手术，因此，饮食上有很多注意内容。

手术后当日应禁食，等胃肠道功能恢复后可以供给些容易消化、不易引起胀气的清淡的流质膳食。

不要喝牛奶、豆浆，食用蔗糖浓厚的甜食，以避免发生胀气。

每天可以安排六餐。因为流食含大量水分，所以热量及各种营养素的供给不充分，不能够完全满足新妈妈自身及哺乳的需要，所以流食不宜长时间采用。

当一天以后，胃肠道功能进一步恢复后，可换为易消化、少纤维的半流质膳食或软食。手术后的第3～4天就可以吃普通饮食了。

应该多吃点蔬菜，尽量少吃菠菜、黄瓜这种凉性的蔬菜，否则宝宝会腹泻。

不要吃辣椒，排骨可以吃，但不可以多吃，尤其是排骨汤，否则宝宝会上火。

豆腐也少吃，炒菜做汤最好不放或少放八角花椒之类的大料，这些会抑制奶水的分泌。大料对伤口也不好。

爱心TIPS

剖宫产妈妈切记产后进食的循序渐进性，在产后前两天切忌进牛奶、豆浆、大量蔗糖等胀气食品，待排气后，则可进半流质食物，如稀粥、汤面、馄饨等，以后再恢复普通饮食。

产后水果的选择有要求

对于产后妈妈来讲，产后进食蔬菜和水果是最好的补充维生素与纤维素的方法。然而，由于产后妈妈经过分娩后，身体产生了很大的变化，所以并不是所有的蔬菜和水果都可以食用的，而是要求产后妈妈有选择地进食蔬菜和水果。

水果分类有讲究 从中医角度来讲，水果可以分为寒凉型水果、甘平型水果和温热型水果三类。这三类水果分别包括：寒凉型水果有：柑、桔、香蕉、梨、柿子、西瓜等；甘平型水果有：苹果、李子、椰子、梅、枇杷、山楂等。温热型水果有：枣、桃子、栗子、杏、桂圆、荔枝、葡萄、樱桃、石榴、菠萝等。

产后妈妈不宜吃寒凉型水果 众所周知，寒凉型食品对产后妈妈是大忌，水果也是如此。水果中甘平型以及温热型水果都是产后妈妈很好的食品，但寒凉型水果容易影响身体恢复，所以不宜食用。

产后进食水果要适量 虽然水果很有营养，产后也是可以吃水果的，但水果的量并不是多多益善。一般每日有 3 ~4 两水果就足够了。3 ~4 两水果再加上每日 1 斤半左右的蔬菜，就完全可以满足月子中的新妈妈的需要了。

爱心TIPS

注意吃水果要吃室温下的水果，不要吃刚从冰箱中取出的。以免因过凉引起胃肠道不适。

山楂和桂圆——产后妈妈水果好选择

山楂　山楂和桂圆都是一种营养丰富的食物。但又都不适于孕期选用。山楂中含有山楂酸、苹果酸、维生素 B_2、维生素 C 及多种微量元素和总黄酮等多种有益于人体的物质。其中有机酸有促进食欲的作用，维生素和微量元素也是人体健康所必需的，总黄酮有扩张血管、降血压和降低胆固醇的作用，对于一般人来说，山楂是有益于健康的食物。

由于山楂有刺激子宫收缩的作用，所以不适用于孕妇。但对于新妈妈来说，这个作用却是有益的。因为促进子宫收缩会加速子宫的恢复。而子宫收缩也会使子宫的血管收缩，起到止血的作用。对于产后出血和产后恶露不尽的康复有积极的意义。吃山楂还能够刺激食欲并提供营养，不能不说是一件一举多得的好事。

桂圆　又称龙眼，是古往今来产滋补药中的一味佳品。近代的科学研究证实，龙眼中除含有蛋白、脂肪、糖类、膳食纤维及矿物质、维生素等一般的营养素外，还含腺嘌呤、酒石酸、胆碱、皂素、鞣质等成分。能够收敛止血、消除疲劳。可以针对产后气血不足导致的体弱、乏力、食欲不振、失眠等症状进行补益，促进产后恢复进程。

在这里我们为大家介绍两个山楂和龙眼制作的膳食。

山楂酱：准备山楂 250 克、水 250 克、白糖 50 克；将山楂洗净放入沙锅中，放入水及白糖，待开锅后用小火，炖烂；可直接食用，也可用来抹面包或馒头。

龙眼枸杞粥：准备龙眼肉 15 克、枸杞子 10 克、红枣 4 个、粳米 100 克，分别洗净；沙锅内放人适量清水，加粳米煮开后 10 分钟加入龙眼肉、枸杞子、红枣同煮成稀粥。早晚可作为粥食用。

爱心TIPS

由于月子里消化系统还没有完全恢复，所以应食一些有健脾、开胃、促进消化、增进食欲的食物，如山药、山楂糕、大枣、西红柿等。其中，山楂除有开胃助消化外，还可促进子宫复原等作用。

产后妈妈解决便秘"小处方"

产后妈妈便秘原因 便秘的情况在产后并没有消失，虽然分娩后胎儿对直肠的压迫消失，但由于肠腔反应性扩大，肠内容物滞留；或者产后妈妈体质虚弱或手术伤口，使得产后妈妈还不能像孕前一样，用腹压来协助排便。再加上，产后妈妈卧床时间多，活动减少，影响直肠蠕动；腹肌和盆底肌肉松弛，排便时收缩无力；食物过分精细，纤维残渣少等都是影响产后妈妈便秘的主要因素。

便秘的饮食注意 便秘是身体机能不协调的表现，除非严重影响生活，给产后妈妈带来痛苦，医生一般不建议药物治疗。为了减少便秘带来的不便，日常生活中，产后妈妈最好注意调整饮食。

平日应该多吃纤维多的食品，如山芋、粗粮、芹菜等各种绿叶蔬菜；多吃水分多的食品如雪梨等富含水分的水果；多吃能够促进肠蠕动的食品如蜂蜜、香蕉、芋头、苹果；多吃富含有机酸的食品如酸奶，增加消化与通便功能，可常饮用；多吃含脂肪酸的食品如花生米、松子仁、黑芝麻、瓜子仁；下奶的汤水一般都含有一定量的油分，可以起到润滑肠道，促进排便的作用，产后妈妈不妨多喝一些。

解决便秘的"小处方" 除了在饮食上，产后妈妈应注意以上内容外，如果便秘情况严重，产后妈妈还可以试试以下解决便秘的"小处方"。

蜂蜜芝麻 准备蜂蜜 180 克、黑芝麻 30 克，然后将黑芝麻研碎，与蜂蜜调和、蒸熟，每天食用 2 次。

红薯粥 准备红薯 500 克、白糖适量，将红薯洗净、削去外皮，切成块放在锅内，加水适量，煎至熟烂，再加少量白糖调味，临睡前食用。

牛奶加蜂蜜 准备牛奶 250 毫升、蜂蜜、葱汁适量；牛奶加少量蜂蜜煮沸，加葱汁数滴，每日早晚空腹服。

爱心TIPS

众所周知，便秘是痛苦的，对产后妈妈身体的伤害是巨大的。但是产后妈妈依然不能使用大黄及以大黄为主的清热泻下药，如三黄片、牛黄解毒片、牛黄上清丸等。因为这些药效厉害，副作用强大，极易损害产后妈妈的胃肠。

产后瘦身饮食五法则

定时三餐要保证 这一点十分重要。有好多产后妈妈早餐不吃，或一天只吃两餐。这种三餐不继的情况会让身体的新陈代谢率降低，延缓减重效果。如果忍着某一餐不吃，往往会在下一餐中吃得更多，所以一定要定时吃三餐。不过，由于白天的活动量较晚上高，因此，早餐与午餐摄取的分量最多，到了晚上活动量降低，晚餐的摄取量应降低。

改变进食顺序 由于蔬菜遇到水会膨胀，容易使胃有饱足感，因此，妈妈们可以先喝汤、吃蔬菜类的食物，最后再食用饭、面与蛋白质。而且产后妈妈应多吃蔬菜，因蔬菜中含有较多纤维，不仅需要花较多的时间咀嚼，同时蔬菜进入胃之后，会吸收水分膨胀，很容易使胃有饱足感。

少油、少调味品很保健 饮食中添加油会让其口感更好，但是热量也会相对较升高；如果浓汤不仅勾芡，同时也加入奶油、盐水等热量高的食材；高油烹制的食物，例如中式勾芡的菜肴，也隐含很高的热量。同理，油炸物也是少碰为妙的食物。

选择含糖量少的食物 如果人体血糖上升速度加快，会刺激胰岛素分泌，将血糖转变为脂肪的形式储存在身体细胞中。蛋糕、饼干、糖果、含糖饮料等食物会使血糖快速地上升，而白米饭与白面包与糙米、胚芽米相比，升糖指数较高。蔬菜水果的升糖指数较低。

要改变自己原有的饮食习惯十分不易，但我们应持上述瘦身原则，循序渐进改变，逐渐习惯健康的饮食方式，到最后能够自然降低每天摄取的食物热量，从而达到瘦身的目的。

爱心TIPS

每天可以喝2杯牛奶，牛奶中的脂肪含量仅为3%，喝后容易产生饱腹感，既不易使人发胖，又可使身体得到充足的蛋白质、钙质及大量的维生素A、B等营养素。

产后妈妈瘦身饮食7点注意

如今女性最注重的就是瘦身。但是对于哺乳期的新妈妈来说，除非你不为子女喂乳，否则就应首先保证有足够的营养，足够的母乳，保障婴儿的正常生长发育。然后才能考虑选用一些合适的饮食策略，在不影响婴儿正常成长的前提下，达到瘦身的目的。下面就介绍七条你应掌握的饮食瘦身策略。

充分咀嚼后再吃 细细品尝，每一口咀嚼30次以上，咀嚼得越久，饭后的能量消耗就越高。

花点时间慢慢吃 用餐时间若超过20分，脑部就会发出饱足信号，所以要悠闲地进食。

吃饭时把电视关掉 边吃边做事，是进食过量的原因之一。

饭后要立即转换心情 用餐完毕后，要立刻收拾餐具，别让食物一直摆在你的眼前，引起你的食欲，这点很重要。

一天三餐，规律进食 规律的饮食生活，能减少体内脂肪；平时要避免拉长两次进餐的时间和夜间进食。

不要陪客人吃饭 陪人吃饭就会不由地多吃而增加了饭量。若是家人的用餐时间各有不同，在一旁陪着他们，很容易多吃，请拿出你的意志力来吧。

限定吃饭的场所 限定好只能在客厅用餐和吃零食，这样，平时在无意间所吃的零食便会减少许多。

爱心TIPS

另外，有很多主妇在家里喜欢处理剩饭、剩菜，这已经成为现代女性发福的主要元凶，特别是用餐人少和外出用餐时，菜饭多时，要记住留下剩饭，产后妈妈尤其如此。

产后妈妈经典瘦身餐推荐

坐完月子后，很多妈妈的身材尚未完全恢复，这时看到自己的臃肿，心情难免就落到了谷底，不过别担心，其实坐完月子后，还有一次的瘦身高峰期的开始喔！超实用的坐月子瘦身餐。

炒豆皮

材料：豆皮1个，香菇2朵，胡萝卜25克，麻油1小匙，姜片2~3片。

做法：

(1)豆皮、胡萝卜切成丝，香菇切薄片。

(1)将麻油烧热，爆香姜片，再放入上述主料，放少许盐炒熟即可。

功效：豆皮是煮豆浆时，表面冷却形成的一层皮，含有黄豆的营养素，所以也是天然植物雌激素的食物来源之一，可以帮助女性荷尔蒙的调整。香菇是矿物质的良好来源，可以帮助血糖代谢，保存瘦肌肉组织，加强新陈代谢。

花生米苔苜

材料：花生汤150毫升，牛奶200毫升，米苔苜1碗，枸杞适量。

做法：

(1)将米苔苜放入热水中，稍微烫热即可捞出。

(2)将花生汤加牛奶煮滚，放入即可，并且随个人的口味加入适量的枸杞。

功效：

牛奶是矿物质和镁的良好来源，有镇静神经，保存水分和热量代谢的功能。牛奶是蛋白质的来源，可以加强组织修复。花生提供的泛酸，可以帮助热量消耗和组织代谢，对坐月子瘦身很有帮助。

苹果山药泥

材料：苹果1/2个，山药100克，牛奶200毫升，肉桂粉1小匙。

做法：

(1)将苹果、山药洗净去皮，切小块，放入果汁机中加入牛奶打成果汁。

(2)将适量的肉桂粉加入即可。

功效：

苹果是丰富纤维质的来源；山药则有帮助调整女性荷尔蒙的功效；肉桂可以平衡血糖，对于喜欢吃甜食的人，可以调整血糖代谢，配合运动有加强瘦身的效果。

海鲜浓汤

材料：洋葱末2大匙，鱼片2片，淡菜2只，胡萝卜丁2大匙，蘑菇3~4朵，青豆仁2大匙，无糖豆浆200毫升，牛奶200毫升，奶油1小匙，盐适量。

做法：

先将奶油烧热，爆香洋葱，放入淡菜、鱼片稍微翻炒，再加入胡萝卜丁、蘑菇、青豆仁、无糖豆浆、牛奶煮熟，再加入盐调味即可。

功效：

海鲜是丰富的矿物质来源，可以改善酸性体质。海鲜中的碘，有加强新陈代谢率的功效，对瘦身很有帮助。无糖豆浆则有消肿利湿的功能，可以有利身体排出多余的水分。

山楂苜蓿茶

材料：山楂 1 小匙，苜蓿茶袋 2 包，水 500 毫升。

做法：

将山楂和洛神花放入水中煮滚，再加入苜蓿茶包泡开即可。

功效：

苜蓿茶含有丰富的钾，有加强水分代谢的功能，并且有利尿效果，可加强排毒。山楂则有降血脂，加强循环的效果，可以改善产后下半身循环不良的情形。

黄豆烧海带结

材料：黄豆 2 大匙，海带结 10 个，酱油 2 大匙，水 2 碗，蒜头 3～4 瓣，油 1 小匙。

做法：

(1) 黄豆先泡水一夜后，将水倒掉沥干。

(2) 将油烧热，爆香蒜头和辣椒，将泡过的黄豆和海带结倒下去拌炒，加入酱油和水焖至熟软即可。

功效：

黄豆中的寡糖可以加强肠道有益菌的生长，丰富的纤维质也有加强肠道净空的作用。海带结中的碘，有加强甲状腺功能，可以调节新陈代谢率，对瘦身饮食来说非常重要。

爱心TIPS

由于海带是海产品，本身带有大量盐分，所以在烹饪海带时，一定要注意提前浸泡海带，并将海带表面盐分清洗干净，才能制作饮食。

恢复身材六大饮食"魔法"

新妈妈在坐月子期间，要大量的摄取营养，这是导致新妈妈身材走样的一个根本原因。所以新妈妈饮食上既要考虑到质的一面，也要考虑到量的一面。

产后哺乳妈妈每天应摄取热量不低于2000千卡，如果产后不哺乳，热量摄取应控制在1800千卡以内。并应减少食用油和糖的摄取，增加蔬菜的摄取量，建议多吃那些易产生饱腹感且卡路里含量低的食物，如海藻类、蘑菇类。食物以肉类、鲜鱼、大豆、豆腐、牛奶等优质蛋白食品为主。

以水果代替零食 如果有想吃零食的念头，就选一些水果来吃，比如说黄瓜、西红柿等。

不吃冰冷的食物 一般而言，冰冷的食物要尽量少吃，即使不坐月子，女性也要少吃。因为食物的温度太低，会直接降低细胞的新陈代谢率，当食用的食物温度太低时，会让身体细胞的温度降低，开始进行冬眠状态，使得应该进行的生化反应暂停，影响热量的正常代谢。而吃冰冷的饮食会使血管收缩，影响身体的循环作用，许多聚积在身体内的代谢废物很难排出去，最后就变成容易堆积的脂肪及水分，成了排毒差的肥胖体质，这是为什么许多妈妈在月子期间吃生冷的东西之后，会突然变得臃肿的状况。

适量的纤维质摄取 纤维质可以增加人体粪便的体积，促进排便的顺畅，在怀孕末期因为胎儿的长大会压迫到妈妈的下半身血管，使得血液循环受阻，所以多数妈妈会伴随着有痔疮的发生，造成排便困难，所以纤维质的摄取对怀孕妈妈而言是很重要的，但是要注意的是，在生产过后，身体需要的是大量的营养素来帮助身体器官的修复，如果此时摄取过多的纤维质，反而会干扰到许多其他营养素的吸收，因此，对产后妈妈而言，纤维的摄取量是不宜过多的。

不吃加工食品和含盐量高的食物 生产时，子宫会急速收缩，它所产生的剧烈疼痛会影响到身体肾上腺荷尔蒙的分泌。肾上腺荷尔蒙是人体对水分和盐分代谢的重要荷尔蒙，所以为了减少肾上腺的负担，生产过后则尽量少吃盐，避免造成日后水分的代谢不良。

定时定量 早、中、晚饭量最好为早饭1/2碗、午饭1碗、晚饭1/2碗，虽说同样1天吃了两碗饭，但晚上吃1碗与中午吃1碗对体重的影响却截然不同。

多吃菜少吃饭 对那些不到肚胀不放碗的妈妈很难瘦身成功，这时应减少饭量，增加菜量。

爱心TIPS

蛋白质在体内分解为氨基酸，是身体构成的重要物质。因此，妈妈们一定要多补充一些蛋白质的食物，才能让生产时所造成的伤口尽速愈合，并尽快恢复体力。

第五章 动起来！做个苗条“瘦”妈妈

如果说孕期是无意识“增肥”的过程，那么产后就是想方设法“瘦身”的历程。其实，减肥是每个产后妈妈必经的阶段，想尽各种办法，用尽各种招数，只为了还回自己的“苗条女儿身”。谁知一来二去，自己也成了半个减肥专家了。社会日益进步，减肥的方法也日新月异，听听一些“过来人”的减肥新经吧！

科学指导

产后恢复十注意

现代女性独立、自主，追求美丽、自信的生活。因此，在产后恢复身材也成为现代女性一生中重要的大事件了。而且现代女性多在生育后，依然会投入到自己喜欢的工作中，她们的好强心态，也促使她们追求产后苗条的身材。

现代女性知道，不同的年龄段，身体状况不同，而产后身体有些变化可能会成为永久性的痕迹。比如孕前平坦的小腹，在分娩后不再平坦，就连妈妈最喜欢的胸部，也由于产后哺乳或没有恢复好，而留下了松弛、下垂的痕迹。其实，每个女人都会经历这样的过程，因此，产后妈妈不需要过分忧虑。女人不同的时段，会有不同的魅力。

当然，爱美是人的天性。产后妈妈追求美丽身材的心，是可以理解的。事实上，产后妈妈身材恢复情况与产后妈妈所做的减肥以及锻炼有密切关系。但在这里需要指出的是：产后妈妈锻炼应适度。如果锻炼强度过大、速度过快，可能会影响到产后妈妈的身体健康。那么怎样的锻炼才是真正适合产后妈妈的呢？下面专家给出了10个建议：

减肥和锻炼的计划应得到医生或助产士的认可。

锻炼时要注重轻松缓慢，要有一个渐进的过程。

多喝水。如果新妈妈亲自哺乳，那么多饮水有助于增加乳汁。即便新妈妈不亲自哺乳，水也很有好处，尤其是做运动时。

在哺乳的乳房没有涨满乳汁时候，进行锻炼会舒服些。

产后立即做骨盆复位的运动要注意伤口。

选择自己喜欢的运动方式。

平时，尽可能多地散步。

可以练习瑜伽，这有助于锻炼肌肉的柔韧性和协调性。

不能忽略宝宝，倾听宝宝的牙牙之语，在你感觉到有疼痛或其他不适时便停止。

饮食要注意营养与健康。

一点通

运动是"瘦"妈妈的法宝

运动可以减轻新妈妈精神紧张感 由于怀孕期间生理机能随着荷尔蒙的变化，身体出现了一系列的变化，诸如肥胖、水肿等情况。好不容易分娩后，妈妈的大部分时间又被小宝宝占用了，加上产后有很多身体不适的现象，新妈妈心理很容易产生不良情绪。如果此时适当的参加运动，有利于妈妈注意力转移。而由于运动可以分泌兴奋激素，有利于减轻产后妈妈的精神紧张感。

产后运动缓解分娩疼痛 常见的产后问题包括体重增加、血栓静脉炎症、背痛、失禁等。据有关数据显示，刚刚分娩后的妈妈有66%都会发生背痛、关节痛等症状。在经过一段时间的恢复后，还有大概30%的妈妈仍有背痛。此时坚持产后运动，可以明显改善产后妈妈背痛的情况。其实产后运动有预防和减轻生产造成的身体不舒服以及功能失调的功效。而且它还可以协助骨盆韧带排列恢复，以及使腹部及骨盆肌肉群的功能恢復、骨盆腔内的器官位置复原的作用。

产后运动小提醒 产后妈妈在做产后运动时，除了一些产后注意外，运动前的一些小习惯要注意：

运动前，要先排空膀胱。

最好在运动垫子上做运动。

要注意补充水分。

所有运动都需要配合深呼吸，缓慢进行以增加耐力。

如果哺乳，则最好在哺喂孩子后进行运动。

如果身体有疼痛，应立即停止。

爱心TIPS

有些产后妈妈分娩后，会迫不及待地准备做有氧运动，但专家提示，产妇并不适合做有燃烧脂肪和加强瘦身的有氧运动。如果想要做，最好在分娩6周再开始。

产后——女性改变体质最佳时期

专家一直强调，女性由于生理特征原因，改善体质的最佳时期有三个：青春期、孕期和产后、更年期。而在这三个时期中，孕期、产后更是最容易改变体质的。因为此时女性身体状况正处于人生中最好的阶段，比较容易接受变化。另外，此阶段女人正在休息，心理变化比较明显，追求漂亮的身材，无人能够阻碍。

产后15天的锻炼计划 自然分娩的产后妈妈可以在产后半个月实施健身实践。但此时不必把减重作为主要目标，产后第一个月只要保证体重不增加即可。

由于这个时候体质还比较弱，不适合做大量的活动，但简单家务活还是可以的。尽量少在床上呆，平时站在床前边扭腰边逗孩子玩；孩子睡觉时在屋里走动，或者和家人聊天，避免躺着。这样，那些产褥期吃掉的高热食物，可以通过零碎活动消耗了。

满月之后的健身 经过一个月的调养与锻炼，产妇此时身体有了很大的恢复，可以开始有计划的健身计划了。此时产后妈妈需要坚定信心，不依赖家人，孩子要自己抱。这能增进亲子间感情；还能帮产后妈妈在不知不觉中消耗热量,抑制脂肪堆积和体重增加;要有计划地安排生活。此时宝宝的作息逐渐规律了,每天上午都会睡上一个半小时,趁孩子睡觉做45分钟哑铃操;剩下的时间就看看书,因为“修心”也是保持健康的一部分;睡觉前在床上做收腹和消除腰部脂肪运动;适量饮食。整个产假期间要和平时一样该吃就吃,吃饱了就放下碗筷,少吃零食。

除了参加上述种种健身运动,增加能量消耗以外,大力提倡母乳喂养也是产后妈妈保持苗条身材的重要因素。分泌乳汁将要消耗大量的能量,这对于减少孕期所储存的脂肪具有积极的作用,有利于乳母体重尽快复原,防止肥胖。

爱心TIPS

怀孕以后适宜的体重增加是妊娠成功最基本的条件,健康初孕的体重比非孕前大约增加12.5公斤,其中除了胎儿、胎盘、和羊水以外,大约有3~4公斤的脂肪储存,主要分布在腹、背和大腿上部,这是为了产后泌乳所作的能量储备。

产后恢复关系女人一生

由于分娩,产妇身体要通过分泌各种激素,改变身体状况来适应宝宝的降临。而在分娩时身体的状况,并不适合妈妈日后的生活。因此,产后恢复很关键,恢复不好可能给产后妈妈留下可怕的后遗症。

后遗症一:产后腰腿痛

从妊娠时期起,随着胎儿的增大,准妈妈为了适应腹部向前突起的生理改变,身体的重心就必然发生改变,腰背部的负重加大,所以孕妇的腰背部和腿部常常感到酸痛。在分娩时,产妇往往采用仰卧位,因此,产妇在产床上时间较长,且不能自由活动。另外,分娩时要消耗掉许多的体力和热量,致使腰部和腿部酸痛加剧。

如果在月子期间,产妇再不注意科学的休养方法,活动锻炼不得法,如过早的参与劳动、睡弹簧床等,都不利于腰腿部的恢复。种种情况累加,则导致产妇在产后,感到腰腿部疼痛较重。

产妇在产后感到腰腿痛一般说是属于生理性的变化,是可以恢复的,如果属于怀孕和分娩引起的疼痛,一般在产后1周后疼痛就会减轻。在坐月子期间注意劳逸结合,将会恢复得很好。如果疼痛不但不见减轻,相反逐渐加重，要请医生医治为好。

后遗症二：产后抑郁症

从心理方面分析，女性妊娠后，精神上会有较大的压力。而产后，产妇从兴奋状态转入疲倦，情绪从高亢转入比较低落，部分产妇会出现感情脆弱、焦虑，有时候有失眠、头痛等。严重的，可能日日以泪洗面，甚至有自杀倾向。即是产后抑郁症。

如果真的患上此症，家人需要从产妇心理方面入手，尽力减轻产妇的心理负担，让她感到爱的包围，这样有利于产后妈妈心理放松，减轻产后抑郁的伤害。

爱心TIPS

运动是产后恢复的重要手段。一方面适当的运动可以通过加强血液循环，缓解由于分娩而导致的身体疼痛。另一方面，运动后，身体会产生一些兴奋激素，对调节产后心理有难以言说的功效。

产后体重恢复有规律

需要多久才能恢复孕前的身材与体重，这全看你妊娠期间体重增加多少而定。增加11公斤或更少的妇女，在没有节食的情况下，可在产后第二个月恢复孕前状态。至于那些体重增加11公斤以上的妇女，在产后则会发现，妊娠期间因饮食过度致使大腿和臀部所横生出来的赘肉，并没有因为生产而奇迹般地消失。如果哺喂母乳则必须采取缓慢而稳定的减重方式。不喂母乳者，在产后6周便可以进行良好而均衡的减重饮食计划。哺喂母乳，如果本身已积存有相当的过量脂肪，便可酌情减少热量的摄取，而不影响乳汁的分泌与体重的降低，通常在断奶时即可减去过量的体重。

和体重的减轻完全不同，对那些妊娠体重未曾过量的新妈妈而言，如何恢复身材甚至也是她们大感头疼的问题。经过产房的一番进出，体形并看不出有多少改变。腹部仍然突出，部分原因是子宫依旧是膨胀的，一直要到第6周才能恢复孕前大小。可以请医师或护士教你如何触摸子宫的恢复情况，当你触摸不到时，便表示已经降回骨盆内了。另外一个原因是腹内残余约有2公斤左右的水分，可望在几天之内排出。不过，剩余的问题则是腹肌与皮肤伸拉的后果，除非确实做运动加以消除，否则便会一辈子松弛。

爱心TIPS

在正常情况下，女性怀孕后的体重是一定会增加的，通常要比怀孕前增加10～15公斤，而宝宝降生后体重还要比怀孕前重5公斤左右。这增加的重量包括增大的乳房、子宫和部分增加的脂肪，这些重量在度过产褥期（产后的42天）和哺乳期后会逐渐消失，所以新妈妈分娩后不要急于将这部分增加的体重减去。

产褥操可以什么时候开始？

虽然产后尽早运动是产后身体恢复的重要手段，但是由于产后身体环境的大变化，产妇不能立即进行运动。一般自然分娩的妈妈可以在产后24小时后，在得到医生及助产士的允许后，可以开始做产褥操。

产褥操运动规则 产褥操是为了使分娩过程中，女性被拉伸的腹部肌肉恢复，而编排的。对于产后妈妈来说，产后的身体状况根本无法接受剧烈的运动，因此，产褥操也应遵循循序渐进的原则。最初从极轻微的动作做起，以后逐渐增加运动量。各种运动每日做2～3次，要有毅力坚持做下去，要恢复到分娩前的身体状态，最少需要1个月。

做产褥操时要注意 产后不当运动不仅不会帮助产后妈妈迅速恢复身体，同时还有可能给身体造成伤害。因此，产后妈妈在做产褥操时，一定要注意以下几点：

（1）要与体力恢复同步，不要过于疲劳。

（2）不要饭后马上做操。

（3）做剖宫产的人，拆线后要做准备运动，数月后再做产褥操。

（4）用腹带束住腹部做操，因腹直肌（在腹壁中央上下走向）还左右分开，中央分缝处没有合拢。

（5）会阴切开及有裂伤时，有的动作不能做，要听从医生或助产士的指导。

爱心TIPS

在做产褥操时，如果发现身体有疼痛时，应立即停下来，与医生或护士商量。

产后妈妈健身有周期

女性身体发展呈现周期性变化，同样它恢复也需要遵从一定的周期定律。

产后一个月以内　新妈妈以床上的身体锻炼为主，最好不要做太大幅度和强度的运动，每天安排一段时间散散步。

产后一到两个月期间　新妈妈可以进行中小强度的锻炼，如踢腿、俯卧撑、扩胸、散步、垫上腹肌训练等。

三个月后　如果没有任何产褥期并发症，此时的新妈妈就可以进行水中运动了，游泳、水中跑跳或水中健身操都是很不错也很有效的锻炼方法。

半年左右　此时的新妈妈可以进行较大强度的运动了，如跑步、跳绳等。

产后妈妈一定要严格遵从这个健身周期，千万不能因为急功近利，而在恢复阶段做超越此阶段的强烈运动，以免给身体造成伤害。

在这里要提醒各位产后妈妈的是，在恢复阶段做运动时，尤其是恢复早期，常常会出现漏尿的尴尬。通过盆底肌体操，加强盆底肌张力的锻炼，可以使漏尿症状得到缓解或获得治愈。产后妈妈在锻炼、恢复的课余，不妨做一些提肛、锻炼盆底肌的训练，以促进身体的尽快恢复。

爱心TIPS

除了做适当的训练外，产后妈妈要想尽快恢复身体，还需要保证充足的睡眠。可以在睡前洗一个温水澡，喝一杯热牛奶，还可以在睡前吃适量的点心，这样能防止隔日醒来因睡眠不足引起的头痛。

产后恢复三部曲

产后的妈妈们除了为宝宝的到来而喜悦外，是否也在为走形的身材而苦恼呢？如果你有这种苦恼，不妨参照下面的体疗瘦身三部曲，尽快恢复自己的窈窕身材。

第一部：瘦身观点要正确　专家认为妈妈产后6个月是瘦身的黄金期，而且刚分娩不久的新妈妈不能盲目节食瘦身。其原因在于妈妈刚生产完，身体还未完全恢复到孕前的程度，有些新妈妈还担负着繁重的哺育任务，这正是需要补充营养的时期。产后强制节食，不仅会导致新妈妈身体恢复慢，严重的还有可能引发产后各种并发症。

妈妈采取母乳喂养，有利于瘦身。哺乳时，由于婴儿吮吸刺激乳头，可使母体的催乳素分泌增加，促使妊娠增大的子宫收缩，并使臃肿的腹壁迅速复原。催乳素通过作用于乳房的腺上皮质细胞和乳房悬韧带，可防止乳房过度下垂。哺乳还可加速乳汁的分泌，促进母体的新陈代谢，消耗妊娠期内所积聚的脂肪，从而有效地防止肥胖。

第二部：饮食调整要合理 专家认为，产后的饮食搭配对于瘦身的顺利进行，有着至关重要的作用。要保证妈妈营养摄入充分，饮食中必须含有丰富的蛋白质、维生素、矿物质，如鱼、瘦肉、蛋、奶、水果和蔬菜。

妈妈应尽量食用植物油，油量越少越好；应食用适量的奶制品，但应注意尽量选用低脂或脱脂奶，而不宜选取炼乳、调味乳。新妈妈不适合吃甜点、零食，尤其是蛋糕、巧克力，热量特别高，应适当控制。

新妈妈每日最好做到少食多餐，这样不会给胃肠增加负担，食物中的能量也能很快地被身体利用。反之，如果一次吃完，血液长时间地集中在消化器官，使人昏昏欲睡，能量一时用不完便变成脂肪储存起来。

第三部：做一些合适的有氧运动 专家认为，产后运动应坚持三个原则：一是避免剧烈运动；二是选择轻、中等强度的有氧运动，并做到持之以恒，这样有利于减重，并能有效防止减重后出现反弹；三是切忌急功近利心态和懒惰好逸心态的交替，应心态平和地面对产后减肥。

爱心TIPS

产后服用减肥药不可取。哺乳期的新妈妈服用减肥药，大部分药物会从乳汁里排出，这样就等于宝宝也跟着你吃了大量药物。

产后妈妈保持健美体态5要点

大多数新妈妈在怀孕时体形发生很大的变化，身体胖了，腹部突起，臀部、大腿也都胖起来。如何在产后尽快恢复体形，是每个新妈妈都关心的事。

新妈妈在分娩后要继续保持青春健美，应从以下几点做起：

保持青春心理 首先要打破传统观念，改变分娩后精神面貌不佳和自觉“青春已过”的心理。继续保持旺盛的好奇心、良好的情绪和最佳心理状态。

合理调配饮食 女性在分娩后，不要盲目进食高脂肪膳食，要注意营养调配，多吃些瘦肉、鱼、蛋、豆制品、蔬菜、水果等食物，既可满足身体对蛋白质、维生素、微量元素的需求，又可防止皮下脂肪堆积发生肥胖，而且有利于母体营养平衡和孩子的生长发育。

亲自哺乳 许多人错误地认为不哺乳可以保持娇美的体态。事实恰恰相反，哺乳可以刺激新陈代谢，还可以把母体中多余的营养成分运送出去，减少皮下脂肪堆积，有效地防止肥胖。

乳房保健很重要 有些年轻的新妈妈往往忽略哺乳期的乳房保健，常因细菌感染引起急性乳腺炎。这不仅对健康不利，而且影响婴儿的成长发育。因而重视哺乳期的乳房保健是十分重要的。

做健美操 产后健美操可在分娩一周后进行。先在床上做仰卧位的腹肌运动和俯卧位的腰肌运动，以减少腹部、腰部的脂肪堆积，并促进松弛的腹壁肌收缩、复原。随着体能的恢复，可适当增加运动量，增加热量消耗，防止肥胖，从而使您更加结实和健美。

爱心TIPS

产后最初几天，适合做床上体操，包括抬头、伸臂、屈腿、抬腿动作，同时可以下床走动，自己料理生活琐事及以母乳喂养婴儿。

产后体形恢复全攻略

如何在产后尽快恢复体形，是每个新妈妈都关心的事情。下面听听专家的意见。

月子里适当增加活动 积极参加产后的健美锻炼，焕发精神，减少脂肪，使浑身肌肉恢复应有的弹性，这样就不会影响自己的体形。新妈妈在正常情况下第二天即可开始活动，做一些动作幅度较小的练习或床上体操，随着时间的推移，逐步增加运动量。但在一个月内不能久站、久蹲，可用腹带，但不能过分束腰，以免造成子宫脱垂。一般产后最初几天可做一些改善血液循环的活动，然后做些轻度腹肌和盆底肌运动，促进子宫复位。10天以后，进一步加强腹肌和盆底肌运动，如仰卧伸腿、屈腿或抬腿运动等。30天以后即可恢复正常活动，如打羽毛球、骑自行车、做健身操等，但要量力而行，不可过劳。

注意饮食调理 在饮食上，除产后最初几天需注意吃些易消化的食品外，以后可逐渐恢复正常饮食。哺乳期注意多吃些汤类，可使奶水充足。注意荤素搭配，一般1天吃2～3个鸡蛋即可，过多反而影响消化和食欲，鸡、鱼、骨头都是产后很好的食品，但注意不要吃得过多，应该多吃些富含纤维素的蔬菜和鲜水果，既能保证全面营养又可使大便畅通，避免产后便秘，同时也是保持健美，恢复体形的重要手段。

科学锻炼很重要，选择一些简便易做的锻炼手段，并持之以恒。

爱心TIPS

切忌急功近利心态和懒惰好逸心态的交替，应心态平和地面对产后减肥。如果新妈妈在产后早早地节食，参加运动，必然要影响母乳的质和量，从而间接地影响宝宝的健康。

产后妈妈锻炼入门

传统观念认为，新妈妈产后应躺在床上，不宜走动，实际上这是不科学的，而且很容易导致新妈妈的身材走样，对新妈妈的康复也极为不利。因此医学专家认为只要身体状况允许，产后应尽早开始锻炼，至少每天一次；不过，每天多做几次，每次时间短一点，比如5分钟，会更好。

新妈妈可在头几天做俯卧锻炼，这样有利于子宫恢复怀孕以前的位置。具体方法为平躺在床上，双膝屈起，双手放在腹部；收缩臀部，将后背压向床面，然后放松，多次反复。

同时也可做盆腔练习。具体方法为平卧，一条腿弯曲，另一条腿伸直并屈曲足部，足跟用力向前。使这条腿拉长，然后再向回缩，使腿缩短。注意膝盖不要弯曲，背部也不要引起。

平卧后蜷腿前伸活动，也可抬起，上下踏步。这是产后可以做的第一项有助于防止踝关节和足部肿胀的运动。

当孩子3个月大时，可以试一试盆底肌肉练习，双腿离地向上跳，同时用力咳嗽，如果有小便失禁，就应经常做盆底肌肉练习。若当孩子6个月大时仍无好转，就应去看医生。

也可以做下面的动作：双手双膝着地，背部平直，双手正好垂直于肩；向前蜷起一条腿，使膝盖触刮前额，再将腿向后上方伸直，抬头伸长颈部，注意从头到脚跟形成一条直线，维持几秒钟，放下。交替做另一侧。坐直，双臂在胸前抱拢，吸气，向前抬起，再慢慢向后，直到腹部肌肉紧张起来，维持一段时间。尽量保持正常呼吸，坐下、放松。

新妈妈在产后一定要坚持锻炼，上面所述的锻炼方法不妨试一试。

爱心TIPS

锻炼要讲究方法，不能瞎干一气。而且妈妈产后身体正是虚弱的时候，如果方法不当，会损坏妈妈的身心健康。

产后妈妈锻炼准备不可少

运动前的准备工作对运动非常重要。如果准备活动做得好，运动可以得到事半功倍的效果。相反，如果没有做好准备盲目地锻炼，极有可能引起运动损伤。因此，产后妈妈在做锻炼时，一定要做好锻炼前准备。

运动场所准备 如果新妈妈是进行产后体操或健美操锻炼，首先要选择好运动场所，注意运动环境卫生。室内、室外均可。室内要通风良好，保持空气新鲜，以免污浊的空气影响运动时氧气的供给和呼吸。但也要注意避免对流风，以防着凉。室温以20℃～22℃为宜，湿度50%～60%为宜。室内还要有足够的空间，地面平整无障碍物，最好在软质地面或地毯上，以减轻震动，不能在太硬、缺乏弹性的光滑地板上运动，以免受伤。室外运动也同样注意选择空气清新、相对安静和安全的地方，场地平整、洁净、有弹性。天气不好及空气污染严重时，不宜在户外活动。

运动穿着准备 要选择透气性好、宽松吸汗、合适的衣服。不要因为出汗多而穿得很少，也不要因为怕受风寒而穿得很厚，如果室外温度较低可以多穿几层衣服，这样可以随着运动发热的情况随时减衣。更不要穿紧身衣服，这样不利于血液循环。还要注意戴乳罩，托起乳房，以保护乳房免受剧烈的震颤。最好选用轻便合适的棉质乳罩。鞋应轻便、柔软、适巾、稳固有弹性，袜子选用吸湿、保暖的棉、毛织品，以减少运动时的摩擦。

锻炼之前的准备活动 产后锻炼应从床上运动开始，逐渐过渡到各种产后体操和健美操及其他有氧运动中，最重要的是防止受伤。常见的损伤部位是肌肉及关节部位的肌腱、韧带，其原因是锻炼之前人体各系统都处于安静状态，进入运动状态后，人体对氧气、能量的需求大量增加，而人体的心肺等器官比肌肉等运动器官惰性大，不易兴奋，这样运动机能与内脏机能之间就出现了矛盾，导致体内缺氧、循环动力过程失去平衡，这时就会感到心慌气短、肌肉僵硬。要减少受伤首先必须从预防做起，其中准备活动是最重要的一点。新妈妈的内脏处于特殊的恢复状态，更需要在身体运动之前做好热身准备。可以做几次深呼吸，然后活动各个关节和参加运动的肌肉，如转动头部、颈部、腰部，伸展四肢，压腿，下蹲等姿势，尤其注意容易受伤的部位。

做完准备活动后，会感到关节柔软，活动顺畅，血液循环加快，身体轻松有力，说明人体已经从安静状态过渡到了紧张的肌肉活动状态，这时就应该开始正式锻炼了。

爱心TIPS

在做运动前的准备活动时，还可做“慢走——快走——慢跑”的增量活动数分钟，身体感觉微微发热，呼吸心跳加快即可热身，时间冬季可稍长些，夏季短些。

妈妈怎样提高恢复指数？

产后妈妈分娩后最大的心愿，就是渴望能再次看到生产前充满活力的自己。而从医学角度来说，身体和心情的恢复之旅是漫长的，有什么办法能让这个过程缩短一些呢？遵循以下几条法则，将健康指数来个快速提升吧！

保养“秘密花园” 除了剖宫产妈妈外，大多数母亲在分娩之后，都会感觉到会阴部位的酸胀和敏感。如果自然分娩时，有撕裂或者做了侧切，这种不舒服就更明显了。对于这些不适，一般医院会采用一些物理疗法，帮助新妈妈尽快恢复。如果新妈妈怕疼，还可以要求医生开一些止痛片。

除此之外，要保养好“秘密花园”，还要做到保证会阴部的清爽，分娩后两个月严禁夫妻生活。

保证充分的休息 充分的休息对提升新妈妈的健康指数尤为关键。因为常常要半夜起来给宝宝喂奶，很多妈妈都饱受睡眠不足之苦。而大量的研究都已证明，睡眠不足会使大脑功能严重紊乱，不少妈妈出现精神恍惚或者反映迟钝的现象，这并不是平时人们说的“生完孩子变笨了”，而是由于妈妈们睡眠不足造成的。所以，新妈妈们一定要关注睡眠问题。

恰到好处的营养摄入 分娩、哺乳消耗了妈妈很多的营养和能量，为了能让身体尽快恢复，最好的方法就是摄入足够的营养。但是，产后妈妈还要注意，产后营养的补充并不是要大补，过度的加强营养只会造成体重的增加，吃太多的补品不仅妈妈的身体承受不了，大量的营养还会进入乳汁中，影响宝宝的内分泌等功能。因此，除了产后最初几天，应适宜进食一些流质或半流质的食物外，新妈妈的饮食可以和平时相仿，同时要注意荤素搭配，营养均衡。可多吃些瘦肉、豆制品、鱼、蛋类食物，在烹制时要尽可能用清淡的做法，少放辛辣和刺激性的佐料。新妈妈还应该多吃一些蔬菜水果以及一些杂粮，以提高身体的免疫力，促进消化，防止便秘。

另外，产后妈妈要想快速恢复身体，坚持锻炼一个好身体和保持轻松、愉快地心情也是必不可少的影响因素。

爱心TIPS

产后为了尽量避免进食过多的油脂，新妈妈在喝一些比较油腻的汤时，可以先把汤凉一凉，然后用吸管吸，这样就可以避开浮在汤表面的油脂了。

产后恢复要循序渐进

分娩后，在正常情况下，除乳房外，新妈妈将逐渐恢复到怀孕以前的状态，这一恢复过程叫产褥复旧。其主要表现为器官的恢复和形体的恢复。器官的恢复以子宫恢复最为重要，形体的恢复以腹部脂肪的消除和脂肌纤维修复为主。在恢复过程中，要注意：

每次做运动时，必须从比较不费力的动作开始，即为热身。

将运动时段安排得短而频繁，不要在一天中做一次长时间的运动。如果有时间，而且真正喜爱运动的话，可以参加新妈妈健身教室或买本产后运动的书籍，好好拟一项运动计划。如果不行，只要定时先做一些简单运动，也可以恢复你的身材，尤其是直接针对重点所设计的，如腹部、大腿、臀部等部位的强化运动。

做运动要慢慢来，动作衔接之间要有足够的恢复时间，切莫快速做完一系列的反复动作。

两项运动之间，要有短暂的休息（肌肉是在这时间得到加强的，而不是在运动时）。

即使可以负荷，也不要超过建议量。

在感觉疲倦以前，便停止运动。要是过量的话，当时通常不会有感觉，一直要到隔天才会发现，届时便可能心有余而力不足了。

产后6周当中，不要做膝胸卧式、仰卧起坐或双腿高抬的运动。

极少的运动可以采取任何舒服的姿势来做，至于其他所有运动则采取基本姿势：躺下来，膝盖弯曲、两脚分开约30公分，脚掌平贴地面，头和肩膀应以靠垫支撑，手臂则平放在两旁。

爱心TIPS

很多年来，由于对产褥康复保健的忽略，妇女生完小孩后，家庭主要注意力及爱心都倾注于婴儿，而对新妈妈生理与心理的关心被忽略，使得妇女生产后的恢复只停留在原始的自然恢复状态。为提高妇女的健康水平，应十分重视产褥复旧。

产后妈妈切忌过早瘦身

在正常情况下，女性怀孕后的体重是一定会增加的，通常要比怀孕前增加10～15公斤，而宝宝降生后体重还要比怀孕前重5公斤左右。这增加的重量包括增大的乳房、子宫和部分增加的脂肪，这些重量在度过产褥期（产后的42天）和哺乳期后会逐渐消失，所以新妈妈分娩后不要急于将这部分增加的体重减去。

在怀孕期间，孕妇盆腔内的韧带、肌肉、阴道粘膜等都变得拉长、松弛，以利于宝宝的分娩。宝宝出世后，这些松弛的组织可以逐渐恢复到产前的状态。

如果新妈妈在产后早早地节食，参加运动，必然要影响母乳的质和量，从而间接地影响宝宝的健康。并且，通常健美运动主要侧重于躯干和四肢的运动，在运动的过程中，腹肌紧张增加腹压，使盆腔内的韧带、肌肉受到来自上方的压力，加剧了松弛的状态。过早、长时间的健美运动使盆腔韧带发生严重松弛后，会导致子宫、膀胱、直肠突向阴道，造成子宫脱垂、尿失禁和排便困难。这些症状在产后往往不会马上出现，而常常在10年后逐渐明显，使这些妈妈们不得不到医院就诊。

一般情况下，产后运动可以在产后7天进行（剖宫产后10天），包括臀部上提、收缩肛门、仰卧起坐等方法，每天运动1～3次，每次3～10分钟。

爱心TIPS

产后妈妈应尽早开始注意饮食。应该在怀孕后就注意自己的饮食，不要过早地进食甜食和小糕点、饼干等食品。

产后早期的康复体操如何做

新妈妈分娩结束后，常因伤口疼痛，或受风俗习惯的影响，经常卧床不动，其实这对产后健康恢复绝无好处。由静到动，逐步有规律地增加活动量，坚持产后体操，对恢复健康非常有益。每一个新妈妈都希望自己产后能很快恢复往日的窈窕身材，如何恢复体形呢？可以做一些康复体操。

当然，在产后24小时内，新妈妈身体很疲劳，应充分休息。第二天开始，就可适当增加活动，并坚持有计划地锻炼，这样能促进新妈妈康复，增进食欲，防止大小便不畅和预防妇科病等。下面介绍产后早期的康复体操。

康复体操姿势 做体操时将身体平卧，头平直，胸部挺起。运动开始时先深吸一口气，运动时呼吸暂停，然后慢慢呼气。

腹部运动 仰卧，两臂上举至头两侧与耳平行。深吸气时腹肌收缩，使腹壁下陷，内脏提向上方，然后慢慢呼气，两臂收回。

加强臀部及腰背部肌肉的运动 仰卧、髋与膝稍屈，双脚平放，两臂放在身体两侧。深吸气时尽力抬起臀部，使背部离开床面，然后慢慢呼气并放下臀部，恢复原位。

加强提肛肌的运动 仍仰卧，双膝屈曲，双膝分开，双脚平放，双臂放于身两侧。用力将双腿向内合拢，同时收提肛门，然后将腿放开，放松肛门。

这些体操可促进腹壁及盆底肌肉的张力的恢复，可防止产后尿失禁、膀胱、直肠膨出及子宫脱垂等。不但有益于新妈妈的身体健康，对体形恢复也大有好处。

爱心TIPS

为使产褥期早日康复，在产后1周内采用下面讲到的加快恢复姿势。早晚各做几十分钟。可以防止子宫后位，促进子宫回到正常的位置上。做法是面朝下趴下，枕头放在腹部，脸侧向一边，保持自然呼吸。即使这样睡着也没关系。此后，随着身体的康复，可与其他体操一起做。2周后，可做美容体操。

产后减重两大关键

孕妈妈在经历了怀孕、分娩后，体形有了很大的变化。如何恢复孕前的体重，成为各位妈妈，尤其是上班妈妈的首要问题。

通常，产后肥胖的定义与一般人肥胖的定义并无不同，产妇恢复体重从坚持锻炼和日常饮食两方面入手，在产后最佳的减重黄金期注意饮食与锻炼，定能获得一健康美丽的身材！

产后减重黄金时期　根据妇产医院的多年观察发现，一般孕妈妈在产期都会增加 11～12kg 的重量。由于产后良好营养的补充，通常在产褥期妈妈的体重还会有所增加。专家经过多年研究提示，产后有没有及时减重，和以后体重的增加有绝大的关系。一般产后 6 个月是体重控制的黄金时期，如果产后 6 个月内能够恢复到怀孕之前的体重，则 8～10 年后，体重平均增加 2.4kg；如果产后体重无法下降，则 8～10 年后，平均体重会增加 8.3kg。

另外，产后有运动和哺喂母乳的妇女，体重也比较不会增加，如果能哺喂到 3 个月以上的时间，则减重的效果将会更好。

产后饮食热量控制　传统观点认为，产褥期要大大地增加产妇的饮食营养，才可以保证产妇的身体恢复，同时也可保证宝宝的哺乳量。但是现代营养专家却发现，如果产妇在产褥期进食了大量的高热饮食，不利于其身体的快速恢复，而且乳汁中的高脂肪含量，对宝宝身体影响重大。

如果产妇产后每天摄取 8.4kJ～9.66kJ 的热量，不但有利于体重的控制，也不会影响哺喂母乳。以一天少摄取 1.68kJ 来说，一个月大概可以减少 1.5kg。

除此之外，产后运动也是产妇控制体重的最佳方法之一。哺乳的妇女如果每天少摄取 2.1kJ，每星期做 4 次运动，每次运动 45 分钟，每个月可以减少 2 公斤的体重，且不会影响宝宝的成长。

爱心TIPS

产后减重最好从饮食与运动着手，不要有快速减肥的期待，哺乳的妇女以一星期减少 0.5～1kg 最适宜，6 个月内减低 10% 的体重是最理想的情况。

产后妈妈瘦身四误区

许多妈妈都觉得自己生下宝宝后身体变胖了，身形变难看了。因此，采取各种方法来达到瘦身的目的。然而，如果方法错误或观点错误，同样达不到瘦身的目的。

误区一：生产后马上开始运动 妈妈生育后不久就开始做一些减肥运动是错误的，这样做可能会导致子宫康复放慢并引起出血，而剧烈一点的运动则会使手术断面或外阴切口的康复放慢，一些关节也易受伤，剖宫产的妈妈情况会更加危险。

误区二：有贫血症状依然坚持减肥 妈妈生育时失血过多，会造成贫血。这一情况会使妈妈产后恢复缓慢，在没有解决贫血的基础上瘦身势必会加重贫血。此时，妈妈可以吃一些含铁丰富的食品如菠菜、红糖、鱼、肉类、动物肝脏等。

误区三：在便秘的情况下瘦身 妈妈产后，由于身体内的水分大量排出和肠胃失调极易发生便秘，而便秘不易于瘦身。所以妈妈应有意识地多喝水和多吃富含纤维的蔬菜，便秘较严重时可以多喝酸奶和牛奶。

误区四：哺乳期瘦身 妈妈在哺乳期节食会影响乳汁的品质。而要想瘦身，可好好喂奶，因为哺乳不会让妈妈体重增加很多。如果是母乳喂养，6个月后可以进行瘦身运动，如果未进行母乳喂养，可在产后3个月根据自身的健康状态着手瘦身。

爱心TIPS

顺产的妈妈产后4~6周可以开始做产后瘦身操，剖宫产的妈妈需要6~8周。

产后妈妈美胸两大方略

产后是女性胸部保健的绝佳时机，妈妈们只要护胸、健胸方法得当，不仅可以维持乳房原貌，而且还可以使乳房变得更加丰满、结实。

方略一："专业"给产后妈妈买份"保险"

产后妈妈乳房变形、病变，已经成为现代女性产后重要问题了。这多是由于产后妈妈打回奶针、停止哺乳等措施造成的。如何能避免产后妈妈出现乳房变形、病变的情况呢，专家建议给产后妈妈的乳房进行乳房疏通，是最好的方法。

以往人们一直认为，产后身体的恢复只能靠运动，以及产前身材的保持。如今随着科学技术的发展，专业瘦身技术可以帮助产后妈妈保持良好的身材，而乳房疏通就是其中一种普通的保持方式。

乳房疏通，又被称为“绿色健胸”，是通过有氧运动达到乳房深层疏通的目的。这样既可以避免乳汁留在腺管内可能造成的堵塞、感染等病变，又可以使乳房恢复到之前的形状，还可以修护子宫、卵巢等。如果妈妈们能在断奶后3个月，及时到专业机构进行乳房疏通，就可以完全避免乳房变形、病变的状况，据说还会有事半功倍的效果。

方略二：哺乳是乳房的“再发育”

很多女性都认为，哺乳是导致乳房下垂、松弛的主要凶手。然而专家却指出，母乳喂养不会影响乳房原貌，而且如果按照医生指导哺乳，母亲的乳房在哺乳期后还会变得更加丰满、结实。

哺乳过程中，婴儿吸吮乳头的动作会不断刺激母亲乳房内分泌乳汁的乳腺组织，乳腺组织接受外界刺激越多就越发达，这与肌肉运动越多便越结实的道理一样。因此，坚持母乳喂养的母亲在哺乳期后，乳房会变得更大、更坚挺，而并非松弛、下垂。即使个别母亲在孩子断奶后出现上述情况，通过体操健胸等手段，乳房也完全可以恢复。

爱心TIPS

另外，专家还指出，其实女性在怀孕前，就应该做乳房疏通，这样可以防止将来生育后因乳腺堵塞而不能哺乳，给自己和宝宝的健康加一份“双保险”。

产后妈妈美胸三招

产后运动很重要 “产后妈妈”可以在家做一些简单的扩胸运动，帮助锻炼胸部肌肉。不过，健胸运动不是一日之功，需要长期坚持才能使乳房看上去更坚挺、结实和丰满。当然，如果能做一些专门的产后恢复操则更好。

做运动时一定要根据自己的身体恢复情况来做，产后6个月内一定要注意运动强度，不要做太过激烈的运动，锻炼时从轻微运动开始，循序渐进，必要时咨询妇产科医生。此外，如果正在哺乳时进行健胸计划，应尽量在锻炼前哺乳，避免过度剧烈的手臂运动，还应大量喝水，以防止脱水。

避免节食减肥 胸部保养再配以合理的营养饮食，会让你有意外的惊喜。许多爱美妈妈减肥后发现该减的地方没减下去，不该减的胸部却变小了。原因就是只顾一味减肥，却未注意补充营养。

产后妈妈面对自己发胖的身体，急于进行节食减肥，节食的后果是使乳房的脂肪组织也随之受累，乳房随之缩小。对于“产后妈妈”，体重需要一年左右的时间才能逐渐恢复，因此，不要急于节食减肥，应当采用其他方法。

当雌激素分泌增加时，可使乳房更加美丽，B族维生素是体内合成雌激素的必需成分，维生素E则是调节雌激素分泌的重要物质。因此，产后妈妈应该多吃富含这类营养的食物，如瘦肉、蛋、奶、豆类、胡萝卜、莲藕、花生、麦芽、葡萄、芝麻等。

按摩丰乳术 给自己制定一个良好的起居计划，坚持每天早上起床前和晚上睡觉前，用双手按摩乳房10分钟，一个月后即会出现明显效果。最简单的按摩方法是：仰卧床上，摘除乳罩，由乳房周围向乳头旋转按摩，先顺时针方向，后逆时针方向，直到乳房皮肤有微红。用双手手指，包住整个乳房，按压周围组织，每次停留3秒钟。双手张开，分别从乳沟处往下做按压直到乳房外围。在双乳之间做8字形按摩。

爱心TIPS

如果你已经过了哺乳期，或者是乳房已经出现萎缩的前兆，那就要注意日常生活中的一举一动，甚至要辅助于一定的体育锻炼来帮助乳房恢复弹性和健美。

产后妈妈乳房护理方案

1. 注意保持乳房弹性。有人担心乳房形态的变化，特别是哺乳期乳房过大，会影响新妈妈的体形美。其实，乳母的乳房在妊娠期就开始增大，分娩后几天继续扩张。医师认为，某些新妈妈的乳房扩大，不是因为喂哺造成的，而是在喂奶前就增大的，喂奶不喂奶情况都一样。这是因为妇女孕产期内分泌激素适应孩子出生和哺乳的需要而出现的自然的变化，不管新妈妈是否喂奶，乳房的扩大是必然的。孕妇在孕晚期内，乳房明显扩大时，白天和晚上都应戴上一个贴胸乳罩，将乳房托起，以防止支持组织和皮肤过度伸张，弹性降低，增加产后恢复的难度。

2. 新妈妈在妊娠期与哺乳期应防止体重过速增长。因为肥胖毕竟也是导致乳房松垂的一个重要原因。为此，新妈妈在喂奶期间，应适当控制脂肪的摄入量，增加水果和蔬菜的进食量。给孩子喂一次奶尽量吃空乳房，不要积余，并佩戴合适的乳罩，托住下垂的乳房。

爱心TIPS

妈妈采取母乳喂养，有利于瘦身。哺乳时，由于婴儿吮吸刺激乳头，可使母体的催乳素分泌增加，促使妊娠增大的子宫收缩，并使臃肿的腹壁迅速复原。催乳素通过作用于乳房的腺上皮质细胞和乳房悬韧带，可防止乳房过度下垂。哺乳还可加速乳汁的分泌，促进母体的新陈代谢，消耗妊娠期内所积聚的脂肪，从而有效地防止肥胖。

产后塑形操推荐

据有经验的产后妈妈说，产后是减肥的最好时机。此时，你不需要像平时一样节食缩胃，不需要做大量剧烈的运动，只要按照正确的产后妈妈恢复方法，细心地照顾宝宝，适当的运动，就可以达到意想不到的减肥结果。下面介绍一套产后妈妈都应学习的恢复操。

收紧腹肌运动　直立，屈膝，弯腰，躯干与地面平行，双手扶膝，脸朝前。吸气，呼气，同时收紧腹肌。屏住呼吸，收紧腹肌，直到需要呼吸时止。重复10～15次。

蹬车运动　仰卧，双手放在臀下，头、肩稍离地。收紧腹肌，双腿轮流用力向下做蹬自行车状，重复40～60次。

并腿挺伸运动　仰卧，双手置臀下，头、肩稍离地。双腿并拢，屈膝，小腿离地，稍停，然后双腿在不接触地面情况下，用力向下挺伸，尽量伸直，重复30～60次。

躯干扭转运动　仰卧，双手抱头，左脚伸直，稍离地面，右腿屈膝，向上提起，左肘触右膝，头转向右侧。收缩腹肌，左腿屈膝，向上提起，与右腿并拢，然后右腿伸直，左腿仍保持屈膝姿势，扭转身体，向相反方向重复以上动作，做20～40次。

交替踢腿运动　仰卧，双手置臀下，双腿向上抬起，脚掌指向屋顶，膝微屈，小腿交错。收紧腹肌，缓慢放下两腿，保持背部平直，然后轻轻地交替上下踢腿，头和肩膀抬离地面，眼视腹部，做5～10分钟。

下颊抬起运动 仰卧，双手抱头，背部紧贴地面，膝稍屈，脚跟着地。收紧腹肌，尽量将下额抵住胸部，然后抬起，再抵住胸部，再抬起，重复20～40次。

下额侧抬运动 仰卧，双手抱头，头、肩略微抬起，双脚并拢屈膝，扭向右侧。面朝屋顶，下额抵住胸部，收紧腹肌，然后抬起，再抵住胸部，再抬起，身体扭向左侧，重复以上动作，双侧各做20～40次。

举腿下额运动 仰卧，两腿并拢抬起，双脚指向屋顶，头部稍离地面。举腿的同时抬下额，收紧腹肌，下额抵住胸部。头部还原，然后再抬起，再抵住胸部，动作进行时屏住呼吸，重复20～40次。

爱心TIPS

在身体恢复阶段，产后妈妈，尤其是上班族产后妈妈，千万不要焦急。恢复是一个过程，无论是对运动，还是其他，都应遵循慢慢来原则。

产后锻炼应注意的细节

为了产后身体的健康，产后妈妈应注意以下生活中的细节：

瘦身锻炼一成不变 运动与损伤并存，长期用一种运动锻炼，很容易造成经常锻炼的那部分肌肉劳损，而没有运动到的肌肉一直被忽视。长此以往，很可能使身体不成比例地发展。而且，从心理上看，时常变换锻炼方式，不仅使锻炼更加有效，而且更有新鲜感，也更容易坚持。

长时间穿同一双运动鞋 运动鞋并不是从一而终的，除了日常运动的磨损外，经常穿着同一双运动鞋还会造成胫骨痛和跟腱劳损。注意：一双跑步鞋的服役极限是500公里，而体操鞋六个月就该退休了，因为它们已经失去了原先的保护能力。对于产后妈妈来讲，这一条尤其重要，不要穿着孕前一直穿的运动鞋，换一双新的吧！

呼吸太浅 人们平时的呼吸总是太浅。这样血管里含的氧气水平就低于二氧化碳水平，因此人就会感到疲惫。如果血液中氧气不足，就会心跳加速、血压升高。这对人的身体是很不利的，所以应该每天多做几次深呼吸。

长年不换的床垫 为了产后妈妈的健康，生活中常更换床单和枕巾，但是却忽视了床垫的清洁。专家提醒，最好每个季度要清理一次床垫，每年至少要有一次把床垫晾晒两小时。床垫脏了，要用肥皂和清水洗涤，不要用汽油或清洁剂。而且每使用半年后要将床垫的前后位置调换一下。

爱心TIPS

产后妈妈在运动锻炼时，还应注意：每天抽出五分钟锻炼也比一个月或几个月疯狂运动一次好。减肥的愿望是可以理解的，但你的身体也同样需要时间的适应和调整。关键不在于你一共运动了多少，想拥有完美的体形，贵在坚持。运动过量还会造成肌肉受伤。

产后瘦身三原则

很多新妈妈在经历了十个月的“煎熬”后，产后会急不可耐的想要恢复到以前苗条的身材。在美丽的诱惑下，很多新妈妈会选择立刻扑进健身房进行魔鬼式的恢复训练，或者立刻开始制定自己的节食计划。然而，这些新妈妈却忘记了：减肥不是一蹴而就的，产后的减肥活动更是需要小心谨慎的。因此，专家提醒，产后运动要坚守以下三个原则：

剧烈运动要避免　剧烈运动无疑是快速瘦身的好方法，但这并不适合产妇，因为剧烈运动很容易造成产后妈妈疲劳，从而损害产后妈妈健康。另外，产后立即进行剧烈运动减肥，很可能影响子宫的康复并引起出血，严重时还会使生产时的手术创面或外阴切口再次遭受损伤。而且产后妈妈千万别忘了：进行运动之前，事前的热身运动与事后的缓和运动可不能少，否则容易造成运动伤害。

持之以恒是关键　随着身体的恢复，选择轻度运动，或者中度运动，都是产后妈妈的好选择。但无论轻度运动，还是中度运动，都需要持之以恒才能看到效果。而且持之以恒，才有利于减重，并能有效防止减重后体重出现反弹。有氧运动有极佳的燃脂效果，有氧运动是指全身肌肉的运动，包括慢跑、快走、游泳、登山、骑脚踏车、有氧舞蹈等，且进行的时间至少要持续12～15分钟以上，若要有效燃烧脂肪，应持续进行30分钟以上，或是一天之内累积到30分钟以上才有效果。

切忌急功近利和懒惰好逸心态　产后健身的信念一旦树立，不要轻易打破自己的心理防线，不可“放纵”。一方面不能半途而废，偶尔贪吃贪睡；另一方面也不要急于成功，有时候扎进健身房一呆就是几小时。要心态平和地面对产后减肥。

爱心TIPS

不论产后妈妈们制定了什么目标，贵在坚持，健身减肥也是一样，制订可行的计划且循序渐进的完成，才是最有效的减肥方案。

产后妈妈瘦身秘诀

在孕育胎儿的过程中，随着胎儿的不断成长，孕妈妈的身材自然而然就会发生变化，如腰部曲线消失、胸部变大、屁股变宽等。待分娩后，由于妈妈每日摄取高热量的食物，又不能做运动，身体肥胖的情况很快就出现。面对这样的境况，产后妈妈真是急上加急。其实，要找回孕前的美好身材也并不是一件难事，只要产后妈妈掌握了瘦身的4大秘诀，就可以轻松地获得一幅美丽身材！

咨询专业人士 产后妈妈瘦身成功的首要步骤是科学的减肥办法，很多时候只靠自己，很难达到瘦身效果。为了找到更有效的减肥方法，可以向专业人士寻求帮助，比如营养医师或健身教练等。千万不可乱吃减肥药、喝减肥茶等。

三餐配置要合理 不要以为不吃饭，就会瘦。其实，真正能让人苗条的是营养均衡。多吃蔬菜、水果。蔬菜、水果中含有大量的维生素、纤维素，可以代替淀粉。只要在两餐之间饿了，就可以拿蔬菜、水果来补充。蔬菜在制作方法上，要注意避免使用过多的油。为了防止经常吃蔬菜而产生厌烦感，不妨试着改变一下蔬菜的烹饪方法。水果最好吃苹果、柳丁、葡萄、奇异果等含丰富维生素及营养的水果，不但可以帮助排泄，还能养颜美容。蛋白质不能少。肉类、鱼类、蛋类等食品含丰富的蛋白质，鱼类以深海鱼类为最佳，例如鲔鱼、鲑鱼等；蛋类以水煮蛋及茶叶蛋的形式料理最好，其他如荷包蛋等也可以。

保持心情愉快 从准备怀孕的前半年开始，就应该积极调整身心健康，做一个有准备的准妈妈。这样不但能孕育出一个健康宝宝，而且能更好地照顾自己。只要孕期体重不暴增，产后保持心情愉快，那么恢复身材就容易得多。

保持排便顺畅 便秘不但是小腹突出的一大原因，也代表着身体的新陈代谢状况不佳，所以保持排便顺畅非常重要。建议每日至少摄入2 000～3 000毫升的水分，多吃高纤蔬菜水果，还要经常按摩腹部相关穴位。

爱心TIPS

产后肥胖的简单定义是指生产完后6周，体重比产前增加20%以上；或者产后半年或一年间，体重比产前增加10%或4.5千克以上的情况。

产后八节瘦身操

运动减肥是经过科学认证的最恰当的瘦身方法，对于产后妈妈特别适合。由于上班族产后妈妈需要保持一个良好的形象，所以产后瘦身成为她们最想做的选择。下面介绍一种产后瘦身操，帮助上班族产后的“胖”妈妈们达到瘦身的目的。

这套产后瘦身操一共分为八节，动作幅度不大，简单易学，是适合产后妈妈的运动。

第一节 用力收腹，感到肚皮似乎贴到背部，深吸气。然后完全放松，呼气。

第二节 最大限度绷紧臀部肌肉，然后放松。

第三节 双手放胸前，双手掌用力相互挤压，呼吸均匀。

第四节 头慢慢后仰，上举双手，深吸气。然后慢慢放下双手，同时低头贴靠胸部，呼气。开始时一天限做3次，每节动作重复2～6次，以后逐渐增加到每日10次。

第五节 直立，双脚开立同肩宽，双手贴大腿。缓慢向前低头，肩前倾，肘外张。踮脚尖抬起身体，展肩，抬头，收肘。

第六节 直立，双臀下垂，十指插握，手心向下。缓慢上举双手，手心朝上。同时身体左侧屈，左脚侧出。还原，换方向做。

第七节 并脚直立，双手自然下垂。左脚横跨一步成弓箭步，上体左侧屈，双臂侧举，手上翘，双眼直视前方或看前伸的手。

第八节 直立，双脚开立同肩宽，双臂前后举，手心朝下，上体前倾。还原。双臂交替，反复做。

在这里要提醒产后妈妈的是，做操时，动作幅度不宜过大，而且动作要慢。运动量开始时每节做1～2次，以后逐渐增加运动量。

爱心TIPS

生产后两个月内不要做仰卧起坐一类的腹肌运动，因为子宫恢复需要60天的时间，否则，很可能会引起以后的子宫脱垂、小便失禁等问题；随时随地有意识地做收缩、提肛运动，对预防子宫脱垂、恢复阴道弹性非常有好处。

产后妈妈美腿“练”出来

由于妊娠期间体重突然增长，子宫膨胀，极易形成腿部静脉曲张的情况。在分娩后，腿部的静脉曲张虽然得到了很大程度的缓解，但孕期妈妈的“小粗腿”现象却并没有得到根治，这让爱美的产后妈妈郁闷不已。

其实，产后妈妈腿部的变化，有几种原因：生产后荷尔蒙的变化；坐月子时或者平时吃了太多高热量的食物；不常运动和久坐等。因此，纤腿也需要从多方面进行。

吃对东西就会瘦　产妇饮食中的淀粉和糖分的积累是造成“小粗腿”的重要原因。因此，产妇要注意产后饮食，淀粉类及高糖类的食物要少吃。尽量吃些低糖、高纤维的蔬菜水果，来取代高糖淀粉类的食物。而且不要以为喝水会水肿就不喝水，其实反而要多喝水，喝水不但可以帮助新陈代谢，还会加速瘦身的效果。

简易抬腿操　为了紧实腿部线条，有效锻炼腹部肌肉，加快下半身新陈代谢，产后妈妈可以适当练习单腿站立，另外一条腿抬起贴在墙上，让大腿和小腿成90度角，每次坚持15～20分钟；或者平躺在软硬适中的软垫上，双手放在身体两侧，双腿并拢慢慢上抬，当双腿和垫子成30度角时，保持该姿势5秒钟，然后再缓缓放下，每天练习10次。

改善坐姿及站姿　为了促进下半身血液循环，避免姿势不良而导致身材变形，产后妈妈不要长时间维持同样的坐姿或站姿，特别是长期坐办公室的或专柜销售人员。要经常起身活动一下，至少每隔一个小时要活动1次，拍拍臀部及大腿，做做简单的伸展操。即便是坐着，也最好在背后加个靠垫，另外不要长时间跷着二郎腿。

爱心TIPS

产后要适度摄取养身食品。红糖、鸡蛋和小米,虽都是产褥期的养身食品。但是,红糖水饮用时间不可超过 10 天,以防增加血性恶露;鸡蛋每天不可吃得过多,以每日 4～6 个为宜;小米粥也不宜太稀薄,更不要以小米为主食,避免身体缺乏其他营养。

产后妈妈重塑美腿有秘方

女性怀孕期间,除了腹腔外,双腿是承受压力最大的部位。随着日益膨大的子宫压迫,双腿的下肢静脉回流受阻,一方面形成程度不同的妊娠水肿,另一方面造成了下肢静脉曲张。妊娠水肿是指组织间隙水分增多,带来双腿皮肤紧绷的情况,待水肿消去就显得皮肤松弛。下肢静脉曲张的情况,要比妊娠水肿严重得多。尽管分娩以后静脉回流情况得到改善,但已较难恢复到孕前水平,加之产后较长时间卧床可加剧下肢静脉曲张,使青筋盘旋扭曲于浅表,从而影响了双腿的美感。另外,由于很多妈妈怀孕期间及产后一段时期缺少运动,使双腿肌肉萎缩,逐渐为脂肪所填充,逐渐形成了大象腿,致使怀孕前双腿的风采尽失。

如何使产后妈妈的双腿恢复到原有的风采呢?这里专家提出了两点办法:

运动健美法 在产后第 5 天至满月,即可适当运动双腿,以锻炼腿部肌肉,改善下肢静脉血液的回流。锻炼时取坐位于地,两下肢伸直并拢,腰部挺直,两手臂伸直放到身后,手指伸开支撑地面,吸气时脚尖尽量上翘,呼气时脚尖尽量伸直;然后仰卧,两下肢伸直略分开,两臂放在身体两侧,吸气时左脚伸直,与上身成直角,足尖翘起。两只脚交替进行。这种双腿健美操可以从加强腿部肌肉的方法,来健美双腿,效果比较好。

然而产后妈妈也应注意,运动健美法适用于自然分娩的妈妈。另外,由于产后妈妈体质大都较虚,故在锻炼期间要根据自己的具体情况,量力而行,不可操之过急,每节操做 2～3 分钟,早晚各 1 次,尤其要注意锻炼时呼吸与动作的配合。满月以后则可进行各种肌群锻炼,以恢复大腿肌肉的强度、弹力,适宜的运动有慢跑、双腿伸屈运动、游泳等。

外力挤压法 对于产后妈妈来说,最为简便实用的保养双腿的方法就是使用弹力绷带或医用弹力套袜。它可以压迫下肢静脉,迫使血液向心脏回流，从而消除或减轻下肢肿胀、胀痛等症状。在孕晚期，采用此法护理双腿亦可减轻水肿程度。

爱心TIPS

美腿的数据标准：小腿长度应大于身高的 26.3%；小腿最大圆周大约是小腿长度的 3/4；小腿的三围尺寸应该是上围等于最大圆周，中围是上围加下围除以 2，下围是上围的 63%。如 160 厘米的妈妈，小腿长度应该在 42 厘米左右；最大圆周为 32 厘米，上围 32 厘米、中围 26.5 厘米，下围应在 20 厘米。

简便易做的产后运动

现代职业女性产后都想越早进入锻炼越好，但是，一直担心产后立即进入过烈的运动，对身体恢复产生不良影响。下面这几项锻炼就打消了产后妈妈的担忧。

伸伸懒腰 对自然分娩的妈妈来说，休息好后，在被窝里轻轻地伸个懒腰，并不会引起还没有恢复的分娩疼痛。具体做法是，轻轻的延伸四肢，并配合深呼吸的动作，如果身体有疼痛，可以不用绷直，只要伸到自己的最大承受姿态即可，重复练习 7～8 次，有助于消除疲劳，促进身体恢复。

转头屈脚腕 结束分娩休息好后，妈妈可能会感觉特别疲累，而且头昏脑涨，并且头部和颈部肌肉也呈现僵硬状态。此时，可以做转头屈脚腕训练。平躺在床上，头部分别向左右转动 10～12 次，身体其他部位可保持不动，这样可以使头部清醒。同时再屈伸脚踝关节 15～20 次，促进下肢活动，血液流通，有助于缓解妊娠期间的下肢静脉曲张。

云端漫步 每天饭后 4～5 分钟后，调整好自己心情，带着幸福的云端的感觉慢步 40 分钟，有瘦身功效。在平地或坡地慢慢散步，约以每分钟 60～70 步的速度前进。若时间允许，可在饭后的 1 小时或 3 小时，进行这样的散步，更具瘦身的效果。

水中慢跑 顾名思义，水中慢跑就是在水中慢跑，产后妈妈可以每个星期做 1～2 次，对瘦身、紧致皮肤有良好效果。因为水的密度和传热性比空气大，水中慢跑时消耗的能量比陆地上多。在水中慢跑，能平均分配身体负载。而且，在水中慢跑不会因为汗液蒸发而导致皮肤干裂，对产后妈妈来说尤其重要。

伸臂运动 手臂上的赘内若是松松垮垮，穿上裸肩装会显得很难看，这对上班族产后妈妈可以说是一个重大打击。但是，只要你每天早上起床吃早餐前，做5分钟的伸展手臂运动，就可以在日后上班时避免让同事看见你松垮胳臂的情况。具体方法是：先将一双手臂放到后脑勺，用另一只手的力量用力压住放在后脑勺上的手肘，如此交换做，感觉手臂外侧的脂肪开始运动起来。

爱心TIPS

产后妈妈在做以上运动时要注意，这些运动虽然柔缓，但对肌肉的拉伸、放松有意想不到的作用，很适合产后妈妈早期训练。但产后妈妈不要过度逼迫自己，尤其是产后一周内的新妈妈，运动只要达到自己能接受的最大限度即可，不要求完全符合运动要求。

产后全身运动七点

下面介绍一些简单易学的动作，可供新妈妈锻炼时参考：

1. 腹部锻炼。新妈妈仰卧床上，将手放在肩上，做深吸气使腹部膨胀，然后轻轻呼气，同时用力收缩腹部肌肉，使腹部下陷。从产后第2天做至第4周末，有利于恢复松弛的腹部。

2. 上肢锻炼。新妈妈平卧床上，两腿稍稍分开，两臂平伸，与身体呈平面直角，然后慢慢抬起两臂，保持肘部平直，当两手接触时，慢慢放下两臂。从产后第2天做至第4周末，有利于恢复双臂及胸部肌肉的力量。

3. 下肢腰背肌锻炼。新妈妈平卧床上，两臂放于身体两侧，与身体稍微离开，然后轻轻抬起双膝、臀部及后背，使身体呈弓形。从产后第3天做到第4周末，有利于恢复大腿肌肉及腰背部肌肉的力量。

4. 腹肌及臀部锻炼。新妈妈仰卧床上，两膝及臂屈曲，以两肘及两足支撑，向内翘起骨盆部；在抬头的同时，用力收缩臀部。从产后第4天做至第6周末，有利于恢复松弛的腹部及臀部，减少脂肪。

5. 腹肌及股部锻炼。新妈妈仰卧床上，以右侧下肢支持，稍微抬高头部及左膝，但不要接触，然后恢复原位，以同样的方法，再换另一侧。从产后的第5天做至第6周末，有利于恢复松弛的腹部及大腿部正常形态。

6. 背部、腹部及臀部锻炼。新妈妈保持前臂和小腿并拢，以肘膝为支点趴跪于床上，可在前臂下垫一枕头。然后向上弓形隆起，用力收缩臀部及腹部，接着放松，同时深呼吸。从产后第6天做至第7周末，有利于背、腹、臀部的恢复。

7. 胸膝卧位。新妈妈跪于床上，并使脸及胸部尽量贴紧床面，两腿并拢，屈臂，上体向下，头转向一侧。此动作每次保持10分钟左右，每天做2—3次，可防止子宫后倾，促进恶露排出。从产后第14天开始做，不可过早进行。若新妈妈身体弱，也可用俯卧代替。

8. 肛门及阴道肌肉锻炼。新妈妈平卧床上，两脚交叉，大腿并拢，尽量收缩会阴及肛门肌肉，然后稍坚持一会儿再放松。如此反复进行，对会阴部及阴道肌肉张力的恢复和预防子宫脱垂，增强性功能都十分有益。

爱心TIPS

产后运动要细心，不必费大力气。遵循短时多次的原则。要持之以恒。

产后妈妈的简易健康方案

现代女性不仅要照顾好宝宝，由于产后上班时间紧迫，还需要尽快地恢复自身形象，比如健康、苗条的身材，和快乐、放松的心情。

产后塑身方案

塑腰部曲线：双腿稍微分开靠墙而立，双手合拢向上伸直。身体不能前倾，伸直的左手尽量向右弯碰右肩，而右手自然下垂摆放。右手重复左手动作，依需要重复数次。

塑腹部曲线：仰躺，将双手置于颈后，呼气的同时慢慢将头部举起，确认此时仍靠地不弯曲，依需要重复数次。

除了对自己生活习惯的改变外，产后妈妈还需配合使用美体系列产品，坚持一段时间后，自然就可以获得平滑的腹部，产前的身段。

产后放松方案　对产后妈妈来说，最放松的时候莫过于在照顾宝宝的紧张生活中，找到片刻时间，让自己好好放松于洗浴的快乐中，或者是每晚拥有一个完整的睡眠。但产后妈妈应该注意，产后的最初几周，洗浴时最好采用淋浴或擦洗的方法，而且温度应控制在30℃～34℃。

洗浴后，还可用收腹霜按摩一下小肚子。仰躺，放松自己，可以先收紧脚、腿、臀部、腹部、手臂和脸部的肌肉10秒，然后全部放松，重复如此收紧放松动作2～3次，一天的劳累顿时无影无踪，最后好好做个美梦，让繁忙的一天写下甜美的句号。

爱心TIPS

在塑造苗条身材的同时,妈妈不要忘记做全程的瘦身记录。看着记录上每天日减的数字,既可以刺激妈妈继续塑身的决心,也可以记录下妈妈瘦身的全过程,给妈妈留下一份美好的回忆。

腹围的测量方法:早晨起床后,空腹测量。身体立正,软尺在腹部与肚脐平行且最大处绕一周;腰围的测量方法:身体立正,软尺在腰部最细处绕身一周。

气虚体质产后妈妈的产后调理

产后妈妈出现气虚体质,通常是由于分娩时过度用力导致的。这类产妇常常表现出形体消瘦、体倦乏力、面色苍白、常常出汗,稍做运动就会表现得更厉害的症状。严重者除了上述几种症状加重以外,还伴有气短、懒言、咳喘无力、食少腹胀、脱肛、子宫脱垂、经常心悸怔忡、精神疲惫或腰膝酸软、小便频多的现象。

气虚体质的产后妈妈的调理原则是补气养气。另外,还可以适当地做一些运动,如屈肘上举、抛空、荡腿、摸腰等。

屈肘上举 是指让产后妈妈端坐,两腿自然分开,双手屈肘侧举,手指伸直向上;与两耳平,双手上举,以两胁感觉有所牵动为度;随即复原的动作。可连做10次,对气短、吸气困难者,有缓解作用。

抛空 端坐,左臂自然屈肘,置于腿上。右臂屈肘,手掌向上,做抛物动作3~5次,然后右臂放于腿上,左手做抛空动作,与右手动作相同。每日可做5次。

荡腿 端坐,两脚自然下垂,先慢慢左右转动身体3次,然后,两脚悬空。前后摆动十余次。本动作可以活动腰、膝,具有益肾强腰的功效。

摸腰 端坐,宽衣,将腰带松开,双手相搓,以略觉发热为度,再将双手置于腰间,上下搓摩腰部,直至腰部感觉发热为止。搓摩腰部,实际上是对腰部命门穴、肾俞、气海俞、大肠俞等穴的自我按摩。而这些穴位大多与肾脏有关。待搓至发热之时,可起到疏通经络、行气活血、温肾壮腰的作用。

爱心TIPS

如果您是稍微有一点点惰性的人，或者是根本不知道怎么去运动的人，还可以通过练习瑜伽来调整身体。不过要注意的是，一定要由专业老师来指导，以防不当姿势对身体造成伤害。

剖宫产妈妈保健有秘诀

剖宫产孕妇第一周最好能雇请帮手，如果不可能，可请丈夫、母亲或其他亲戚协助。最好不要有任何举物动作（包括抱宝宝），或操持任何家务，至少在第一周内如此。要是必须抱宝宝的话，则抱至腰间的高度，这样可利用臂膀的力量，而不致让腹部使力。下弯时，采取屈膝方式，不要弯腰。

只有轻微疼痛或没有疼痛最好不过，要是很疼的话，可借助温和的止痛剂。如果哺喂母乳，则除非经过医师同意，否则不要服用药物。

伤口日益痊愈：伤口在几周内会有疼痛和过疼现象，不过会逐渐改善，可以上一层薄薄的敷料以防受刺激，而穿着宽松衣服则会比较舒服。疤痕部位偶尔会抽痛和短暂性疼痛，这是复原的正常状况，症状会日渐消失，然后会有发痒现象。伤口周围的麻木情形会持续较长时间，可能达几个月之久。伤口组织上的块状会缩小（除非有留下这种疤痕的倾向），而在疤痕的颜色褪去以前，会转为粉红或紫色。

如果疼痛情形持续下去，伤口周围出现红肿，或有褐、灰、绿或黄色分泌物从伤口渗出，则必须与医师联系，因为伤口可能受到感染了（如果有稍微洁净液体渗出，这是正常现象，不过最好还是向医师告知）。

至少第4周再恢复性生活：完全看伤口的痊愈状况，以及子宫颈何时恢复正常而定，医师可能会建议你等4～6周再恢复行房。

一旦不再疼痛，便可以开始运动。由于会阴部位的肌肉未曾受损，因此，可以不做阴道骨盆收缩运动，而可以专注在收缩腹肌的运动上，并且以“和缓而稳定”作为你的运动座右铭。逐渐建立起运动计划，然后每天持续做。经过数月的努力以后，便可以恢复昔日的身段了。

爱心TIPS

剖宫产妈妈第一周内最好不要有任何举物动作（包括抱宝宝）。下弯时，采取屈膝方式，不要弯腰。剖宫产妈妈产后塑身的最佳时间是产后2～4周，即拆线、伤口愈合后。

月子瘦身运动小罗列

新妈妈在分娩后身体发生了一系列的变化，而且在月子期摄入的营养过剩但活动却减少等诸多原因，新妈妈的体重均会有不同程度的增加。为避免新妈妈产后发胖，我们为新妈妈推荐一套操，对于清除身上的赘肉，腹部收缩，恢复体形有良好的功效。下面新妈妈们就来学习一下吧！

地板运动 躺在地板上，肘部衬一块护垫，双手微撑，用双手的力量，将腿部高举，可防止臀部下坠。

盘膝坐在地上 双手握紧足踝处，头向后仰，此种运动每次做 30 次，可使背部挺直，健胸。

另外，也可以盘膝坐在地上，将运动的重点放在腰部，左右反复的扭转，可改善上身曲线，腰部变细。此种运动要注意的是，先吸气再转腰的效果会更好。

站立运动 双手叉腰，规律性地将腿部向上举，反复 20 次后再举另一条腿，这套动作刚做时会觉得力不从心，但慢慢地会助你消除腿部的浮肿，使之匀称健美。

在做这些运动的时候，产后妈妈还要注意，最好在分娩一周后再进行。同时要注意时间不可过长，运动量不可过大。以后可根据个人的体质情况逐渐延长时间，适量加大运动量，逐步由室内走向户外，进行散步，游戏，快步走，保健操等，可调节神经内分泌机能，促进血液循环，增加热量消耗，防止“早衰”，恢复生育前原有的女性美。

爱心TIPS

在这里再介绍一种收缩腿部肌肉，加强腹肌力量的产后下肢操。具体做法是面向上平躺，双膝屈起，足底贴床。单腿抬起，大腿与床成直角，呼吸一次。然后，大腿屈向腹部，接着腿与床成直角返回，同时绷直膝盖，呼吸，放下脚，左右腿交替进行。每次 5 遍，每日 2 次。可有效帮助妈妈获得平坦的小腹。

产后常见两大错误动作细解

女性在分娩后，无论骨骼，还是身体肌肉，都处于一个松弛的阶段。因此，产后不宜做一些动作。然而，多数产后妈妈却不懂的保养的重要性。由于日常习惯，或者自己大意经常频繁的下蹲，或者弯腰，其实这对身体的复原是极为不利的，必须纠正这些错误做法。

频繁下蹲 有些家庭习惯把宝宝的奶具、换洗衣物、尿布、湿纸巾、纸尿裤及洗护品，放在位置很低的地方，产后妈妈不得不下蹲才能拿到，或者经常蹲在地上给宝宝洗澡，对身体恢复造成了危害。

为此，专家提出纠正举措：奶具应放在橱柜中上层，新妈妈伸手可及；别忘了在厨房中放一把舒适的椅子，新妈妈可随时坐着做些轻巧家务；宝宝洗浴品应放在伸手即可拿到的位置，如沐浴架上；浴盆不可放在地上，应放在换尿布台或茶几上，最好坐在小凳子上给宝宝洗澡。

频繁弯腰 家中电热水器或暖水瓶，是护理宝宝经常要用的物品，但却安放在需要频繁弯腰的位置上；小床或童车的高度，使新妈妈抱或放宝宝时不得不经常弯腰；扫地、拖地或吸尘时经常弯腰。

纠正举措需要电热水器或暖水瓶位置，以接水时不用弯腰为宜；尿布台最好能和婴儿床相连，旁边放一把椅子，使新妈妈坐着换尿布或衣服；童床最好能升降，童车要稍高一些，使新妈妈每次从小床或童车里往外抱宝宝或放宝宝时不用太弯腰。

爱心TIPS

另外，产后妈妈需要注意，在月子期间最好不要做洗涤、打扫等需要弯腰或下蹲的工作。如果家人无法帮忙打扫，不妨先请小时工帮忙。对产后妈妈来说，没有什么比身体的恢复更重要的事情了。

月子锻炼的四点注意

准备充分，循序渐进 运动前后要做好充分的准备活动和整理活动，防止受伤。开始锻炼时要循序渐进，不可急于求成，运动的节奏要逐渐变化。为防止受伤，运动锻炼前，一定要进行健康检查，如果存在不宜参加运动的疾病，就不要勉强或在医生的指导下锻炼。

运动量和强度要适度 产后锻炼的目的是为了尽快恢复身体、适应生活和健美，但如果性情过急或期望过高，不适当地增加运动量和运动强度，反而影响了身体的恢复，造成受伤，影响健美，结果是欲速则不达。运动量和运动强度过小则达不到锻炼的目的，因此，产后锻炼要适度。

项目选择要适宜 在产褥期内不宜做深蹲、憋气、负重等动作，这将增加腹压和盆底肌肉及支持结构的负担，引起子宫脱垂、生殖道松弛、痔疮、阴道膨出等疾病；剧烈的、冲击力大的跑跳动作也应避免，因为此时的关节、韧带仍处于松弛状态，动作过大易造成关节脱出。会阴切开或Ⅱ度以上破裂者，在产褥期内不宜做髋关节大幅度外展和外旋运动，以免伤口裂开。在产褥期也不要下水游泳，以免各种病菌侵入体内，如果水比较凉，还会引起腰腿痛。在整个哺乳期内，不要做一些特别需要平衡的项目如滑雪、溜冰、骑马等，以及一些比赛性活动，因为比赛时争夺激烈，运动强度大，会引起内分泌失调，影响乳汁分泌。

自我监护要做好 运动中和运动后要主动做好自我监护，切忌盲目，如果出现过度疲劳、心率加快、发热、恶露异常等变化则应停止运动，积极查找原因并及时处理。运动前后进食勿过饱，饭后1小时内不要做运动。空腹锻炼会造成消化道补充血糖的能力受限制，容易出现低血糖，也应避免。运动前后和运动中都要适量饮水。但运动后不要立即大量喝水，应根据运动量分多次，每次适量饮用白开水或淡盐水，以补充出汗而消耗的水分和盐分，但不要喝冷饮。当然心情不好、疲乏、失眠、食欲不振、感冒发热、突发疾病等情况时也不要强迫自己锻炼。

总之，在进行产后锻炼时，要考虑各方面的特殊因素，做出合理的安排，才能收到良好的效果。

爱心TIPS

除此之外，运动环境的安全也要注意，周围场地宽敞，地面不硬、不滑、有弹性；不宜在雾天、雷雨时节运动，避开酷暑、极冷天；运动前安置好宝宝再锻炼也是极其重要的。

月子期不宜做高冲力训练

所谓高冲力训练，是指在运动过程中，身体关节或肌肉所受到的高冲力压迫。这种训练方式是十分不适合产后妈妈的。

高冲力训练危险 高强度运动对骨盆平面造成的压力可能会引起尿失禁(激烈运动时有少量尿液流出)。在劳动和分娩时这些肌肉受到牵拉,力量很弱,不能够承受这样高的内部压力。有冲击性的运动,例如蹦床、骑马或快速下蹲运动,同上述运动一样会对骨盆造成压力,因此,应该避免。剖宫产避免了自然分娩对骨盆底部肌肉所造成的外伤,因而危险性稍小,但是不要忘记在妊娠的9个月里这些肌肉同样承受了不断增加的压力,处于松弛无力的状态。

高冲力威胁新妈妈重要骨骼 在分娩后最初几周内,为了让关节及骨盆底部肌肉有足够的恢复时间,不应该做高强度的训练。如果是母乳喂养,乳房会感觉到疼痛和不适。在受到冲击时,关节受到的压力将成倍增加,其中踝关节、膝关节、骨盆和脊柱特别危险。

此外,剧烈运动会使腹部的器官凸出而进入阴道,因而有子宫脱垂的危险。

慢跑也危险 慢跑运动因其简便易行而常常在产后被采用。但其实,慢跑也可以造成高冲力。由于姿势不正确,或者锻炼者太急功近利,会导致慢跑时,腿部关节、肌肉等冲力过大。因此,没有经验的训练者开始时应小心谨慎,最好采用“轻”慢跑的形式。此时应该小跨步,将垂直方向上的运动幅度减至最低,能够减少身体承受的压力和冲力。迈步时,应该保持膝盖和臀部之间的正确形态。有经验的跑步者也需要注意这些要领。

爱心TIPS

产后妈妈的身体曾经过巨大的变化,所以不要期望一夜间发生奇迹。仔细倾听产后身体的反馈才是关键。另外,剖宫产妈妈们在生育6周后的体检通过之前,要避免做腹部转腰运动。

产后妈妈健身“七天动”

分娩使女性的腹部肌肉被拉到极限,骨盆底部肌肉也被拉开。而适当地活动身体肌肉,加速血液循环,使产后母亲身体早日复原,另外,还使身体变苗条,起着美容作用。

第一天 从产褥操最基本的“深呼吸”开始,相当于预备动作。在做操前后,做胸式或腹式深呼吸。“踝部操”加速脚部血液循环,加强腹肌有助子宫早日康复。

胸式呼吸可以采用面朝上平躺，双手放在胸前，双膝上屈的姿势，慢慢吸气，呼气，每次 10 遍，每日 2 ~ 3 次。腹式呼吸是指面朝上平躺，双手放在腹部，双膝上屈，吸气至下腹部，使下腹部凸起；然后呼气，做深呼吸。每次 10 遍，每日 2 ~ 3 次。

踝部操是指面朝上平躺，双腿双臂自然伸直，左右双脚，相互交错前后运动；脚趾相互交错前后伸曲运动；肢腕左右交替转动。以上每次各做 10 遍，每日 2 ~ 3 次。

第二天 可以做促进血液循环，解除肩膀疲劳的双臂操，以及使头脑清醒的抬头操。在做双臂操时，面朝上平躺，双臂平展开，两肩成一线，双手向上。然后，双臂向上抬，在胸前稍用力，两手掌合起，不能曲肘。每日 3 次，每次 10 遍。

而抬头操也需要面朝上平躺，吸气慢慢抬头，抬头静止一会儿，呼气慢慢放下。膝盖弯曲，每次 10 遍，每日 3 次。

第三天 可以做骨盆和肛门操，以促进阴道和会阴的恢复。做法是面向上平躺，双腿屈起，双手放在腹部。仿照大便时的要领。提肛然后放松，每次 20 遍，每日 3 次。同时下肢也可以活动，做下肢操，可以促进下肢血液循环，缓解分娩后下肢疲劳。做法是面朝上平躺，腿、胳膊自然伸直；然后两腿交替向上慢慢抬起，放下。每次 5 遍，每日 3 次，以不勉强为限。

第四 ~ 五天 可做骨盆倾斜操，使腰部变得苗条。做法是面向上平躺，脊背贴紧床面，双手放在腰上。然后，右侧腰向上抬起，扭向左侧，停 2 秒钟再恢复原来状态；然后抬起左侧腰，扭向右侧，左右交替进行。每次 5 遍，每日 3 次。注意不能屈膝。

第六 ~ 七天： 可以做帮助收腹的抬腰操。具体做法是：面向上平躺，双手放在脑后，双膝上屈弯成直角。用双手肘双足支住身体，边吸气，边抬腰，然后停住，随后边呼气边放下腰部，回到原来状态。每次 5 遍，每日 3 次。

爱心 TIPS

在产后一周末的时候，妈妈还可以做做腹肌操，以帮助收缩腹部肌肉。做法是面向上平躺，双腿曲起，双手放在背下，使后背拱起。轻轻用力收缩腹部肌肉，不要憋气，用力使身体恢复平直。每次 5 遍，每日数次。

经典10步产后健美操推荐

妇产科专家根据妇女产后的生理特点，编出了一套产后健美操，按照这套健美操进行锻炼，使妇女产后通过适当的运动，增强腹壁及子宫肌肉的复原，促使子宫收缩及恶露排出，可预防腹直肌裂开及性器官下垂，加速全身血液循环，预防产后瘀血及血栓形成，促使乳汁分泌，有助于保持窈窕的身材。具体方法如下：

1. 平躺在床上，两腿轮流举起，让腿和身体垂直后慢慢放下，可多做几次。

2. 平躺在床上，两腿伸直，两臂和手伸直并贴近身体，然后挺胸，收腹，提臀。每日早晚做2次，每次连续10遍，可逐渐增加。

3. 躺在床上，在臀部下垫上厚垫，两腿同时上举，脚尖绷直，与上身成垂直状然后还原，可反复做几次。

4. 两手背后，上身前倾，使肩部保持水平，注意背部要与地面成平行，然后还原，做时要慢、稳。

5. 平躺在床上，两臂上举同时吸气收腹，脚尖绷直，然后两臂还原，腹肌放松。每天坚持做两遍，每回连续3~4次。

6. 仰卧屈膝，臀部上举，稍停后逐渐还原。每天做两遍，每回连续3~4次。

7. 趴在床上，两腿并拢，然后慢慢屈膝，使脚跟接近臀部，同时深呼吸，反复数次。

8. 俯卧在床上，两小腿同时后屈，足跟尽量靠近臀部。每天坚持做，可防止子宫倒向后方或子宫颈后倾。

9. 平躺在床上，两手抱头，后慢慢坐起，再躺下，反复做，开始少做，以后慢慢增加。

10. 身体俯卧床上，两臂前伸，大腿与床垂直，胸部贴近床（注意不要压迫乳房）每天可做两次，每次15~20分钟。

爱心TIPS

一般说来，正常分娩的新妈妈可于产后24小时进行这套体操的锻炼，每次可根据自身情况选做1~2种或全做。若为难产、剖宫产者则需根据不同情况推迟及减少锻炼的时间与强度。

月子里的水陆两用健身操

人类与水关系密切，出生前的小宝宝就像海里的鱼一般，自由地在“小房子”畅游。因此，人类对水有特殊的情感。为了尽快恢复健康，有人专门创造了分娩48天后的“水、陆两用健身操”。产后妈妈赶紧抓紧运动，尽快“修复”自我吧！

减去背部多余脂肪运动 双脚与肩同宽，半蹲，水面位于肩部，双臂弯曲置于胸前，做向后振臂动作，双臂一定要后展到头。运动量：水中：15～20次/组；家中：25～30次/组。

减去大臂、小臂多余脂肪运动 双腿前后交叉站好，前腿弯曲，后腿蹬直，身体前倾，双臂置于身体两侧，手指并拢，水面位于胸部，做小臂屈伸动作。运动量：水中：20～25次/组；家中：30～35次/组。

减去腰部多余脂肪运动 双脚并拢，半蹲，双臂伸直置于身体两侧，手指并拢，水面位于胸部，做向侧夹腰动作（夹腰的同时，同侧的手臂直臂向外划手）。运动量：水中：15～20次/组；家中：25～35次/组。

塑造臀部、大腿后部线条运动 双手扶池边（或椅子）双脚并拢站于水中，左腿伸直，勾脚，向后抬起到头。做完一组后换腿（注意不要塌腰）。运动量：水中：20～25次/每腿；家中：25～35次/每腿。

减去腿部多余脂肪运动 双手叉腰，站立，一条腿上抬至胸前，放下腿的同时，双腿同时半蹲。两条腿交替做。运动量：水中：20～25次/每腿；家中：25～35次/每腿。

减去髋部及大腿外侧多余脂肪运动 双手扶池边或椅子，双脚并拢站于水中，左腿伸直，勾脚，向外侧抬起到头。做完一组后换腿，注意脚尖朝前，不要朝上。运动量：水中：20～25次/每腿；家中：25～35次/每腿。

爱心TIPS

由于水具有一定的浮力与阻力，因此，可以适当减少或增加运动的压力，对产后妈妈来说，这种运动方式比较，柔和，而且不易造成伤害，是一项值得推广的运动。

第六章　美丽俏妈妈“养”出来

随着孕期身体情况的改变，蝴蝶斑、妊娠纹、皮肤松弛等问题也逐渐出现在俏皮爱美的产后妈妈身上，令产后妈妈苦恼不已。其实，这种情况是可以改变的。由于不同的产后妈妈皮肤呈现出不同的特征，因此，要针对个人肤质和内分泌情况的不同，进行个性化治疗。在用运动恢复法护肤的同时，也可以采用一些适当的饮食或中药调理，“内外兼‘修’效果更理想”。

科学指导

呵护皮肤有原则

现代女性把永远保持美丽作为一种梦想，无时无刻不在追寻。由于妊娠期间的激素变化，产后妈妈皮肤发生了一些小变化。于是，精心呵护皮肤，重获如玉肌肤，就成为产后妈妈美丽的新追求。然而，对于产后妈妈来说，宝宝的健康，妈妈的身体情况，是这个时期的关键，因此，要求有原则性地呵护皮肤。

保持愉快心情　产后妈妈肌肤的美丽，不能求于化妆品，因为部分化妆品中的成分，会严重损害宝宝健康。对产后妈妈来说，保持愉快心情，生活规律，积极锻炼，是她们护肤必须遵守的基本原则。否则，即使花费万金购买高级化妆品，也难葆青春亮丽容颜。

美丽肌肤要补血　有贫血现象的女性朋友，不仅会头昏眼花、心悸耳鸣、失眠梦多、记忆力减退，而且会红颜失色、面色萎黄、唇甲苍白、肤涩发枯，甚至皮肤过早出现皱纹、脱发、色素沉着等。

因此，女性美容常需养血，及时纠正贫血状态，使气血充盈，容颜艳丽，身心健康。女性养血，可根据自身情况，选用当归养血膏、益母草膏、养血八珍丸、归脾丸、调经脾等中成药，也可选食黑木耳煲红枣、黄芪龙眼粥、果杞大枣茶、当归炖乌鸡等补血养血食疗之品。

祖国传统医学很早就观察到，经常大便燥结难解的人，皮肤也易早衰。唐代伟大医药家孙思邈在其《千金要方》中记述："便难之人，其面多晦。"现代医学研究也证明，长期便秘的人，必然会"花容失色"。

肠道清洁很重要 众所周知，人体肠道内每天都有不被利用的废物产生，这些废物不断堆积便成了"宿便"。宿便堆积肠中，不光能引起腹胀、口臭、头晕、食欲不振、乏力等症状，而且这些在肠道停滞淤积的宿便，由于细菌的作用而不断地发酵、腐败，产生有害的毒素气体，并被吸收入血液，刺激毒害皮肤，引起面部雀斑、粉刺、脓疱、疙瘩、皮肤粗糙等皮肤病。

因此，女性美容还需注意保持大便通畅。保持大便通畅的根本措施在于喝足水分，多吃水果蔬菜、全谷类、全麦类食物，适当活动。

总之，女性要保持愉快心情，生活规律，积极锻炼，合理膳食，均衡营养，行经期忌食生冷食品等。这样才能增强身体和体内造血功能，才能确保健美之躯和容颜靓丽。

一点通

你了解自己的皮肤吗?

女人的美丽由细腻的肌肤、气质、个性和素养构成。女人拥有了这些，无论走在哪里，都将是一个令人注目的人。产后妈妈在经历了妊娠期激素的骤然增减，皮肤必然出现松弛、斑点等症状。要想改变这种情况，产后妈妈需要首先了解自己的皮肤情况。

皮肤是人体最大和最重要的器官 皮肤是人体最大和最重要的器官，总重量约占人体的8%，皮肤内容纳了人体约1/3的循环血液和约1/4的水分。人的全身表面都覆盖着皮肤，皮肤是软组织，柔韧而富于弹性，在一定的范围内可以推动和伸张。皮肤的厚度以年龄、性别、部位的不同而各不相同。

皮肤的构成　皮肤分为表皮与真皮。表皮又分为五层：角质层、颗粒层、透明层、有机层和基底层。对我们皮肤起重要保养作用部分就是角质层和基底层。那角质层是什么呢？我们的皮肤细胞从生成过程周期为28天。慢慢地由体内往外推移，形成角质层来保护皮肤。角质层除老化死亡的细胞外，还有20%～30%的水分起着保湿作用。但角质既不能太厚、又不能太薄。太厚的话，肤色看上去很暗淡，无光泽感觉，如果太薄呢，毛细血管又容易扩张，引起过敏反应。

在基底层中含有黑色素，黑色素受到气温和光照刺激就很活跃，容易渗透到表面。这也是容易引起产后妈妈肤色暗黄、发黑的原因。

皮下组织在真皮下，二者之间无明显分界。皮下组织由大量脂肪组织散布于疏松的结缔组织中而构成。

产后妈妈皮肤问题主要出现真皮　真皮在表皮下层，与表皮分界明显，表皮底部呈凸凹状与真皮紧密接触，真皮内部的细胞很少，主要由植物纤维结缔组织构成。其中有胶原纤维、弹性纤维和网状纤维等，它与皮肤的弹性、光泽、张力等有很重要的关系。皮肤的松弛、起皱等老化都发生在真皮之下。

爱心TIPS

皮肤的作用是覆盖身体而保护内脏，同时角质层也具有防止细菌侵入的作用，而皮肤表面的皮脂膜则具防止细菌繁殖的功能，对于光线或紫外线由红血球及黑色素细胞来吸收，可防止紫外线直接侵入体内，皮肤也能保护内脏免受物理刺激，即使受到轻微的伤害也能使之恢复。

三类皮肤妈妈要知道

通常人的皮肤大体上可以分为油性、干性、中性、混合型和敏感型等种类，而且每一种皮肤都有自己的特质，你可以对号入座，为自己的皮肤把脉。

油性皮肤　油性皮肤呈现酸性，此类皮肤的皮肤腺和汗腺特别发达，油脂分泌多，易受细菌感染，易吸取空气中的灰尘，使毛孔污染，易长粉刺，毛孔易粗大，对细菌抵抗力弱，易长面疱与肿瘤，上妆后易脱妆。产后妈妈由于在妊娠期间，荷尔蒙分泌的增加，皮肤容易呈现油性特征。皮肤柔软，很少皱纹，但脸部有油光，T字部更明显。

中性皮肤　中性皮肤是所有皮肤中肤质最好的皮肤类型，呈现弱酸性。

一般小宝宝的皮肤都是中性皮肤，它们柔软、稳定，组织滑而幼细，皮脂及水分供应充足，表面没有瑕疵，颜色红润，面部与颈部颜色深浅相同。肌理纹路平整，皮沟线细，皮丘小又平，毛孔不明显，汗液及皮脂分泌顺畅，肌肤健康而有光泽，皮肤表面瑕疵少，保养恰当，肌肤即呈健康、漂亮。冷时皮肤偏干性，热时肌肤偏油性。

干性皮肤 很多准妈妈在怀孕初期，会呈现这种皮肤类型。一般毛孔细小，很少有面疱，而且皮肤紧绷、脆弱、没有光泽易脱皮，尤其是脸颊的部位，对阳光和寒冷非常敏感，很少晒黑，易晒伤，眼部、唇部四周和额头早现皱纹。

除了这三种皮肤类型外，大多数产后妈妈由于内分泌的变化，会呈现混合型皮肤的特质。一般混合型皮肤分为三种。一种为T字部位油性，毛孔粗大，面疱普遍。而面颊皮肤洁净柔嫩，很少面疱，肤质细致，肤色均匀，这是混合性皮肤中最常见的类型。一种为T字部位少油脂和面疱，面颊皮肤毛孔很小，极少面疱，易出现皱纹和细纹，这是干性皮肤与油性皮肤混合的结果。还有一种是T字部位油性，毛孔粗大，面疱普遍，有油光。而面颊皮肤毛孔细小，少面疱，易脱皮，皮肤紧绷，有皱纹和细纹，是混合性皮肤中比较少见的一种类型了。

产后妈妈可以根据自己产后皮肤的情况，判断自己皮肤正处于哪种阶段，然后根据不同情况，采取不同的护理措施。

爱心TIPS

生活中还有很多人属于敏感性皮肤。一般敏感性皮肤特征呈现出皮肤角质层薄，遇冷或热面部会潮红，或有红血丝，时有痘痘时有斑的症状。这主要是由于角质层薄而肌肤的抵御能力下降造成的。敏感性皮肤与干性皮肤可以说是血脉相连，难以区分，在温度和环境变换不定的春季、秋季，中干性皮肤最易变成敏感性的，而油性缺水性皮肤也容易变得敏感哦。

不同皮肤护理的小秘密

干性肤质 干性肤质容易起色斑，原因是皮肤十分容易缺少水分。所以，干性肌肤护理的首要目的就要先让肌肤“喝”足水。肌肤喝足水后，再进行淡斑就相对比较容易了。所以，淡斑与补水是分不开的。护理时注意不选择含碱性物质的护肤品，如用香皂洗脸等。可以选择补水滋润类的面膜，适当的用水蒸面和每天按摩脸部，以促进血液循环，有条件的情况下坚持每天喝一杯牛奶。

中性肤质 中性肤质是各种肤质中最好的皮肤，但是这种肤质通常只会是被15岁以下的小孩子所拥有，但也有一小部分天生丽质的女士拥有此种肤质。这种肤质只要保持水油平衡和做好防晒就足够了。但这种肤质一定要好好护理，否则时间长了就会转变为干性或是混合性肤质了。应选择对皮肤有滋润作用的洗面奶，一般每日清洗面部两次为宜。选择中性的面膜，注意保持皮肤的弹性，要多吃水果和蔬菜。

混合性肤质 这是四种肤质中最难护理的皮肤。这种皮肤既容易长痘又容易长斑。这种肤质一般是"T"字区较容易出油，两边脸颊较干，因此，在"T"字区较容易长痘，脸颊则较容易起斑，特别是在眼眶下，颧骨上的部位是最容易长斑的。针对这种肤质，要做好"T"字区的控油，两颊的补水以及防晒。

爱心TIPS

其实，护理肌肤最大的秘诀就是保持肌肤油、水的平衡。只要产后妈妈掌握这一点，根据自己不同的肌肤状况，在不同的季节采取不同的措施，你就会拥有美丽的肌肤。

油性皮肤护理原则大揭秘

由于不同的皮肤类型呈现出不同的皮肤特征，产后妈妈在了解了自己的肤质后，采用适合自己皮肤的褒扬方法，才能让自己的肌肤变得美丽、莹亮。

真油？假油？ 油性肤质分为真油肤质和假油性肤质。30岁以前的为假油性肤质，30岁以后则为真油性肤质。从这个层面上说，产后妈妈你属于哪种真假油性皮肤呢？

皮肤"喝水"很重要 要理解油性皮肤护理重点，首先就要了解到油性皮肤控油与补水的关系。油性皮肤往往表现为油光满面的样子，而且大部分都会连带性较容易长青春痘，而长青春痘不只是皮肤上的油脂过多无法排出体外一种因素，还有很多别的因素，如：内分泌失调、体内荷尔蒙的升高或降低、睡眠、肠胃等等因素都会引起皮肤长痘。在这里需要提出的是，油性皮肤多是缺水皮肤。如果做到油性皮肤控好油，然后再让皮肤"喝"足水，肤质自然会有所改变。

另外，针对皮肤油的原因，油性皮肤护理不能只靠护肤品，还需要内调，这才是解决这个问题的最好方法。

油性皮肤清洁很重要 对于油性皮肤的产后妈妈来说，清洁十分重要，因此，选择清洁力度比较大的洗面奶，是产后妈妈首要选择。然后，在洗完脸后，要用热毛巾敷面，使毛孔张开从而有效地除油。敷面后一定要拍上收缩水来收紧毛孔，然后选择较清爽的护肤品，保湿一下即可。

爱心TIPS

油性皮肤的人，在日常生活中应注意避免或少吃辛辣刺激的食品，多吃水果和蔬菜。

敏感性肌肤护理的小秘密

敏感性肌肤，就如其名字一样，极容易发生敏感现象。产后妈妈要特别小心，因为产后妈妈由于不能好好照料自己，以及照顾宝宝疲累等原因，很容易演变为敏感性皮肤。敏感性皮肤表现为皮肤粗糙，有小丘疹，皮肤发红，干燥、脱皮。当皮肤出现这些症状时，就需要注意特别的护理了。

注意保湿补水 水可以很好地镇静肌肤，很多敏感肌肤发生过敏现象都是因为缺水造成的。敏感肌肤的人不大容易保持得住水分，所以，平时给肌肤多喝水，喝饱水，敏感的肌肤就不容易发生过敏了。如果皮肤出现过敏，要用安全有效的护肤产品，保护皮肤的水分，保湿是保证皮肤健康的基础。

深层清洁去角质 敏感肌肤的清洁品选择十分重要，不能过度清洁，不用含果酸的清洁品进行深度清洁，去角质产品也应该尽量不用。柔和的清洁产品才是最佳选择。

加强防护 敏感性肌肤的表皮层较薄，缺乏对紫外线的防御能力，容易老化，因此，应该注意护肤品的使用。

补充维生素 维生素 A、B、C 都是皮肤代谢不可缺少的物质，能提高皮肤的抵抗力，免遭外界对皮肤的侵袭，尤其是维生素 C 有抗过敏作用。新鲜的蔬菜、水果含有较多的维生素 C，都是很好的防过敏食品。

减少刺激 皮肤一旦出现干燥、脱屑或发红状况时，说明皮肤健康状况已亮起红灯。要让皮肤尽快复原，最好的方法就是减少刺激，不过度受风吹、日晒，不吃刺激性食物，停止当前一切保养品、清洁品的使用，让肌肤只接触清水等。每天只用温水清洁皮肤，持续 1 周时间，然后再使用低敏系列的产品，再减低伤害后，皮肤运用本来的自愈能力，会很快自行恢复健康。

爱心TIPS

对敏感肌肤的特别护理包含面膜和隔离霜的使用。我们已经知道了敏感源对敏感肌肤的伤害，所以，在季节转换时加强补水面膜的使用，敏感肌肤就不容易有痒痒的感觉，而隔离霜而隔离霜可以让敏感肌肤远离空气污染和紫外线的照射。至于化妆么，能免则免，用隔离霜调节好肤色，也会带来清新容颜。

美丽肌肤的四个标准

每个女人都希望自己获得美丽的肌肤，最好如文学作品上描绘的一般，具有吹弹可破的肌肤。然而，随着年龄的增长，对这种肌肤的需求简直就变成了梦想。而由于妊娠的作用，女性体内雌性激素慢慢增多，女性肌肤开始变得细腻、光滑，这成为改变女人肌肤的重要时刻。

那么怎样的肌肤才算是美丽的肌肤呢？经过有关机构的问卷调查显示，大多数人认为清洁干净、润泽而白里透红、细腻、无皱纹和富有弹性是美丽肌肤必须达到的四个条件。

其实，女人是美丽的代名词。美丽妈妈的皮肤应该是柔软、稳定，组织滑而幼细，皮脂及水分供应充足，表面没有瑕疵，颜色红润，面部与颈部颜色深浅相同，就像刚刚成长的宝宝的肌肤一样。

另外，美丽的肌肤还要肌理纹路平整，皮沟线细，皮丘小又平，毛孔不明显，汗液及皮脂分泌顺畅，肌肤健康而有光泽；皮肤易上妆，上妆后自然亮丽；皮肤表面瑕疵少，保养恰当，总之呈现出健康、漂亮的特征即可。

产后妈妈，你有完美的肌肤吗？如果没有，就好好保养吧！

爱心TIPS

在外观上看，完美的皮肤应该光滑，新鲜，清洁，有健康色彩；pH值正常；在放大镜下光滑幼嫩，柔软，不厚不薄，没有油腻感。

产后妈妈正确认识科学护肤观

正确的保养方法，对爱美的女性来说是很重要的。但是在熟悉正确的保养方法之前，应正确地认识科学护肤观。

选择护肤品，要知道自己的肤质 选择乳液、洗面乳、化妆水这些基本的保养品，最重要的是挑选适合自己肤质的产品。大部分品牌，都会有不同肤质的产品。要想知道自己的肤质，最好做一个小试验：洗完脸什么都不要擦，30 分钟之后，检查一下两颊的情况。如果感觉紧绷，就是干性肌肤，如果两颊较干，T 字部位较油，就是混合性肌肤。

任何时候都需要保养肌肤 即使是年轻的肌肤也要很好地保养肌肤，而且任何年轻的肌肤也不要省略基本的保养步骤，否则肌肤会出现一系列的问题，会出现缺油或缺水，还会导致问题皮肤的烦恼。

保养不当 肌肤不是特别敏感，却使用敏感肌肤专用的保养品，因为产品的成分比较温和，所以相对去污的能力就较弱，皮肤没有清洁干净，反而会引起问题；或是明明青春痘的情况没有改善，却还始终使用这种产品，而造成了护肤品与肌肤的不和。

正确的基础保养 每天的保养工作，如果只是"急急忙忙的涂"是不行的。即使选择了适合自己肤质的基础保养品，效果也会相去甚远。清洗、轻拍、涂抹，很仔细地进行每一个步骤，用温柔的手指来进行是很重要的，而且白天和夜晚使用的乳液要分开。

爱心TIPS

此外，由于紫外线是可以穿透至肌肤，会对皮肤组织造成伤害的，早晨的保养是防紫外线的保养。

破坏产后妈妈美丽的 N 个习惯

一些习惯无益甚至有害人的健康。以下错误的美容"习惯"，你要尽快抛弃，不能大意。

习惯素面朝天 认为不用化妆品、不用护肤品就不会增加皮肤的负担也不可取。比如夏天，紫外线很容易晒伤肌肤。如果选择 SPF 值合适的防晒用品，就能使肌肤少受伤害。

天然化妆品安全 即使天然化妆品，使用天然植物，也还是要添加一些防腐剂等化学物质来保质的，况且，天然植物同样可能引起过敏。所以，如果你是过敏体质或敏感型肤质，面对"天然"也要清醒。

妆品全家共用 共用化妆品的现象普遍存在。比如母女共用、夫妻共用，这些都是有害的。人的肤质存在差异，选择化妆品应因人而异。儿童因皮肤稚嫩，对化妆品的安全性、无刺激性要求更高，不宜使用成人用品；而儿童化妆品成分亦不适于成人使用。因此，使用化妆品，还是各用各的好。

胡乱做面部按摩 面部按摩一定要按照固定的方法来进行。不当按摩会把皮肤下层脆弱组织破坏，不仅不能起到美容的功效，反而起反作用。

习惯不吃早餐 有许多年轻的女性常以早上没有时间或减肥的理由而不吃早餐，产后妈妈也经常犯这样的错误。面对这种情况，很多人已经习以为常了，但对一位聪明的产后妈妈来说，这无疑是一个十分错误的想法。

因为不吃早餐，定然影响上午乳汁的分泌，而且正处于身体恢复过程中的产后妈妈，也没有力气去做恢复训练。为了更好地哺育宝宝，以及身体的快速恢复，产后妈妈早餐非吃不可。另外，现代年轻女性大多贫血，或者血的浓度达不到标准，这些病症可能是由于不吃早餐的缘故。由于贫血而脸色苍白，看起来十分难看。如此一来，必会给人不健康的印象，即使用再好的化妆品，想使皮肤好看也是无效的。因此，为要拥有具有弹性而美丽的肌肤，更为了宝宝的健康，一定要吃早餐。

爱心TIPS

培养自己优雅的气质，保持愉快的心情，时常面带微笑，彻底改掉致使皱纹产生的不良表情，是保持美丽肌肤的不二法门。

产后妈妈的"斑斑点点"

大多数产后妈妈都有"斑斑点点"的烦恼。由于妊娠后胎盘分泌雌性激素增多，在准妈妈的脸上经常出现一种对称的蝴蝶斑。据研究发现，大约有20%的女性怀孕后会在面颊部长出妊娠斑。这是怀孕过程中的正常现象。

曾有爱美的女性，因为长妊娠斑严重影响了美丽，所以想中止怀孕。其实这样做大可不必。先不说美丽是否真比腹中的小生命重要，单说妊娠斑的后果，其实并没有那么严重。妊娠斑通常会在产后一年内消失，即使不消失，也往往是因为身体或者其他疾病方面的原因。实在没有必要误会是因为生养孩子带走了自己的青春容颜。

而妈妈对妊娠斑的害怕，多是由于不了解妊娠斑知识的缘故。下面就向大家介绍一下妊娠斑出现的缘由。一般来说，妊娠斑都会在产后一年后消失，如果没有消失，通常是以下原因：

长期服药 据有关研究显示，长期服用口服避孕药的女性黄褐斑的发生率为9% ~20%。常见引起妊娠斑的药物有：避孕一号、二号、主要治疗癫痫病的苯妥英钠、帮助入眠的冬眠灵也容易促使女性长黄褐斑。

患慢性疾病的病人 慢性病容易引发黄褐斑，比如肺结核、慢性酒精中毒、肝癌、肝脏病等，都可能通过黄褐斑来呈现病症。这是因为这些慢性疾病会导致自身代谢障碍、黑色素增加，而机体排除黑色素的能力却减弱，黑色素不能及时排除体外，久而久之就会在面部产生黄褐斑。

黄褐斑产生的真实原因在西医上还没有得到明确。祖国医学多认为黄褐斑是由于肾功能失调，或冲任不和所致，是肾之本色上形于颜面。类型被认为主要有肝郁气滞型、脾湿型、肝肾不足型三种。其中，肝郁气滞型患者容易觉得腹部两侧气胀、饱满，常用的调养方式是理气活血；脾湿型患者色泽黯淡，胃口不好，微热，常用的调养方式是理气健脾，活血；肝肾不足型，应该对症治疗或保养肝肾。

其他因素 然很多其他病也可能出现黄褐斑例如：①月经不调，痛经；②慢性子宫病症；③卵巢疾病；④慢性肝病；⑤慢性痢疾；⑥慢性酒精中毒；⑦慢性尿路感染病症；⑧以及其他瘀血情况。还有，精神过于忧郁，过于日光暴晒，或者体内缺乏维生素 A、C 也会出现黄褐斑。

爱心TIPS

很明显怀孕时长妊娠斑并不像想象中的那么可怕，如果怀孕前保持良好的体质，少服用避孕药，这样长斑的风险就会少很多！

产后妈妈如何处理色素痣

产后妈妈皮肤发生了重大变化，除了黄褐斑、妊娠纹外，还极易出现色素痣。色素痣又称痣细胞痣、黑素细胞痣，是由痣细胞局部聚集组成的良性肿瘤。依照痣细胞在皮肤内的位置可将色素痣分为交界痣、复合痣和皮内痣，几乎人人都有，通常有一个发展和退化的过程。

色素痣病因病理 交界痣局限的痣细胞巢位于真、表皮交界处；皮内痣痣细胞巢位于真皮内，其中可见多核痣细胞；复合痣痣细胞巢见于真、表皮交界处和真皮上部，真皮痣细胞呈立方形，此交界处痣细胞小且含很少色素。

目前，色素病的治疗主要是从美容角度着眼考虑的。有以下几种：

冷冻疗法 以液氮法冷冻应用最多。它是应用液氮不易燃、不易爆、沸点低等特点（-196℃即会沸腾）经过极短时间（约30~60秒）将病变组织冷冻，数分钟即解冻，受冻组织即出现肿胀和疼痛，1~2天出现水疮，1~2周水疮干涸结痂，3~4周脱痂。瘤体一般一次可愈，瘤体大而厚者须多次冷冻方能治愈。

电灼或电干燥法 目前在美容行业应用较多，电灼主要是应用电热的原理，即电热高温将病变组织烧灼、凝固，炭化而去除病变组织。而电干燥法则是通过高频电流在接触病损组织的一瞬间产生可调控强度的火花，迅速将病变组织破坏，干燥、凝结与炭化而去除，达到去症美容的目的；50%三氮碳酸深液也是涂抹烧灼疗法的一种。

爱心TIPS

色素痣虽然属于良性肿瘤的一种。但良性肿瘤与恶性肿瘤不是一成不变的。如果经常刺激、摩擦色素痣，也可能将其变成恶性。若是色痣突然长大、变黑、溃烂、出现卫星灶等，就需要格外注意了。

产后妈妈黯淡肤色解决有秘诀

产后妈妈最常见的肤色问题，就是肤色黯淡。其实，这往往是由于妊娠期间，体内激素急剧变化的原因。在正常情况下，皮肤会产生适量的黑色素颗粒，它们随着细胞的新陈代谢而消除，不会影响我们的肤色。但是由于外界，诸如紫外线照射、药物、内分泌等原因，肌肤会产生过量的黑色素颗粒，因而形成色斑，导致肤色黯淡、不均匀。所以，要想美白肌肤，就首先要搞清是否有遗传、药物和疾病原因之后，从内部调养以及外部保养，双管齐下才是最重要的。

下面就教你几招，从内部解决肤色黯淡的问题：

重建表皮良好的微循环 良好的血液循环是缓解肤色的重要手段，重建表皮良好微循环，就要开始注意运动和饮食。另外按摩可以使肌肤温度提高，促进血液循环，从而为皮肤输送足够的养分，令皮肤充满光泽。此外，还可以选用改善微循环的保养品，以促进肤色的改善，如果酸、银杏等。

果酸具有促进蜕皮、调整肌肤色泽的功效，尤其适用于肤色较黑、较粗糙的油性肌肤。

银杏改善血液循环的作用是众所周知的。单独或与其他活性剂相结合，都可以使人容光焕发，并有利于细胞的氧合。对肤色偏黄、面容憔悴的人来说，选择含银杏成分的护肤品可以让肌肤焕发出光彩和弹性。

外部保养 一般有效的外部保养分为白天、夜晚两种保养方式。对于产后妈妈来说，由于不能接触大量化妆用品，所以保养要相对追求自然。白天在用洗面奶清洁面部后随即抹上化妆水，待化妆水吸收后涂上美白乳液即可。晚上再使用洗面乳彻底清洁，然后是化妆水，最后涂上美白乳液或者美白晚霜即可。如果产后妈妈想要快速恢复白皙的皮肤，也可以在每周做一次去角质或一次美白面膜。

爱心TIPS

需要注意的是，使用果酸产品需要肌肤具有耐果酸的能力，不要每天大量地使用，尤其对于较薄的肤质来说，最好避免使用此类产品。

产后妈妈治疗黑斑全攻略

由于妊娠、生产时的荷尔蒙分泌失调，产后妈妈脸上出现了令人讨厌的黑斑。要去除黑斑的影响，产后妈妈必须学会内外兼顾。

黑斑可治 一般黑斑颜色暗，严重影响了产后妈妈的美观。随着现代科学技术的发展，手术或者药物都是可以做到去除黑斑的效果的，外用药可以通过皮肤很好地吸收，能够使真皮中的色素脱落，口服维生素 C 也可以起到阻止黑色素产生作用，中药则以调整身体状况为目的，创造容易治疗黑斑的基础。由于每人的体质不同，因此，不能保证任何人的黑斑都可完全治愈，但多数人都可通过治疗，使黑斑彻底消除，至少淡化。

维生素有利于褪除黑斑 维生素褪除色素养颜美肤的效果也比较显著，如维生素 A、维生素 E 能抗神经细胞老化，破坏自由基活性，促进血液循环，调节激素分泌，抑制皮肤衰老，使皮肤白净光滑细腻；维生素 C 也是一种抗氧化剂，可抑制氧化，阻止色素沉积；维生素 B_6 具有褪除黑色素斑痕的作用，富含维生素 B_6 的食物有鸡肉、瘦猪肉、蛋黄、鱼、虾、花生、大豆及其制品等。

水果有助除黑斑 常从富含果胶的水果中摄取充足的 β—胡萝卜素，就会使体内 SOD 增加，皱纹、色斑、色素沉着就不会出现或延缓出现。为防止或已出现类似粉刺的黑斑时，孕妈妈时期就可以提前多摄入含硒、镁等微量元素的食物。如黑芝麻、麦芽、虾、动物肾、肝等都含有较高的硒。镁主要来源于含叶绿素多的有色蔬菜等植物性食物。

此外，小米、大麦、小麦、燕麦、豆类、坚果类、海产品等也是镁的良好来源。每天喝点绿茶，亦可起到良好美容作用。

爱心TIPS

若面部出现日晒后的黑斑，可将牛奶敷在脸上轻轻按摩，2～3分钟后皮肤收缩；再用柠檬片敷面，黑斑就能逐渐变淡；然后把黄瓜片捣碎拌上葛粉、蜜糖敷在面部，每次5～8分钟，3～5次后即可消除日晒形成的黑斑。

产后妈妈大战黄褐斑

产后黄褐斑是一种常见的发生于颜面部的局限性淡褐色到深褐色的色素沉着性皮肤病。多见于中青年妇女。

由于黄褐斑是多种原因造成的，产后妈妈如果想要改变这种情况，生活中最好注意以下方法：

不要长时间在阳光下曝晒，外出时应戴遮阳帽或打伞，也可在外出时对暴露部位涂敷氧化钛霜或10%对氨苯甲酸霜。

如果怀疑黄褐斑是某些药物及化妆品引起的，应该停用，观察黄褐斑是否有加重，最好是能够找到导致黄褐斑的具体成分，以后可避免使用含有此成分的药物及化妆品。

多吃新鲜水果蔬菜：如芹菜、菠菜、黄花菜、黑木耳、藕、苹果、梨、西瓜等。

少食辛辣等刺激性食物：咖啡、可可、葱蒜、桂皮、辣椒、花椒等。

积极治疗慢性肝肾疾病、纠正月经不调，调节内分泌功能障碍等。

冬瓜适量，捣烂后用其汁涂于面部有斑点处，每日1～2次。或加蛋黄一只，蜂蜜半匙，搅匀敷面。

女性可停用口服避孕药，改用其他避孕方式，也许可获得意想不到的效果。

黄褐斑为妊娠原因所致者，如在产后半年内不能自行消失，就必需就医治疗。

将人参蜂王浆、维生素C、E注射液均匀地涂在洗净的面部，取法国倒膜粉250克和温水调成糊状，迅速敷盖面部，倒膜粉会自行变硬、发热、冷却，30分钟后去掉，可有效减退面部黄褐斑。

爱心TIPS

黯淡无光的偏黄色肌肤，除了遗传原因，以及本身肤质偏油性外，常常是由于表皮的角质层无法进行正常的新陈代谢而导致。堆积在肌肤表层的老化角质若是不能即时清除，不但容易堵塞毛孔，并且会让肌肤灰暗、缺乏光泽。所以，黯淡无光的偏黄色肌肤要注意去角质。

产后润泽肌肤维生素"制造"

现代女性生活节奏加快，工作与生活的压力比较大，会给肌肤健康带来了一系列负面影响。即使在妊娠期，皮肤得到了一定的改善，在产后照顾宝宝与顾及自我身体恢复的日子里，产后妈妈不得不面对意想不到的疲累。面容容易显得憔悴、干燥、枯涩，严重的还会出现黄褐斑，轻者呈黄褐色或棕褐色片状分布于两颧，重者遍及整个面部，严重影响了女性的仪容美观。

中医理论认为是有关肌肤问题，由于机体长期过度劳累、精神紧张、抑郁造成的内分泌紊乱、肝郁气滞、肾亏火旺、脾虚血虚所致。所以从调节内分泌和调理肝肾脾入手，令气血通畅，使精血滋养全身，才是"治本"之道。

以下是内在调理的养生养颜秘方，产后妈妈不妨试试：

合理摄入维生素E 维生素E主要存在于植物油、绿叶蔬菜、动物脏器、豆类、蛋黄、瓜果、瘦肉、花生之中。有延缓衰老，改善淋巴系统、骨骼肌和心血管系统的功能。研究人员发现，维生素E吸收充分的人，一般显得容光焕发，充满活力，女性则会显得皮肤柔美、容貌年轻；如果缺乏维生素E则会造成细胞代谢和功能形态的改变，引起一系列衰老反应：如皮肤发皱、脂褐素沉积，加速组织细胞老化。所以，在日常饮食中，产后妈妈应该积极摄入维生素E。一来，充足的维生素可以帮助妈妈身体快速恢复；二来，维生素可以帮助妈妈肌肤重现弹力，当然服用维生素也要适量。

适量服用太太口服液 服用太太口服液，正符合中医"治病求本"的原理，太太口服液由十三种名贵中药精制而成，独有活性成分F. L. A.(阿魏酸)，能活血通络、疏肝解郁、滋阴补肾、健脾养胃，从而促进血液循环，调节内分泌，有效消除黄褐斑、痛经、失眠、腰酸腿沉等症。

只有由内而外的全面调理，你的肌肤问题才会自然消失，您也会感到比以前更健康美丽，明艳照人。

爱心TIPS

帮助产后妈妈恢复亮丽肌肤的另一个好办法，就是保持良好的生活习惯。最好保持每天晚上11点之前上床睡觉。

产后妈妈攻破护肤死角有办法

美丽的肌肤不指面容、脖子，还有身体上每个角落的肌肤。当产后妈妈在恢复之后，再一次想要穿上最喜欢的晚礼服时，光滑的背部、细腻的肌肤，让人们再次惊讶，产后妈妈每寸肌肤的魅力！

其实，想要达到这样的境界并不难，只要在护肤过程中注意到每寸皮肤死角，去除这些死角，经常给皮肤做大扫除，你就可以让每寸肌肤都焕发出光彩！

身体大清理　产后妈妈由于哺喂宝宝，以及自身皮肤本质的原因，经常忽略身体上部分出油部位的清洁。在这里要提醒产后妈妈，每周抽出1～2次的空闲时间，针对特别容易囤积角质及出油量多的部位，如手肘、关节、前胸、后背及上手臂外侧，以颗粒圆滑的去角质霜为身体大扫除，再擦上保湿乳液，即可改善干燥及角化现象。

去除红血丝　很多产后妈妈都说，由于自己的皮肤比较薄，所以在脸上会出现若隐若现的红血丝。其实，红血丝与皮肤的薄、厚没有太大的关系，皮肤上出现红血丝，主要是由于皮肤的缺水或毛细血管的问题。如果你的皮肤比较薄，并且还有红血丝的情况，建议你平常在做护理的时候，不要按摩，不要用果酸类的产品，因为果酸类的产品可能更容易让你的皮肤会产生比较多的敏感的状况。而红血丝，只需要让皮肤保持充足的水分，维持肌肤的健康即可。要做好彻底的清洁，每周最好一次去角质。

给肌肤补充失去的能量　产后妈妈由于分娩，以及月子期照顾宝宝，身体极端疲累，所以体现在肌肤上，就不再那么柔滑，细纹也会慢慢出现。如果此时，给肌肤补充足够的蛋白质，它能加强细胞的自我修复能力，让皮肤自己形成一道自然的保护屏障，从而让产后妈妈获得坚实饱满，充满弹性的肌肤。

爱心TIPS

建议产后妈妈可以每周做一次全身按摩。通过按摩，可使供氧的血管扩张，让皮脂腺受到刺激而产生更多皮脂，让肌肤更有光泽与弹性。另外，按摩还可以缓解产后妈妈一周以来的各种疲累，所谓一举两得，正是如此。

产后科学护肤四步曲

产后妈妈在哺乳期间，为了宝宝的健康，最好不要使用任何化妆品。但是有些保养皮肤的知识，是常识。在产后妈妈决定为宝宝断奶的那刻起，产后妈妈就需要运用到完美的护肤知识。你还不知道？快来学习一下吧！以下步骤是产后妈妈护出好肤色的护肤曲调，和着每一个节拍，你会美丽动人！

清洁 洗脸是人们每天必做的功课，每天早晚各一次的清洁工作，可以彻底地卸除你脸上的化妆品、表面油脂及污垢。正确的洗脸手法是湿面后，把洗面奶倒在掌心，揉出泡沫后，用指腹沿嘴角向眼角方向按摩，额头则沿眉心向太阳穴，由下往上、由内往外轻揉，需要注意的是下巴是由右向左方向，鼻梁则由上往下方向轻揉的，然后用温水冲洗干净或者用温湿毛巾拭净。

卸妆 选用适合于自己肤质的清洁霜或清洁露，将脸部化妆品推开，再以化妆棉擦干净。整个动作需要做二次：第一次清除彩妆，第二次卸除灰尘与污垢，最后再以毛巾热敷，轻轻擦去脸部的油垢，记得，所有动作都要尽量轻柔。

爽肤水要用化妆棉拍 好多女性朋友喜欢把爽肤水倒在手心然后再往脸上抹，其实这是非常不合理的，因为爽肤水会被手掌吸收掉一部分，再浪费掉一部分；而且，如果手不够清洁的话，抹在脸上还会造成二次污染，影响效果。最好的方法是用化妆棉蘸湿爽肤水拍到脸上，如果觉得化妆棉贵的话，便宜的药棉也是很好的选择。用蘸湿的化妆棉按由内向外、由下向上的方向轻拍脸部和颈部，重复擦拭。

面霜要向上、向外涂抹 接下来就是用面霜给肌肤补充必要的水分和养分了，在使用面霜的时候，要用指腹轻轻地朝上、朝外涂抹，涂到眼周部位的时候则要注意用无名指。为了避免灰尘和污染物与皮肤的直接接触，粉底也是必不可少的工序，可以用指腹或者海绵轻轻地将粉底向外推开、推匀，特别注意下巴、发际的交接处。

爱心TIPS

一定要记得，脸颊、额头的毛孔是朝下的，鼻梁的毛孔是向上的。因此，在洁面、爽肤、擦面霜的时候要逆着毛孔，才能让营养被毛孔吸收，而在打粉底的时候则需要把粉底覆盖在毛孔上。

众所周知，肌肤会随着精神状态松弛。因此，我们的皮肤必须遵循的作息时刻表，美容保养若能与肌肤自然作息时刻相配合，就可发挥它最大的功效。

晚11点至凌晨5点 这时细胞生长和修复最旺盛，细胞分裂的速度要比平时快8倍左右，肌肤对护肤品的吸收力特别强。这时应使用富含营养物质的滋润晚霜，使保养效果发挥至最佳状态。

早上6点至7点 肾上腺皮质素的分泌自凌晨4点开始加强，细胞的再生活动此时降至最低点。由于水分聚积于细胞内，淋巴循环缓慢，一些人这时会有眼皮肿胀情形，可用能增强眼部循环，收紧眼袋的眼霜。

上午8点至12点 这时肌肤的功能处于高峰，组织抵抗力最强，皮脂腺的分泌也最为活跃。可做面部、身体脱毛、祛斑除痣及文眉、文眼线等美容项目。

下午1点至3点 此时血压及荷尔蒙分泌降低，身体逐渐产生倦怠感，皮肤易出现细小皱纹，肌肤对含高效物质的化妆品吸收力特别弱。这时若想使肌肤看来有生气，可额外用些精华素、保湿霜、紧肤面膜等。

下午4点至8点 随着微循环的增强，血液中含氧量提高，心肺功能特佳，能充分吸收营养，这段时间最适宜到美容院作保养，还可根据爱好进行健身运动。

晚上8点至11点 此时皮肤最易出现过敏反应，微血管抵抗力衰弱，血压下降，人体易水肿、流血及发炎，故不适宜做美容护理。

总之，对肌肤的呵护需要早晚有别，时间上有区别，如果你的肌肤不可以随机应变地跟着“弹簧”的话，各种皮肤问题便会接踵而来。要避免皮肤出现不应有的问题，就请从现在开始用日、晚霜造就你的“弹性”肌肤吧。

爱心TIPS

肌肤往往都是等待我们入睡之后，开始积极地进行自我调护与更新，细胞新陈代谢的活跃程度相当于白天的两三倍以上，特别是凌晨一点至三点期间达到最高峰，所以，如果能充分利用这个细胞更新速度最活跃的时刻，适时供给所需的养分，显然更有助于细胞的更新与修护。

产后妈妈春季护肤要诀

人就如生活在大自然的一棵植物，空气、阳光、水分在不同的季节各有异同，其生活状态需要调整，皮肤护理也是如此，人体的肌肤也因四季的天气不同，其皮肤保养的方法也不同了！

春季皮肤问题多 春季是皮肤最美的季节，但是在这个季节里，随着温度慢慢的上升，皮肤新陈代谢变得活泼，皮脂分泌也随着旺盛，容易长青春痘和疙瘩。春季做产后妈妈的女人，要注意春季气候的变化。细润的春风，往往会带走脸上可怜的水分，让皮肤出现皮肤屑的情况。另外，春季是万物生发的阶段，此时产后妈妈易由于产后情绪波动，出现精神上焦虑等，对肌肤影响颇大。

保湿、防晒必不可少 在春季，对于皮肤来说，最明显和直接的外界刺激就是阳光。由于在冬季，直接受阳光照射的机会较少，所以皮肤炎症的患者，会因接触阳光的时间不多而自然痊愈，且抵抗力会转强，然而谁也不喜欢带着一张又红又痒的脸庞到处献丑。所以，在冬季的日常生活中，清洁皮肤是首要的工作，在春季自不例外。脸部获得清洁后，勿忘记拍上爽肤水和适当的面霜作保护。

饮食保养 与此同时，切莫忘记饮食中的营养摄取，多摄取鸡肉牛肉的动物性蛋白质以及维生素 B，这对于保养皮肤有很大的裨益。另一方面，尽可能在睡觉时关上抽湿机，如果不能避免，则应将它放在离自己较远的位置。

爱心TIPS

在春季，产后妈妈护肤最容易犯的错误，就是防晒问题。春季阳光灿烂，虽然还不是很热，但紫外线已经比较强。所以，春季防晒工作也不容忽视。至于定期做水分面膜和清洁面膜，都能使皮肤清爽和洁净。

产后妈妈护肤要诀——夏季篇

夏季里炎炎的日光，是皮肤提早老化的重要原因。夏季产后妈妈虽然很少出门，但高温下，室内的防晒工作，以及皮肤护理也是必不可少的。

夏季汗水对皮肤的损害 进入夏季，很多女性朋友只将夏日的强烈阳光列为皮肤克星，却忽视了汗水的可怕。夏季是汗腺分泌最多的季节，尤其是出汗时其中所含的盐分以及淘汰的废物，会使得皮肤变凉，肌肤容易因此变得干燥。另一方面，汗水对皮肤的"腐蚀"作用，也不容产后妈妈忽视。

产后妈妈往往爱出汗，汗液的 pH 在 4～5 之间，而健康正常皮肤的 pH5.5～6.5 度之间。当汗水接触皮肤后，会使皮肤的 pH 值提升呈碱性，抑制皮肤表面细菌衍生的功能便会减弱，因此，皮肤炎、斑疹等症状在夏日最是常见。

夏日洁肤是不容忽视的常规动作 夏季皮肤清洁很重要，除了早晚的脸部清洁外，如有需要，也可以于外出后做面部清洁，再拍上酸性爽肤水，以中和皮肤的碱性和补充水分。

夏日护肤常淋浴 夏日炎炎，除了面部皮肤会冒汗水，身体每寸肌肤，都会在不知不觉中被汗水侵蚀。汗水长时间停留在皮肤表面，被皮肤上的细菌所分解，就会发出恼人的异臭。每天外出后，必须给身体肌肤作彻底清洁，洗个温水浴。沐浴的同时，对于一些较隐蔽的部位如腋窝、两腿间、阴部、足部等应小心清洗。洗澡以外，也可利用一些止汗剂和除臭剂以消除或减轻难闻的汗臭。

爱心 TIPS

产后妈妈夏日防晒，要注意不可涂抹防晒霜，因为防晒霜中含有大量化学成分，不利于宝宝。妈妈可以通过带遮阳伞，或者减少日间出去的时间，挑选水分较高的基本护理品来防晒。

产后妈妈秋冬皮肤如何护理？

由于秋季接触直射阳光的机会减少，所以已变厚的角质层会渐渐回复本来的厚度。此时，多余的角质层会剥落而在面上形成脱屑现象，很多人却误会是天气转凉，皮肤缺乏水分而产生脱皮。

秋冬护肤需滋润 秋季是皮脂分泌受到抑制的季节，由于温度的逐渐降低，必须要多注意皮肤的滋润和日晒后受伤的肌肤，以免干涩而导致粗糙。要使受损的肌肤恢复光彩，便要加强新陈代谢的功能，使皮肤恢复正常状态。磨砂有助于去除死皮，按摩和做面膜可促使血液循环，增强新陈代谢。此外，充分摄取维生素 A 和蛋白质，可加速恢复原来健康的皮肤状态。

在冬季，皮肤会因为寒风、冷水和室内暖气等交替影响，而使微血管收缩，养分便不能充分地输送到皮肤，同时，汗腺和皮脂腺的功能减弱，分泌减少，皮肤因缺乏滋养而变得粗糙，容易产生皱纹，肌肤异常干燥，缺乏弹性，甚至有破裂的现象。这种情况对于干性皮肤的人而言，便最为明显。

护理冬季的皮肤，必须在脸上涂抹保湿性强的营养霜，略带油分也无妨。而手部以及全身皮肤也应擦上适量的润肤霜以防止干燥。

血液循环保“脸色”　与此同时，可借助按摩促进血液循环，使养分能充分送往皮肤的表层。此外，要健康地饮食。饮食营养要全面，特别要注意增加饮食中维生素的含量，少食刺激性的食物，更不能为了节食而完全排斥脂肪的吸收。

适量的运动也是拥有美丽肌肤的良方。瑜伽、跑步、芭蕾形体、舍宾、跆拳道、低氧体操、有氧拉丁、水中健身以及各种塑形健身等等，都成为现代女性健身塑形、美丽肌肤的手法和法宝。

总之，冬季天气的寒冷对皮肤的伤害最大，所以，出外时要尽量避免让皮肤直接与室外的冷空气接触，多注意保持皮肤的温度和水分以及营养的全面摄取。

爱心TIPS

同时，还要保持健康的心理状态和减少药物的刺激。良好心理状态有助于内分泌平衡，产后妈妈最好调整心态，快乐妈妈最美丽。

愉快心情养就亮丽肌肤

有人说，女人的一生中，最美丽的时候就是在恋爱的时候。因为那时的她，总是心情愉快，在她脸上的表情以及全身散发出的愉快，足够把周围人都感染，而肌肤也跟着美丽起来。

肌肤与心情的密切关系　大家都曾有过这样的经历，如果精神上持续有不安的状态，或有紧张的情绪与压力时，青春痘和雀斑就会蓦然地增加起来。由此可看到肌肤与心理状态的密切，从此可以窥知一二。其原因在于荷尔蒙分泌与植物神经的平衡，会因心理状态而变化，并呈现在皮肤上。在了解心理与肌肤的关系后，就应该常保持心理的平衡，如此方能创造出美丽的肌肤。

荷尔蒙的作用　体内所分泌的荷尔蒙都与皮肤有或多或少的关系，其中尤为重要的是女性荷尔蒙。女性荷尔蒙能使微血管中的血液循环旺盛，它一方面补给皮肤的养分，同时也促进表皮细胞的分裂增殖，且具贮存皮下脂肪的作用。

女性在分娩后，由于宝宝的吸吮，以及女性心理变化，皮肤的新陈代谢旺盛，致使皮肤光鲜。同时皮下脂肪会增加，使整体看来变得丰腴而浑圆。但应该注意的是，女性荷尔蒙具有抑制皮肤分泌的作用，一般而言，女性具有干性皮肤者居多，原因就在这里。这种时候，务必记得给皮肤抹上一点油。

另外，在受到心理上的紧张压力时，有直接关系的是副肾皮质荷尔蒙，副肾皮质荷尔蒙具有加强全身抵抗力，以对抗心理压力的作用，当心理承受的压力如果长期未得疏解，则副肾皮质荷尔蒙的分泌机能就会衰退，于是肌肤会失去抵抗力，容易产生斑疹，也容易出现雀斑、青春痘，严重时会出现脸部黑病变。

所以，为了消除心理上的紧张与压抑，你必须设法解除这些压力与不安的原因，为自己建立起轻松愉快的生活环境，有时，索性改变环境也是不错的选择。如果每天都有开朗的心情、愉快的精神，肌肤上的病变自然会消失而全身也会容光焕发。

爱心TIPS

因担心而持续紧张的状况时，植物神经会失去平衡，肠胃功能会恶化，结果导致无法充分补给皮肤所需的养分，而使肌肤衰老。

光泽的肌肤来自真皮层的呵护

肌肤需要肌肉的充盈，如果肌肉过早老化，变得松弛，肌肤自然就松弛了。如果肌肉变得僵硬，皮肤也会失去弹性和光泽。所以，如果想要漂亮的肌肤，首先就需要有美丽的肌肉。

美丽肌肉的标准 一般大家认为美丽的肌肉都符合富有弹性，能显示出人体形态的强健协调，全身肌肉均衡发达，体态丰满，没有臃肿感的标准。而过胖过瘦、臃肿、松软或肩臂胸部细小无力，以及由于某种原因造成身体某部分肌肉过于瘦弱或肥大，都不能称作美。那么怎样才能获得结实有力，却又不过分的肌肉呢？下面就教产后妈妈几招：

补充维生素 肌肉代谢需要大量氧气，而氧气在氧化过程中形成大量的游离根，大量游离根积聚在肌肉组织中并污染肌肉组织，时间一长使肌肉组织发生坏死，这种变化和铁器生锈的机理一样，都是具有强烈氧化作用的氧气作祟的结果。

有没有阻止这种氧化作用保护肌肉免受游离根“锈蚀”的办法呢？专家的回答是肯定的，那就是维生素 C 和维生素 E。研究表明，一般成人每天服用 12 ~ 35 毫克维生素 E 和 60 毫克维生素 C 就足以生效，至于运动员，则应比常人摄入更多的蛋白质 。

补充蛋白质 肌肉的发育和其他组织一样离不开养分，蛋白质最为重要。蛋白质食品形形色色，比较起来肉类食品中的蛋白质氨基酸组成全面，比例均衡，吸收率高，但脂肪含量也多，多食并不利于健美。

植物性食品虽有氨基酸不全面、吸收率不高等缺陷，却可通过改造而获得补偿：一是利用蛋白质的互补作用，将几种食品搭配起来，如谷物类缺乏赖氨酸而豆类赖氨酸多，两者同吃即可符合生理要求；二是对植物性食品进行加工，去除过多的纤维素（阻碍蛋白质吸收），即可提高蛋白质的吸收与利用率，如豆类整粒食用，蛋白质消化率仅 60%，一旦加工成豆浆则上升到 90%。

爱心 TIPS

美丽的肌肉，无疑是结实而有力的。虽然产后妈妈不希望自己身上出现“疙瘩肉”，但适当的运动与拉伸可以让肌肉更有力。一些产后妈妈认为会运动使肌肉变得肥大以致“男性化”，其实不必担心。因为女性没有男子那样的遗传因子，不会使肌肉肥大。产后妈妈可以适当地做一些举矿泉水瓶、仰卧起坐、舒缓的瑜伽等运动。

甘油，产后妈妈冬季护肤好帮手

相对于夏季来说，冬天比较干燥。而产后妈妈为了宝宝的健康，即使以前很爱美，也只能把原来的各种护肤品放到一边。难道产后妈妈只能素面朝天吗？有没有安全的护肤方法呢？其实，用甘油代替以前的护肤品是个不错的选择。

甘油是准妈妈的最佳护肤品 普通护肤品或多或少含有对胎儿有害的物质，但不护理皮肤只会越来越差。而甘油有良好的滋润、保湿功能。最重要的是，甘油不含任何刺激性成分、安全性好，即便是皮肤敏感的准妈妈也能放心使用，不会伤害胎儿。

食品护肤不舒服 有的产后妈妈用蜂蜜、牛奶等护理皮肤，理由是能入口的食物，抹脸自然没问题。食物虽然刺激性小，但用后可能会不太舒服。特别是牛奶在皮肤上干燥后，会形成紧绷的一层膜，用后让人有明显的不适感；蜂蜜因较为黏稠，即便稀释也不适合抹脸。用蜂蜜抹双唇效果倒是不错，可起到防止干裂、脱皮等作用，在冬天尤为适用。

"液体黄金"橄榄油 医生推荐使用被称为"液体黄金"的橄榄油。橄榄油不含香精，比较安全，与其他植物油相比，橄榄油黏性较强，对肌肤有更好的吸附力，可防止皮肤水分散失，还有较好的防晒功效，产后妈妈不妨在早上洗脸后抹点。

爱心TIPS

医用甘油在各药店都可买到，用甘油和纯净水按 1：20 混合即可使用。

产后妈妈护肤观念 6 误区

现代护理观念的灌输，让产后妈妈认为"自然最好"，因此，产生了很多自以为是的护肤错误观念。看看下面的 6 误区，产后妈妈你有没有错误地认为过呢？

只需用水来清洁皮肤 事实上，水能使肌肤变得清新滋润，但不能洁净皮肤，油污会黏附在洗脸用的毛巾上，需用一些能化脂去污的洁面产品。

用湿毛巾擦脸 久湿不干的毛巾有利于各种微生物滋生，用湿毛巾洗脸擦脸无异于向脸上涂抹各种细菌。毛巾应该经常保持清洁干燥，用手洗脸之后用干毛巾擦干，又快又卫生。

任何香皂都会刺激皮肤 目前市场上香皂种类很多，其中大多数都含有滋润成分，不象过去那样会令肌肤干燥，许多公司推出的浴皂性质温和，也可以用于清洁脸部。

人人都应使用修复水 修复水对去除洁肤后的残留物效果很好，但如果你不化妆，或使用极易漂洗干净的洁面孔，就不需使用修复水。

黑头粉刺只有挤压才能除去 正确的清洗方法可预防粉刺，最好使用过氧化甲酰的粉刺治疗仪使它们干脱，不提倡用挤压的方式。

药物代替天然食品 一味服用营养品、维生素类药，而忽视日常饮食，可能得不偿失。

在生活中，一旦我们对某一事物产生错觉，总会发生更严重的错误，护肤也是如此，因此，我们要远离皮肤护理的"错觉"，千万不要上"错觉"的当。

爱心TIPS

油性皮肤的人过分地清洗或使用收缩修复水会导致皮肤的表层干燥，看上去有剥落现象。但是，不管你是哪种类型的皮肤，沿发际脱屑可能是皮炎，而鼻翼两侧脱屑可能是湿疹。如果肌肤持续这种干燥、脱屑情况，建议你去看医生。

如何让背部的皮肤光滑无瑕疵

产后妈妈有一个烦恼，那就是产后背部总是出现可恶的小痘痘，让准备试试露背装的产后妈妈懊恼不已。其实，长痘是面部、后背、胸部等皮脂腺中细菌繁殖的炎症性皮肤问题。只要方法正确，一样可以获得光滑无瑕疵的皮肤。

理痘妙方　治痘时首先要将堵塞毛孔的脓包去掉。为了防止二次感染，千万不要在家自己挤，要选择正规的美容院，使用经过消毒处理的工具挤掉才能避免痘印的产生。炎症严重的时候要同时使用涂抹的药。有痘印或痘痕的部位，可使用防晒霜防止产生色素沉着。防晒霜要选择防晒指数SPF30左右，一天使用两次。

此外，胸部、背部、臂部长的青春痘或许是真正的青春痘，或许只是像青春痘形状的疹子。产后妈妈应该注意区别。

生痘的生活注意　青春痘更易在皮肤受到刺激后生长，因此，在洗浴时，注意切勿过分用力搓澡；紧张和睡眠不足等精神、身体方面的压力会导致皮脂分泌活跃。因此，充足的休息和轻松、愉快的心情也是长青春痘的人应该持有的心态；切勿把长在身上的青春痘误认为是其他的皮肤问题涂抹软膏。软膏当中存有引发青春痘的类固醇荷尔蒙成分，那会使青春痘更严重。

另外，还要避开长发的接触。因为长发也可能是祸源，最好避开让长发接触到脖颈或者后背。上班妈妈可以尽量把长发整齐地盘起来，并尽可能减少使用头发定型产品。

适合后背、颈部的专业护理　果酸去角质帮助去除皮肤表面的老化角质。皮肤的再生力很强，去掉最外层的老化角质后很快就能长出新生细胞。去掉了影响肤色的角质，可以改善整体肤色，使皮肤表面光滑。通畅被堵塞的毛孔，去除炎症，防止复发。去掉了堵塞毛孔的皮脂，长出新生细胞，痘印自然也会好转。

爱心TIPS

产后妈妈生痘后，要注意以下内容：内衣一定要穿棉制品，常换常清洁；睡觉时尽量不要穿文胸；在化脓的状态下不洗桑拿；在长青春痘的部位一周做1~2次的深层清洁；脖颈、胸部长青春痘最好不要戴项链；不穿紧身的尼龙制品服装；长在身上的青春痘比长在脸上的痘难治疗，如果“痘”势凶猛，长痘的初期可以选择到专业的美容院治疗。

产后妈妈，你会洗脸吗？

女人的脸是一种风景，因而，脸部的保养在美容中变得极重要，面部清洁是皮肤保养的第一步。

由于面部皮肤暴露在空气中，空气中漂浮的污物、尘埃、细菌等自然附着于皮肤表面，加上皮肤自身分泌的油脂、汗液、死细胞等，这些因素会影响皮肤正常生理功能的发挥。甚至导致皮肤感染，发生痤疮等皮肤病。由此可见，皮肤清洁是非常重要的。

洗脸的功用　清除皮肤表面的污垢及皮肤分泌物，保持汗腺、皮脂腺分泌物排出畅通，防止细菌感染，使皮肤得到放松、休息，以便充分发挥皮肤的生理功能；呈现青春活力；调节皮肤的pH值，使其恢复正常的酸碱度；保护皮肤，为皮肤护理做准备。

正确洗脸操作有方　洗脸当然以植物性不含皂性配方的洗面奶为最好。洗脸后要利用去死皮霜将脸部的死皮清除，注意避开眼部。如果你准备自己做按摩，去角质后，在脸上涂上按摩锔油，由鼻翼往外推开，额头部分由下往上的方向按摩，要注意正确的手势方向，避免造成皱纹。按摩后，脸部的皮肤会显出光泽和弹性。接着，可以为自己做一个面膜。每周做一次面膜，可以让肌肤得到深层的清洁。

简而言之，周末花上20~30分钟做一个脸部的“大扫除”，是必不可少的。在做面膜的同时，还可做焗油护发，将无须熏蒸的植物性锔油膏抹在头发上，戴上浴帽，利用浴室的热蒸汽进行一周1次的深层护发是拥有亮丽秀发的秘密。20分钟后，用温水洗净面膜及锔油膏，最后不能忘了全身及脸部的滋润保养。

爱心TIPS

洗脸方法正确与否，直接影响皮肤的健康。原则上讲，勤洗脸，保持颜面清洁，对皮肤有好处，但也要具体分析。要洗出柔嫩富弹性、光泽又平滑的美颜，光是技巧、力道、和选择洗颜品都大不相同。

科学洗脸"面面观"

洗脸是每个人每天都要做的事情，然而你会洗脸吗？其实不同的肌肤状况，有不同的洗脸需求，以下介绍几种生活中常见肌肤的洗脸对策，让产后妈妈洗除负担，洁净无烦恼！

敏感皮肤 对敏感皮肤要小心翼翼，尤其是在换季的时候，有点风吹草动都会在皮肤上反映出来。此时，最重要的就是不要再给皮肤过度的刺激和负担，要选择不添加香料、色素和防腐剂等过敏源成分的洁面产品。如以活泉水及矿物精华为主要成分的保养品，就完全可以满足产后妈妈的需求。

气色不好 气色不好，是产后妈妈肌肤最常见的问题。毛孔里的污垢与皮脂，是造成产后妈妈肌肤黯沉、气色不佳的原因。此时，你可以选择具有活肤效果的洗面奶，以促进细胞的新陈代谢，使之后的基本护理品能更好地吸收。

毛孔粗大 当毛细孔粗大，又不希望使用以颗粒去角质的洗脸用品时，含有水果酵素的洗面产品最为温和有效。Origins 的"果真有酵（效）洗面露"含有可舒缓压力的复方植物精油，如葡萄柚、玫瑰、薄荷、木瓜及芒果酵素，而且泡沫绵密柔细，可以使产后妈妈皮肤光滑清爽，最适合混合性肌肤早晚使用。

皮肤太干 既要求滋润又要求洁净，那可别嫌洗完脸后会有仿佛洗不干净的湿滑感。这种滑溜溜的肌肤触感通常过一会儿就会消失，更何况当肌肤过干时，具有滋润效果的洗颜乳能避免因清洁过度而刺激皮肤。一般来说，针对干性皮肤的产后妈妈来说，有滋润和活肤功能的洁面产品都含有足够的滋润与保湿成分，可温和呵护脆弱的肌肤。

呵护面部肌肤是女人一生的功课，只要调养保养得当，任何年龄段都可绽的美丽！

爱心TIPS

脸部护理旨在深层洁肤，促进血液循环，令你放松并得到心理满足。心里的感觉才最重要！

俏妈妈面膜"做"出来

除了用普通的方法进行皮肤的清洁以外，产后妈妈还可以用自然、营养的洁面方法，调解自身皮肤问题。生活中常见的营养物质有蜂蜜、醋、黄瓜、鸡蛋、西瓜皮、西红柿、细盐等。

蜂蜜 滤去蜂蜜中的粗渣，搅涂少许在脸上及颈部。用手掌心轻拍使之均匀分布，约10~20分钟后，以温水洗净。蜂蜜对皮肤有滋润作用。

醋 皮肤粗糙者可将醋与甘油以1：5的比例混合涂抹皮肤，皮肤会逐渐恢复细嫩。每天用洗面奶洗完脸，再换一盆清水加一汤匙醋洗1次，然后再换一盆清水洗净。

黄瓜 把黄瓜切成两半往脸上搽，黄瓜汁干了以后，再用温水洗脸，这种方法可以防皱去皱。

鸡蛋 每月抽出一个星期来做，每天早上，用蛋白（适于油性肌肤）或蛋黄（适于干性肌肤）涂于脸上按摩，按摩后，让它在脸上干了，然后用温水洗净。如此持续一周，皮肤会显得娇嫩、润滑、有光泽。

西红柿 含有非常丰富的维生素，把它压碎，滤取其汁，加入少许蜂蜜，涂于面部，西红柿汁干后，用温水洗脸可使皮肤白嫩。

西瓜皮 用西瓜皮近瓤的部分涂抹面部的皮肤。几分钟后用清水洗净，再涂上一点收敛皮肤的面脂，能使皮肤保持细嫩白净。

细盐 用细盐100克，鸡蛋白一个，婴儿润肤油少许。蜂蜜两大茶匙混合起来，每星期两三次，用它轻轻地涂在面颊上，用手指在上面打圆圈，然后用温水洗脸，可使皮肤细嫩，并能预防痤疮。

爱心TIPS

以上都是我们日常生活中最常见的食物或调料，也是大家耳熟能详的面膜制作方法，产后妈妈可以随时随地为自己制作"俏丽"面膜。

产后妈妈常见美容误区要知道

生活中有些大家认为理所当然的美容习惯，其实都是错误的，专家们将其称为"误区"。如果你走入了，请远离它！

误区一：用脸盆洗脸　大多数人都习惯于用脸盆洗脸，殊不知这样对皮肤病不好。且不说脸盆是否清洁，单说其中的洗脸水，在手脸互动之后，越来越浑，最后以不洁告终。远不如用手捧流水洗脸：先把手搓洗干净，再用手洗脸，一把比一把干净，用不了几把，就全干净了。

误区二：每天多喝水肌肤不再干燥　多喝清水的确对促进人体新陈代谢和排除体内毒素非常有益。但这不是解决皮肤问题的万灵配方。肌肤是无法直接吸收水分子，因此，饮用清水对肌肤产生的效果并不会像自己希望的那样：滋润而有光泽。所以，要想皮肤好，必须借助于护肤保养品。

误区三：用宝贝霜护理成年人肌肤　一般人都认为宝宝的擦脸霜既营养又无刺激，产后妈妈就拿来使用。其实婴儿与成年人的肌肤状况大不相同，婴儿的肌肤更富有胶原蛋白，因此，他们的肌肤显得娇嫩又脆弱。但人成年以后，随着皮肤的衰老，需要补充必要的营养，而宝宝霜里恰巧缺乏营养。

误区四：颈部很少去护理　很多人都把过多的注意力投注在脸庞上，从而忽略了颈部的护理，殊不知美丽的颈部让你更添色。平日颈部受到化妆品、风沙、头发油能的污染侵袭，如果不加以护理，会让你“大为失色”。

误区五：勤擦脸就能有美肌肤　其实如果经常用毛巾擦脸，特别是易长暗疮的皮肤，只能增加皮肤的分泌物，促进暗疮的生长；正确的方法是以按摩的方法洗脸。

这些误区，都是日常生活中大多数人经常犯的错误，虽说不会给肌肤带来更大的伤害，但由于没有做好保养而带来的伤害，对有了宝宝妈妈来说，已经是大伤害了。

爱心TIPS

产后妈妈还要注意：不是所有面霜都可用来作按摩，专为按摩而设的面霜油分较高、较容易推开，可减少面部在按摩时产生的摩擦力，不会拉伤皮肤。若使用了不合适的面霜作按摩，会容易产生细纹，效果适得其反。

产后妈妈不同肌肤的保湿高招

不同的肌肤，所含水分不同，当然要有各自不同的保湿方法，只有对症下药，效果才会收到事半功倍的保湿效果。

干性皮肤保湿 干性肌肤一般缺乏的只是保持天然水分的功能。因此,对于干性肌肤而言,除了治标性地补充肌肤表面必要的水分之外,更重要的是,从肌肤深层改善其保水能力。干性皮肤的产后妈妈可以从保湿洁肤、深层修护、全面滋养、滋养保湿四个步骤开始,逐步改变自己的肤质。

如果产后妈妈嫌麻烦,也可以教你一种简单的方法。只要早晚清洁时,搽上保湿滋润型乳液即可。如果有必要,可以在中午的时候,用吃剩下的小黄瓜,做一个黄瓜面膜,既方便又能迅速保湿,不过记得用完,一定要再使用乳液来锁住水分。一般柔润质感的润肤乳是你的首选,选择植物萃取的乳液对舒缓肌肤很有效。

混合性皮肤保湿 混合性肌肤问题并不只存在于肌肤表面,问题根源是位于肌肤内部深层。所以,混合肌肤干燥的脸颊特别需要受到滋润的呵护。产后妈妈可以用凝胶质地的润肤露;在清洁保养时,要减少清洁脸部干燥部分;在做滋润保养时,则要顾及脸部较油的部分。总之,要分区域做肌肤的保养。

另外,混合型肌肤的状况不是非常稳定,有时干燥,有时皮脂分泌会很旺盛,所以在每天的肌肤保养中,最好根据当天的肌肤状况来改变保养的方法。

油性肌肤保湿 油性肌肤的油多也并不意味着肌肤水分充足。因为许多人脸上的油脂主要是由于皮肤缺水时,皮肤发出自我保护的信号,使得毛孔扩张,释放出更多的油分来保护皮肤,导致皮肤油脂分泌过度,使得皮肤油光光。所以,这类肤质的补水建议则是平衡肌肤中的油水含量。

爱心TIPS

如果你的肌肤总是有干燥感,洗脸后常感到皮肤微红,有刺痛感;在空气不好的场所里,脸颊或眼周都很容易感到痒痒的;容易在受到冷空气的吹袭后产生不适症状,那你就是敏感肌肤了。

产后妈妈春季保湿有妙招

气候的变化带动了季节的变化,而整日暴露在外的皮肤与气候密切相关。春季来临,吹面的风卷着地上的灰尘,沉重地打击着内分泌骤然发生变化的产后妈妈们。于是,在春风的吹拂下,产后妈妈皮肤里的汗水或者油脂分泌量,悄悄地发生了变化。

由于春季风中的灰尘较多，因此，打在皮肤上，容易造成皮肤的敏感。很多人在春季都会出现肌肤发红、起小疹子等等问题，让人很烦恼。其实，绝大多数的人是因为没有正确的保湿观念所造成的。

在保湿上，人们常常的做法不是过度的清洁，就是使用多种而重复的收敛去油步骤，然后却在干荒粗糙的肌肤上涂上很滋养的产品，因为用了很贵，或是比较油的护肤品，就自以为做了完备的保湿工作。事实上，正确的保湿观念绝不是搽一瓶保湿乳液就了事了，尤其是在干燥的春天。产后妈妈可以参考以下的原则：

春天的保湿应由内层到外层保湿。这就要求产后妈妈最好每周做2次补水面膜。

要保证充足的水分，像是刚洗澡洗脸时脸上的水分、化妆水或是保湿凝胶等。

足够的清洁，避免使用过度刺激的清洁用品。

适度的油分。可以擦一些像是润肤霜、营养霜、保湿乳液等护肤品。

总之，正确的保湿观念，其实简单，对于很多年轻健康的肌肤，好好把洗脸做好，就是做好保湿的工作了，而春天正是考验你是否具有正确保湿观念的开始。

爱心TIPS

护肤包括深层护肤和表层护肤两种，这两种方式的护肤品功效是不一样的。前者的主要功能是为皮肤提供营养，因此，吸收是非常重要的；后者的主要功能是为皮肤增加一层保护膜，防止外界不良环境对皮肤的侵害，因此，对吸收的要求比较少。

产后妈妈夏季保湿很重要

夏季是一年中最美丽的季节，但皮肤可能因油脂分泌旺盛而出现问题。如果这个时期油水失去平衡的，就要做好皮肤的保湿与控油。夏天里，因为分泌旺盛水分蒸发量减少，所以，皮肤总是黏腻的。因此，夏季保湿正确的做法应是补水、保湿两大步骤同时进行。

夏季保湿补水很重要　当使用洗面奶清洁面部后，应当及时补充水分，它应该是各种品牌的保湿营养水、平衡水以及爽肤水、柔肤水等。这些补水产品除了具有清洁的功用外，其成分中有60%以上是水分，可以补充肌肤表层的水分，此外，也具有调整 pH 值的功效。在使用洗面奶后（洗面奶多为碱性），原本弱酸性的皮肤会暂时失去平衡，从而可以调整肌肤的酸碱值，更重要的是它可以保证稍后使用的保湿产品更好地发挥作用。

保湿防老化 保湿产品可防止和改善肌肤的老化，为肌肤设立了一道保护屏障。而选择一种高效的含有丰富的保湿因子、防老化剂的滋润保湿产品，可达到最佳效果。萃取物的精华以及胶原蛋白等天然保湿因子，也有较好的滋润保湿效果，使用这些保湿乳剂只要涂在脸上并轻轻地按摩就可以了。短期内，它可以使皮肤看起来更好；长期使用，也会有助于抵抗皱纹的产生。

保养品应以清爽为主 夏季皮肤由于总是出汗，所以显得比较油腻，因此，产后妈妈不使用任何保养品。其实，这是大错特错的。油性肌肤会分泌较多的油脂，但不表示会分泌足够的水分，外油内干型的肌肤在国内最为普遍，约有一半以上的比例，这类肌肤表面油油亮亮，内部却非常缺水，原因是油脂分泌的速度比肌肤水合作用快，因此，形成外油内干的现象。这样的皮肤要选择使水合作用加速，迅速补充肌肤水分，成分中的微量苹果酸可去除老废角质，增加肌肤透明水嫩的护肤品。

不过，夏日保湿与秋冬有别，保养品质地确实应保持清爽。

爱心TIPS

一般情况下，那些含矿物质的护肤品，以多层活水微粒系统避免水分蒸发流失，使润泽分子于12小时内持续释放，成分中的70多种矿物质以胶原悬浮状存在于水中，与一般保湿品中矿物质溶解物有别，悬浮状的矿物质可以改变水分子的结构，使其更容易吸附在肌肤上，大大提升肌肤保湿力，所以，那些含矿物质的护肤品也是夏季保湿的最佳选择。

产后妈妈保湿策略——秋季篇

秋天到了，脸上开始干燥，缺少水分，秋冬季一定要注意补水！首先注意体内的水分是否足够，然后再给皮肤进行外部补水！

多喝开水是最好、最简单的护肤方法 不但可以加速新陈代谢的速度，把多余的废物通通赶出体外，还能让肌肤表层的水分膜，随时保持润泽感及弹性，加上完全无热量，不必担心发胖的问题。早上一起床，就先喝上一大杯白开水，包你一天明亮动人！

房间放置水 为了避免水分在无声无息的空调下流失，建议你在房间里放盆水，维持房里的湿度，让空调带走水盆里的水，而不是你脸上的水。当然了，放个脸盆是不大好看，如果房间够大，放个小鱼缸是个好主意，兼顾美丽、实用效果。

提高皮肤本身功能是关键 燥的皮肤无论用何种保湿护肤品，其效果总是短暂有限的，不如从提高皮肤本身的保护功能及保湿功能，来达到更理想的效果。

补充维生素 维生素 E 可聚集在皮肤的角质层，帮助皮肤角质层修复其防水障壁，阻止皮肤内及角质层水分蒸发散失。维生素 E 在擦后 6 ~ 24 小时内被吸收到皮肤的真皮层，并保护皮肤的细胞膜。维生素 A 是调节皮肤细胞成长及活动的重要成分，它可以使皮肤增加弹性并帮助表皮和真皮增加厚度。维生素 B_5 也就是泛醇，可促进纤维母细胞的再生，帮助组织的修复。果酸可去除皮肤最外层失去保湿功能的角质层，让新生的角质细胞自然发挥保湿功能，提高皮肤的滋润度，是一种修复保湿剂。

了解了保湿护肤品的成分及作用，也就为你提供了保湿的秘诀。即使是秋天的风再大，空气再干燥，你也不会烦闷。因为，你依然可以有如水的肌肤。

爱心TIPS

正确的肌肤护理方法是先进行深层洁肤，保证肌肤能够吸收充足的营养，以后涂上具有保湿、滋润效果的护肤品，然后再做外部保护。

产后妈妈保湿策略——冬季篇

冬季时，皮肤最容易缺水。产后妈妈为了好好调养身体和照顾宝宝，整日待在温暖的室内，由于暖气、地热等炙烤，水分蒸发量多、皮肤分泌量减少，很容易产生干燥的感觉，而皮肤也显得粗糙不适。那么如何让皮肤保湿呢?

传统冬季保湿的弊端 冬天的最好使用保湿度高的化妆水，或滋养霜来防止皮肤的过分干燥，而产生裂痕。传统的护肤品主要成分是油脂，主要作用是缓解皮肤表面干燥，但这种暂时光滑不能持久。现在所说的保湿应当达到的境界是，不但能使皮肤看上去光鲜动人，更要从实质上满足它对水分的需要，能够改善皮肤环境和生态循环，依据它的需要进行补水并锁水，更进一步地就是提供营养物质和天然保湿因子，提高皮肤细胞的储水能力。

现代保湿剂介绍 抵制干燥是冬天女性的护肤需要，许多化妆品品牌都抓住保湿做文章，这些保湿品的主要成分是水、保湿剂和油脂。保湿剂有天然和化学两方面，芦荟、小麦胚芽油、海藻提取物等都是来自天然的；另外，一些不为人了解的化学保湿剂也走到了保湿产品的说明书上，像透明质酸、胶原蛋白等，这些材料在生理上非常安全，而且具有良好的保湿功效。

经典保湿步骤 各品牌比较一致的保湿步骤是，清洁、护肤、爽肤，每一步都有保湿的功能，也都有专用的护理品。每周还应该进行一次常规护理，一般来说是用保湿面膜进行。在我们的保湿战场上，保湿清洁品（洗面奶等）、保湿润肤品和保湿面膜是不可缺少的“三种武器”。

全面保湿皮肤是身体大环境的外在屏障，因此，除对皮肤进行“药补”之外，也不要忘记“食补”，喝水，多吃水果，保障睡眠等等，是保湿的不二法门。

爱心TIPS

皮肤缺水的原因有两个方面，一是外在的，如环境、气候干燥的影响和紫外线等对肌肤的伤害；二是皮肤自身的问题，像屏障功能减弱、天然保湿因子流失等，导致了它的调节功能下降。

产后妈妈肌肤保湿的12个秘方

肌肤保湿是现代女性肌肤的重要问题，以下是专家介绍的12个保湿良方，产后妈妈可以根据自己情况参考：

（1）尽量避免频繁的洗脸。因为频繁洗脸会减损天然保湿屏障的作用，让皮肤无力抵抗干燥环境，出现细纹和敏感。

（2）油状洁肤品清洁度高，保湿力强，秋冬天最合用。

（3）最好不要过度蒸脸，每次最好不要超过10分钟，出来后再尽快擦上保湿乳液。

（4）脸感觉干的时候，更禁止向脸上喷水。因为总是往脸上喷“自来水”喷雾，好像很湿润，实际上它的蒸发已经悄悄偷走你皮下的水了。

（5）不要买香气过浓的保养品，它会稀释空气中的水分，间接减少皮肤含水量。

（6）干燥天，干性皮肤应注意及时补水。

（7）戴墨镜和擦润唇膏是秋冬天要照做不误的功课，因为“和煦”的阳光是眼睛发皱的元凶，越舔越干也是嘴唇遭遇的大麻烦。

(8)脸和四肢每周去角质1～2次，避免用力搓蹭，耐心轻揉几分钟，细嫩就回来。

(9)沐浴后的5分钟内擦上润肤品会很快吸收，如果超时，皮肤吸收力就会迅速下降。

(10)避免使用油腻的保养品。因为它非但不能保湿，反让皮肤因为油水失衡变得干燥，严重的还会脱皮。

(11)清洁后，擦保湿品可采用多次逐渐渗透的方式，至少要比夏天多抹1～2层。

(12)护肤品主要以保湿为主。

爱心TIPS

含有酒精成分的化妆水促使水分挥发，干燥皮肤的妈妈还是离它远一点为妙。

保湿有误区，产后妈妈要注意

有些妈妈在干燥的季节，也十分注重保湿，但是依然无法阻挡皮肤由于干燥，而出现的脱皮现象。这往往是由于保湿方法不当的原因，在不知不觉中，产后妈妈走入了保湿常见的误区中去了。为了减少这种情况的发生，下面向大家介绍常见的保湿误区：

过于迷信保湿成分 选择保湿产品时，必须考虑两件事：一是本身肤质是否适合；二是如何使用，以及需要搭配其他什么成分，才能真正做好保湿。

此外，最好能花些时间看看它的成分标志，尽量保证其含有多种类型的有效成分，例如一瓶同时有“吸水”和“锁水”功效的保湿剂，效果就会比较好。

去角质过于频繁 虽然去角质可以帮皮肤重拾光彩，但过于频繁地去除角质，例如每周做1次以上，或同时使用好几种去角质产品，会让角质层变得越来越薄，失去储水及抵抗外界环境伤害的能力。其实，有时保养偷点懒也无妨。把去角质间隔的时间拉长一点，对皮肤反而更好。即使是油性皮肤，一两周去1次角质就可以了；皮肤本来就偏干的人，甚至可将时间拉长到每月1次。

认为爽肤水可保湿 很多人油性肌肤人的人根本不碰含油保养品，洗脸后只搽保湿化妆水，以为这样皮肤就会水嫩透亮，却不知如此非但不能吸饱水，反而令肌肤更干。这是因为，如果没有后续的锁水产品，化妆水很快就会蒸发，尤其当外界很干时，蒸发的速度会更快，甚至还会一并带走脸部皮肤原有的水分。因此，造成皮肤干燥的情况。

过分迷信保湿面膜　面膜也不是万能的，它的保湿功能并不如广告上所宣传的那样神奇。况且，如果其中含有酒精、果酸等成分，敷得太频繁会刺激脸部肌肤，令其变得脆弱。冬季最好使用成分单纯的保湿面膜，每周敷一两次，每次时间不能太长，约15～20分钟即可。不要等到整片面膜都干掉再拿下来，否则水分蒸发，根本起不到保湿作用，之后，要记得赶紧搽上乳液或乳霜锁住水分。

以上是保湿的误区，只有远离这些误区，保湿才能大功告成。

爱心TIPS

有些人喜欢随身带一瓶矿泉喷雾，以便随时拿出来喷一喷，舒缓不适。其实这样反而可能吸干皮肤原有的水分。保湿矿泉水因含有微量的矿物离子，具有补充水分的作用，但由于不含能锁水的保湿成分，所以经常事倍功半。如果喷的次数太频繁，同时又没有搽乳液锁住水分，会让皮肤陷入恶性循环。

酸奶：肌肤的美味饮品

酸奶中含有丰富的乳酸，能有效滋润皮肤，使肌肤光滑细腻，酸奶中的有机酸还具有很强的杀菌作用，所含的维生素A，维生素B能有效阻止细胞内的不饱和脂肪酸氧化和分解，延缓衰老，维生素C则可以促使黑色素排除体外，抑制色斑形成。酸奶中含有大量的乳酸，作用温和，而且安全可靠。酸奶面膜就是利用这些乳酸，发挥剥离性面膜的功效，每日使用，会使肌肤柔嫩、细腻。

酸奶面膜制作简单，功效显著。但由于酸奶面膜种类繁多，不同材料的酸奶面膜制作方法也有所不同：

酸奶面膜　将吃剩下的原味酸奶2调羹留下，最好是原味的不加任何东西在里面的，而且浓点厚点更好。在脸洗净后，把酸奶涂在脸上，厚一点，要是干得快就再涂。10～15分钟后洗净即可。这个面膜收敛毛孔，有助减少青春痘，控制脸上的油脂分泌。

酸奶草莓保湿膜　准备酸奶3匙，草莓酱3匙，先将草莓酱和酸奶放入器皿中搅拌均匀，然后将面膜用指腹均匀轻柔地涂抹在脸上，静敷15分后用温水洗净就行。这个面膜适合各种肤质，草莓酱中的果酸能温和除去肌肤中老化角质，和酸奶一起使用，保湿，更能有效收缩毛孔，消除细纹，使肌肤变的细腻光滑。

酸奶橙子保湿膜 准备酸奶1匙、柳橙1个、麦片1匙；橙子洗净后榨汁备用。将酸奶、麦片和橙汁搅拌成糊状；将面膜均匀涂在脸上，5分钟后轻轻搓揉脸部使面膜脱落，再用温水清洗干净；酸奶燕麦滋养面膜，可以延缓衰老，促使黑色素排除体外，抑制色斑形成，令肌肤年轻光泽有弹性。酸奶橙子保湿膜比较适合油性皮肤的面膜，能彻底清除毛细孔中的杂质和毒素，使脸部皮脂腺畅通，让细胞能更有效地吸收并锁住水分。

除了简易酸奶护肤，酸奶还可进一步制作成乳酸活菌面膜，或者乳酸活菌精华露，只要1个晚上静静等待，就能得到让皮肤细致年轻的白色魔法。

爱心TIPS

使用酸奶面膜后，不需再用别的面膜。但是在使用酸奶面膜前，需做皮肤测试。有些过敏体质的人做完皮肤测试没有异常反应后再用。另外，做过酸奶面膜后，一定要把脸洗干净，否则残留的酸奶里的酵母会起化学作用，对皮肤不好。

产后妈妈必知——皱纹产生原因

从当上妈妈的那天起，妈妈就深刻地知道"岁月催人老"，看着宝宝一天天的长大，脸上的皱纹也出现了。其实皱纹出现的迟早、多少、深浅，常与人体的年龄、体质、遗传因素、生活环境、工作环境、心理情绪、工作状况、营养条件及全身性疾病等诸方面的情况差异而各不相同。通常每个人随着年龄的增长，皮肤即会变得松弛，自然就会出现皱纹。

导致皱纹产生的原因很多，从中医理论的角度来看，皱纹与人体内在脏腑的功能活动密切相关。

机体衰老 皮肤是机体的一部分，当机体衰老时，皮肤也不可避免地老化，从而出现皱纹。人进入中年后，皮肤开始明显老化，皮肤变薄、变硬、干燥、张力降低。真皮弹力纤维变性、断裂，使皮肤的张力和弹性降低，这样，当表情肌松弛后，皮肤不能很快复原，久之则使皱纹凝固下来，表情肌不收缩皱纹依然存在。随年龄增大，皮肤和皮下组织更加松弛，加上面部支持组织的萎缩或缺失，以及肌肉的松软，皮肤将会在重力的作用下发生滑坠，形成更深的皱纹。

内脏功能失调 人体面部与人体其他部位一样，需要营养，而人体内的营养物质是通过内脏的功能活动产生的。所以，内脏功能失调必然导致营养物质的缺乏，使面部肌肤失去气血滋养而导致早衰，出现皱纹。

饮食不当 人体饮食过饥使摄食量不足，使体内营养物质匮乏，使面部肌肉失去营养，产生皱纹，长期饮食不平衡，可导致皱纹的产生。

情志不调 导致人体气血运行不畅，面部肌肤失去血液的滋养，导致皱纹出现。

外部原因 由于日晒，风吹及寒冷，皮肤干燥，某些化学物质如酸碱等的刺激，使皮肤失水，化妆品选择不当等都可导致皱纹的产生。

生活习惯 面部表情过度夸张，如挤眉弄眼、愁眉苦脸等，吸烟，运动少，均可诱发皱纹。

掌握了导致皱纹产生的原因，产后妈妈生活中，要注意避免这些促使皱纹产生的关键性因素，从而尽可能长的保持青春。

爱心TIPS

另外，遗传、慢性消耗性疾病、代谢障碍、内分泌功能异常、神经精神不正常等可导致不同程度的皮肤营养失调，影响皮肤的正常代谢功能及活动，从而促使皱纹的产生。

产后妈妈必知——延缓皱纹出现的好习惯

随着年龄的增长，肌肤自我再生功能以及防御能力逐渐衰退，尤其是早晨一觉醒来，镜前一照，细纹松弛等老态更是无所遁形！因此，我们要选择最适合自己的方法，千方百计地迟皱纹出现。

要想推迟皱纹出现，必须要有以下的良好习惯：

晚上12点以前睡觉 充足的睡眠对皮肤非常重要。人的精神状态、健康状态及环境因素等都会对皮肤产生一定的影响。晚上10点至凌晨2点是皮肤细胞新陈代谢最旺盛的时候，防皱品中的营养成分会得到最好的吸收。

不要做脸部运动 人们总以为如此可以预防皱纹，其实大多数的脸部运动，由于会牵动制造皱纹的肌肉，反而会加深纹路。所以，在生活中，我们要避免皱眉头和“扭曲”面部皮肤，如皱鼻子、抬额头、做鬼脸。

培养良好的睡姿 最好仰睡。侧睡可能会在脸颊或额头造成斜纹。

预防体内的老化 脸上的皱纹说明体内的老化，只有内应外合，才能真正预防皱纹。现代医学证明，维生素 E 对延缓皮肤衰老有重要作用，可缓解皮下脂肪减少所引起的面部小皱纹。因此，要适当食用含有维生素 E 的食物。

使用好的防皱品 防皱产品从 25 岁就可以开始使用，产品包括脸部防皱品和眼部防皱品两种。

爱心TIPS

阳光是皱纹的元凶，由于臭氧层被破坏，阳光对皮肤的伤害越来越大。因此，即使在冬季也要使用 SPF15 以上的防晒品。

产后妈妈自己动手做减皱操

待小宝宝出生的刹那，女性好像突然间成熟起来，脸上开始有皱纹出现。产后妈妈不禁苦恼，脸上的皱纹不能遮盖，往往化妆越浓，“老相”越明显。下面就教大家一种除皱操的做法，让产后妈妈重新找回青春。

下眼睑锻炼法 把食指放在外侧眼角，成 V 字形手势，然后把上眼睑撑开，眯着眼往下看，固定到尽量感到肌肉在手指末端跳动，一次计数四十，重复 10 次，每天做两遍，就会有不错的效果。这样的练习，可以减轻浮肿和消除眼部的凹陷。

鼻部缩短锻炼法 随着年龄增加，鼻部也会下垂，但是如果你每天坚持用食指抵住鼻尖将鼻子使劲往上推，然后屈指慢慢放下，食指再往上推，如此重复 40 次，每天做一遍，可使你的鼻子不致下垂。

去除嘴角皱 先把双唇紧紧地挤压在一起，不用咬紧牙关。闭上双眼，想象着在双唇中挤进一支铅笔。这时你用一个食指把下巴的肌肉往上压，用另一食指轻扣双唇中部想象中的铅笔，帮助它慢慢离开，然后再挤入想象中的铅笔，直到你感觉发热。坚持做 15 次，每天重复三遍。可以有效地帮助你锻炼两颊肌肉，淡化嘴角皱纹。

爱心TIPS

事实上，去皱的工作应从 25 岁开始，好的生活习惯、好的防皱措施、好的抗皱产品完全可以帮助你延缓皱纹的到来。

食物妙用可美颜去皱

由于皱纹对女性的打击太大了，所以女性在进入25岁后，就开始寻求美颜去皱方法，从而也就发现了多种奇妙的途径。就连妈妈常打交道的食物，也被聪明的女性拿来作为美颜去皱的重要武器了。不信，你看！

水果、蔬菜去皱 丝瓜、香蕉、橘子、西瓜皮、西红柿、草莓等瓜果蔬菜对皮肤有最自然的滋润，去皱效果。香蕉捣烂后，加半汤匙橄榄油，搅拌均匀，涂在脸上对去皱有帮助；西瓜皮用清水洗净搽脸，可使皮肤清爽润滑；丝瓜也能去皱，将丝瓜汁混合酒精和蜂蜜，把汁液涂在脸上，干后用清水洗净。

米饭团去皱 看到眼角的小皱纹，很少有女人不心急的，可就是不知道用怎样轻柔的呵护才能把小皱纹赶跑。其实，赶走皱纹，让肌肤紧绷很简单，秘诀之一就是妈妈每天都要“见面”的米饭。当家中香喷喷的米饭做好之后，挑些比较软的、温热又不会太烫的米饭揉成团，放在面部轻揉，把皮肤毛孔内的油脂，污物吸出，直到米饭团变得油腻污黑，然后用清水洗掉，这样可使皮肤呼吸通畅，减少皱纹啦。

茶叶去皱 茶叶由于含有丰富的化学成分，能够延缓面部皱纹的出现或减少皱纹，还可防止多种影响面部的皮肤病，是天然的健美饮料。当然产后妈妈还是尽量不要喝茶为好，其他爱美的女性不妨试试。

蜂蜜水去皱 早上空腹喝一杯槐花蜂蜜或是枣花蜂蜜，既可防止皱纹，又可排毒，长期坚持效果非常明显。

生活就是如此的奇妙，只要你有心，身边的细小事物都可以成为你美丽的小武器。产后妈妈多学习下吧！

爱心TIPS

皱纹的出现是有规律可循的，一般是前额、上下眼睑、眼外眦、耳前区、颊、颈部、下颏、口周。产后妈妈可以仔细观察以上部位，看是否遭到了皱纹的袭击。

产后妈妈杜绝鱼尾纹有方

岁月划过妈妈的脸，留下的最清晰的印记，就是鱼尾纹，而鱼尾纹也是最早出现在女性脸上的皱纹之一。由于鱼尾纹是由眼部肌肤的功能性衰所致，除非采用药物或手术手段，凭借产后妈妈自身的手段，很难去除。不过产后妈妈也不要着急，只要按以下的几种方法坚持做护理，鱼尾纹就会淡化的。

鸡骨去鱼尾纹 皮肤真皮组织的绝大部分由具有弹性的纤维所构成，如缺少了弹性纤维就失去了弹性，皮肤也就聚拢起来，形成鱼尾纹。鸡皮及鸡的软骨中含大量的硫酸软骨素，它是弹性纤维中最重要的成分。把吃剩的鸡骨头洗净，和鸡皮放在一起煲汤喝，不仅营养丰富，常喝还能使肌肤细腻，久而久之，鱼尾纹就会减轻了。而且，煲汤的做法也非常适合产后妈妈的饮食调理方法。

口香糖去鱼尾纹 咀嚼口香糖是通过锻炼面部肌肉的方式，改善面部的血液循环，增强面部细胞的新陈代谢功能，使鱼尾纹逐渐消退。所以让产后妈妈每天坚持咀嚼口香糖 5 ~ 20 分钟，可使面部鱼尾纹减少，面色红润。

唱歌除皱 除了咀嚼外，另一种能够有效锻炼面部肌肉的方法，就是唱歌。唱歌对面部肌肉群发生有节律的运动，促进面部血液循环和营养物质供应，使面容红润富有弹性，延缓了皮肤皱纹的形成。而且让产后妈妈适当的唱歌，可以有效地抒发产后妈妈情绪，调节产后妈妈心情，可谓一举三得，产后妈妈何乐而不为呢！

以上的几种去鱼尾纹的方法简单而有效，只要你长期坚持下去，鱼尾纹会逐渐淡化的。

爱心TIPS

另外，啤酒也可以去鱼尾纹。啤酒酒精含量少，所含的鞣酸、苦味酸有刺激食欲、帮助消化及清热的作用。啤酒中还含有大量的维生素B、糖类和蛋白质。坚持每天中餐、晚餐各饮 150 ~ 250 毫升啤酒，可增强体质，减少面部鱼尾纹。非孕妈妈或者产后妈妈，不妨试试。

产后妈妈防治皮肤湿疹有良方

产后妈妈由于在月子期间很少出去，每日大部分时间都是在床上度过的，所以患湿疹的几率要远远大于孕前。尤其是夏天的产后妈妈，由于身体新陈代谢较快，行动不方便，更容易出湿疹。皮肤湿疹虽然不会大大的影响产后妈妈的生活，但湿疹的痒，以及湿疹症状却大大影响了产后妈妈的心情。如果你有皮肤湿疹，你可以通过以下食物来调理。

豆类食物 豆类中最常见的有食疗作用的便是绿豆了。因为绿豆性凉，味甘，具有清热、祛暑、利水、解毒的作用。急性皮肤湿疹者食用，有助于祛湿清热。所以，比较适合急性皮肤湿疹者食用。

除了绿豆外，还有白扁豆、赤小豆，也是很好的去湿、补脾胃的作用。白扁豆性平，味甘，常食白扁豆，脾健运而湿热去，有利于治愈湿疹顽症。而赤小豆具有利水消肿、解毒排脓、清热去湿、健脾止泻的功用，而皮肤湿疹多因脾虚失运，湿毒为患，借助赤豆健脾利湿、清热利水的作用，皮肤湿疹患者食后有利于康复痊愈，故无论急慢性皮肤湿疹之人，均宜多食常吃。若将赤小豆研为极细粉末，撒患处或用鸡蛋清调和涂患处，会更好一些。

肉鱼类食物 鱼类中黑鱼，也称乌鱼，能补脾、沥水，历代医家常用以治水肿、湿痹、疥癣等。具体做法是，将乌鱼去肠肚，以苍耳叶填满，外边用苍耳安锅底，把鱼放在苍耳上，少放水，慢火煨熟，去皮骨淡食，不要加盐、酱等调料，功效甚大。

鲫鱼性和缓，能行水而不燥，能补脾而不濡，所以有健脾利湿的功效，皮肤湿疹者宜食。而泥鳅性平，味甘，既能补中气，又可祛湿邪，急慢性皮肤湿疹者食之最宜。

除了以上的食物外，生活中常见的还有萝卜、青菜、黄芽菜、豇豆、蚕豆、玉米须、金花菜、马铃薯、黑木耳、百合、苤蓝、茭白、芋头、苋菜、蕹菜、菊芋、慈姑、藕、地瓜、绿豆芽、豆腐、胡萝卜、番茄、莼菜、番薯、菜瓜、地耳、菱、豆苗、梨、苹果、橘子、枇杷、柑、橙子、柿子、草莓、鸭肉等，也比较适合于皮肤湿疹患者的饮食调理。产后妈妈可以根据自己的情况，有选择性地进行食补，可以有效地防治皮肤湿疹。

爱心TIPS

由于产后妈妈担负着宝宝的健康，所以患有皮肤湿疹时，最好通过食物调理。而适合皮肤湿疹患者饮食调理的食物可以说是品种繁多，但产后妈妈在食用时，最好是对号入座，这样，更有利于湿疹的改善。

产后妈妈巧做牛奶美白面膜

产后妈妈脸色暗沉，为了尽快恢复面部肤色，可以适当做美白面膜。由于牛奶含有丰富的乳脂肪、维生素与矿物质，具有天然保湿效果，而且容易被皮肤所吸收，能防止肌肤干燥，并可修补干纹，美容效果极佳。下面教产后妈妈几款牛奶美白面膜的做法：

牛奶面粉膜 将3匙牛奶和3匙面粉拌匀，调至呈糊状，涂满脸部，待面膜干后，以温水按照洗脸步骤仔细清洗，可以有效地滋润肌肤，防止皱纹、美白。但此面膜一星期最多只能敷两次，不然，会伤害肌肤。

牛奶橄榄油面膜 用牛奶、橄榄油和面粉，取1汤匙牛奶，加数滴橄榄油和少量面粉拌匀，敷在清洁的面上，干后以温水清洗。此敷面剂具有减少皱纹、增加皮肤弹性功效。

牛奶草莓面膜 准备鲜牛奶一杯、草莓50克捣碎；将捣碎的草莓，以双层纱布过滤，取汁液调入鲜牛奶中，拌匀后取草莓奶液涂于面部及颈部加以按摩，保留奶液于面颈约15分钟后清洗。据记载此美容奶液为瑞士护肤古秘方之一，能滋润，清洁皮肤，具温和的收敛作用，同样有防皱功效。

牛奶双氧水面膜 准备牛奶、双氧水、面粉和水，将一匙牛奶，两匙双氧水，3匙面粉及少许水仔细搅拌均匀，然后用软刷子涂匀面部，待面膜完全干后，再以温水清洗掉，具有明显的美白作用。

爱心TIPS

在自制面膜时，产后妈妈要注意，加入制面膜的水以不含杂质的蒸馏水为佳。另外，敷用时应避免触及眉毛和眼睛。

产后妈妈控"油"5步走

脸上感觉油腻腻的，一直是产后妈妈的烦恼。无论是清洗，还是补水，都无法摆脱那种油腻腻的感觉。其实，面部"控油"并非那么难，只要产后妈妈按照以下的5步走，就可以摆脱大"油脸"了！

第一步：清洁 选择性质温和清爽的洗面奶，不仅可以洗净皮肤油脂还能够清除化妆品残余和灰尘，洗脸的顺序，先清洁额头和鼻翼，然后是下巴和两颊，按照从下向上，由外向里的顺序，就能彻底清洁皮肤。但产后妈妈应注意，不能用冷水来洗脸。最好选用温水，这样既能保证毛孔充分张开，又不会使皮肤的天然保湿油分过分丢失。

第二步：紧肤 可以选择含有一些酒精成分的爽肤水，它在皮肤表面迅速挥发，带走热量引起毛孔收缩，排出毛囊口的污垢、皮脂等，深层清洁毛孔，使皮肤清新爽洁。使用含微量酒精的紧肤水，不仅可以收缩毛孔，抑制油脂分泌，还可以调节皮肤酸碱平衡，帮助补充水分，使用时可将爽肤水倒在化妆棉上使用。如果皮肤比较敏感，则最好不要使用含有酒精的紧肤水。

第三步：滋润 要避免油分多的乳液，应使用清爽型的乳霜或乳液，可以及时补充水分。另外还可以用果酸类特效护理品。神奇的果酸能够平衡皮肤油脂的分泌，抑制粉刺形成，还可以减少皱纹。当然用了果酸产品后，再涂上一层含有防晒配方的乳液加以保护，避免皮肤晒黑晒伤。油性的皮肤虽然皮脂分泌比较多，但也容易出现缺水的现象，补充水分对任何类型的皮肤都非常重要。

第四步：护理 选择性质温和的去死皮膏或磨砂产品，每周1~3次，可以清除掉毛孔内的污垢；减少因油脂过多造成粉刺的产生，还可以使护肤品的滋润效果更有效，容易长粉刺的T区可以使用针对T区调理的护肤品来完成清爽效果。

第五步：调养 少吃脂肪、糖类、煎炸食品，避免饮酒和其他刺激性食品。多吃蔬菜和水果，可用百合、绿豆、银耳等炖一些清凉降暑饮品。

爱心TIPS

夏天经常大汗淋漓，很多人都喜欢用冷水洗脸。其实这是不对的，尤其是油性皮肤。因为满是汗水的脸上，皮肤温度相对比较高，突然受到冷水的刺激，会引起面部皮肤毛孔收缩，使得毛孔中油污、汗液不能及时被清洗出来，这样做的后果是肌肤的毛孔扩大，敏感的肌肤甚至可能会因此急性发炎！而油性皮肤更会容易出现粉刺和痘痘。

产后妈妈常用控油武器大推荐

随着现代女性对美容的重视，以及美丽观点的改变，市场上出现了很多适合不同肌肤的应对产品，控油武器就是针对油性皮肤女性的有效产品。市场上常见的控油武器有以下四种：

吸油纸 吸油纸是市场最常见的控油产品，每个产后妈妈的美容抽屉中，都有一包或者多包的吸油纸。它柔软，吸收性好，而且随身携带方便，十分适合油脸女性。吸油面纸一般分为4种：传统的金箔吸油面纸，薄薄的一层金黄色面纸是由密度较高的纸质和极细的金箔制成，拥有较强的吸油能力，还具有杀菌的作用，适用于大部分肤质；粉质的吸油面纸上含有细微的白色粉质，将去油与补妆两种作用二合为一，比较适合有化妆习惯的女性使用；采用麻纸质料做成的吸油面纸虽然吸油效果很好，不过由于质地较为粗糙而容易在去油的同时伤害肌肤，蓝膜吸油面纸的纸质非常柔和纤细，在吸油的同时，还能较好地保留肌肤所需的水分。

去油洁面乳 多油肌肤最重要一点就是清洁，因此，去油洁面乳也成为大多数女性的选择。它呈现弱酸性，泡沫丰富，可彻底清洁皮肤。很多含有皂质的产品呈碱性，容易破坏皮脂膜的酸碱平衡，刺激皮肤。因此，在选择时要注意挑那些弱酸性洁面乳，它们可以平衡皮肤的酸碱值，同时帮助改善出油现象。

收敛化妆水 化妆水清爽、镇静并收敛肌肤，可作为肌肤的第二次清洁，同时达到收敛毛细孔的作用，改善毛孔堵塞有油脂分泌。

皮脂调理乳液 皮脂调理乳液比较适合极少的油分皮肤使用，它可以滋润皮肤并调理出油状况。在选择方法上，针对油性肌肤的保湿控油产品很多，最好选择适合亚洲人皮肤的品牌，能更好地充分滋润皮肤，达到油水平衡的效果。

爱心TIPS

在家的时候，也可以柠檬鸡蛋敷面，来改善面部油较多的情况。具体方法是取少许小苏打与鸡蛋黄搅和，加入12滴柠檬汁，拌匀后敷在脸部，15分钟后洗净。

产后妈妈奇妙的蔬菜面膜

在厨房里，有许多产后妈妈可以变美丽的秘密。比如饮料、水果都可以制作成美白、防皱面膜。可是你知道吗？就连最最普通的蔬菜，也是可以让产后妈妈光鲜起来的好东西呢！

胡萝卜妙用 胡萝卜所含的β胡萝卜素，可以抗氧化和美白肌肤，还可以清除肌肤的多余角质，对油腻痘痘肌肤也有镇静舒缓的功效，蛋黄和蜂蜜有保湿的润肤效果。而且除了β胡萝卜素之外，它也含有抗氧化不能少的维生素E，用它做成面膜，能预防黑色素的沉淀，淡化脸上的斑斑点点！因此，做一款胡萝卜面膜，不仅可以让产后妈妈美丽、光鲜，更重要的是它太简便、便宜了！

准备胡萝卜500克、面粉5克、蜂蜜2茶匙、蛋黄1个；先将鲜胡萝卜洗净，捣碎；再加入蜂蜜、蛋黄，调成糊状的面膜。将面膜敷在脸上，小心避开眼睛和嘴巴，敷脸约10至15分钟后，用温水将脸洗净。这款面膜可以达到祛除青春痘、抗面部皱纹的功效。如果胡萝卜捣成泥涂在皮肤上不会掉下来的话，就可以不加面粉。胡萝卜榨出来的汁液涂洗脸部，也可以达到同样的效果。

大白菜面膜　家中最最便宜的大白菜，也是可以用来制作面膜的，而且它对于治疗青春痘和嫩白皮肤确实比较有效。因为大白菜中富含维生素等营养，而且能去油脂，还有独特的清热解毒作用。有“痘”一族不妨试试这款面膜，但是一旦出现皮肤变红或起小疙瘩等过敏现象就要赶紧停用。

具体做法是：准备新鲜大白菜叶适量；把整片的新鲜大白菜叶取下来洗净，在干净的菜板上摊平，用擀面杖或啤酒瓶轻轻碾压10分钟左右，直到叶片呈网糊状，将网糊状的菜叶贴在脸上，每10分钟更换1张菜叶，连换三张，每天做1次，可以快速帮助妈妈恢复美白肌肤。

其实，生活中存在很多可以美白、亮肤的东西。它们就像你的好朋友，能预防黑色素的沉淀，淡化脸上的斑斑点点，解决你皮肤的各种问题，而你要做的，就是发现它们，学习它们，并把它们告诉其他的产后妈妈们。

爱心TIPS

除了胡萝卜和大白菜外，苦瓜与绿豆粉搭配也可以制作出一款净化美白面膜。具体做法是：准备苦瓜1片、蜂蜜1茶勺、绿豆粉2茶勺、茶树精油1滴、蒸馏水少许；苦瓜连皮磨成泥，加入蜂蜜，茶树精油，蒸馏水少许拌匀，再加入绿豆粉搅拌均匀即可。每星期1~2次，脸部洁面洗净之后，取适量敷在脸上，安静休息15~20分钟。等面膜干后，用清水将脸洗干净，坚持使用，可以排毒消肿，适合油性皮肤。

不当护肤伤“肤”最深

以下是最伤害肌肤的几种错误护肤法：

蒸脸越多越好　蒸脸能帮助毛细孔扩张，清洁毛孔深部污物，去除多余油脂，促进保养品吸收等功能，是很有效的美容方法。但蒸脸的时间和方式一定要正确，否则可能引起皮肤干燥、毛孔粗大及皮肤过敏。

用去油力强洁肤品　产后妈妈常因营养丰富，而感到面部油腻，于是喜欢采用去油力强的洁肤品，其实这是不对的。一般去油力强的洁肤品往往带走肌肤的水分，所以长期使用会造成脱皮的现象。尤其是干性皮肤，应用温和的洁肤乳，或含油脂的香皂。在浴后也应立即干身：不适宜洗澡后即用毛巾擦干脸庞和身体。如果皮肤有干燥和瘙痒症状时，应在身躯半干之际，涂上润肤油和润肤乳液，把水分留住。

按摩就是搓脸 按摩可增加皮肤的血液循环，促成老化角质脱落，防止皱纹产生。不过，按摩是一门颇深的学问，按摩时一定要使用适合个人皮肤质的按摩霜，依据脸部肌肉纹理适度按摩。

美白与舒缓同时进行 一般的美白护肤品中都会含有微小的粉质颗粒，它们从肌肤表层渗透至肌肤内部需要一个过程。在这段时间内，毛孔和毛囊处于紧张的工作状态，倘若此时使用舒缓作用的护肤品，会令肌肤细胞迅速放松，美白颗粒和分子就会停滞在肌肤角质层或其他部位，无法真正吸收，还有可能形成小脂肪粒。正确的做法应该是涂抹美白产品或做美白面膜以后，不要使用具有舒缓作用的爽肤水、净肤露等，可选择肌肤疲惫或不作美白护理时使用。

总之，我们周围的环境质量越来越恶劣，辐射、汽车尾气、粉尘烟雾统统不放过我们，面对这些，我们能做的就是用正确的方法好好护肤。

爱心TIPS

护肤品中的各种营养成分，各有所管、能令肌肤显现出不同的光彩：美白的，活肤的，补水的，只有搭配使用，让肌肤有时间吸收不同的养分，肌肤才能健康、白皙、有光泽。如果将各种营养集体“抛”向肌肤，结果只会适得其反。

产后妈妈漂亮“吃”出来

祛斑养颜类

活血祛斑散 绿豆360克、鲜荷花瓣（晒干）6克、滑石15克、白芷15克、白附子15克、冰片6克、密陀僧粉6克；绿豆研碎，筛去壳，和其他中药共研为细末，储瓶备用；冰片需在其他药研细后再入药粉混合，轻轻磨匀（用力重则结块），洗面后扑面，可祛风活血，润肤白面，治疗雀斑、粉刺、酒渣鼻及面上一切斑点。

润肤洁面类

益血美肤粥 用川芎3克、当归6克、红花2克、黄芪4克、粳米100克、鸡汤适量；将米淘净，用水浸泡；当归、川芎、黄芪切成薄片后装入干净的小布袋中，放入瓦锅内加鸡汤共熬成粥。待粥浓稠时加葱花、精盐、生姜调味服食；每日1次，15日为1个疗程，常食此粥能调经补血、驻颜美容。

嫩肤抗皱茶 用生姜400克、红枣200克、盐80克、甘草125克、丁香20克、沉香20克，共捣成粗末和匀备用；每次15克，清晨煎服或泡水代茶饮，每日数次，可健胃补脾、养血安神，令人容颜白嫩、皮肤细滑、皱纹减少。

红润洁面膜 准备猪胰脏5个、芜菁子60克、栝楼子150克、桃仁90克；将猪胰切成小块，注意勿用铁刀；桃仁去皮，与芜菁子、栝楼子一同放入石臼中，加入适量的黄酒，捣烂如泥即成。每日用来涂面，可令人面部皮肤洁白光泽，颜色红润。

驻颜去皱类

果蔬去皱饮 准备芹菜、花椰菜、西红柿、红葡萄、柚子、橘子、蜂蜜、牛奶各适量；将芹菜、花椰菜、西红柿、柚子、橘子同搅汁；葡萄单独榨汁备用；将蜂蜜和牛奶加温水调匀；以上混合均匀即可饮用，每日1～2次；经常服用可丰肌泽肤，减少皮肤皱纹，使皮肤嫩白红润，富有光泽。

抗皱养颜芝麻糊 准备杏仁150克、核桃仁75克、白芝麻、糯米各100克（糯米先用温水浸泡30分）、黑芝麻200克、淡奶250毫升、冰糖60克、水适量、枸杞子、果料适量；先将芝麻炒至微香，与上述原料一起捣成烂糊状，用纱布滤汁，将冰糖与水煮沸，再倒入糊中拌匀，撒上枸杞子、果料，文火煮沸，冷却后食用；每日早晚各100克，具有润肤养颜、延缓皮肤衰老及抗皱去皱功效。

爱心TIPS

以上这些食谱，都是针对产后妈妈的生理、心理特征专门设计的，对产后妈妈不仅具有美化皮肤的作用，也有利于产后妈妈身体恢复，产后妈妈们不妨试试。

产后妈妈特别部位的美肤处理

肘部、膝盖、臀部这些部位，由于被衣服覆盖，所以在美肤过程中经常被忽略。然而肌肤的魅力是由每寸肌肤散发出来的，所以产后妈妈也偶尔关注一下它们吧！

肘部、膝盖部位常因表皮比较厚，所以显得皱巴巴毫无光彩，但是细腻的四肢肌肤，怎能因肘部或膝盖皱纹而光芒大减呢。产后妈妈赶紧动手吧，让肘部、膝盖也光鲜起来！

肘部的鸡蛋膜 针对肘部、膝盖真皮较厚，易磨损的情况，可以用鸡蛋、蜂蜜按摩来去除死皮的方式，让它细嫩起来。具体做法是：先敲破一个鸡蛋，再往鸡蛋清里面撒上一些盐，再用一块热毛巾将肘（膝）部仔细地包裹好，直到肘部皮肤发红且潮湿方可解开。之后用加入盐的鸡蛋清，此种自制的按摩霜轻轻按摩肘（膝）部，一方面可以去除肘（膝）部的死皮，另一方面还能增强血液循环。5 分钟后，用温水将肘部清洗干净，然后涂上润肤水。不等润肤水干透，即搽上润肤霜。

对于肘（膝）部的护理还有一些小偏方。首先将 2 大匙蜂蜜、1 匙柠檬汁和 1 匙宝宝油搅拌成糊状，将肘（膝）部需要护理的部分用热毛巾敷，然后将准备好的糊状剂抹在上面，用双手包住按摩，3 分钟后，再用热毛巾擦拭干净，喷水，最后别忘了抹营养油，即时就会感觉你的肘（膝）柔滑不少。

臀部的曲线锻炼 臀部因为基本不曝光，似乎也不存在什么皱纹的问题，所以总是被女人们所忽视。殊不知，臀部肌肉一旦呈现松弛下坠，就是最致命的皱纹，它会将你完美的“S”曲线彻底地破坏。

要避免这种情况产生，最关键在于有意识地多运动。多爬楼梯是个不错的好方法，利用上楼机会，抬高腿用整个脚踏每一步台阶，下楼时脚尖先着地，之后再整个脚掌着地。

另外，也可以通过按摩的方法消除臀部橘皮现象。具体做法是：首先将手掌贴在臀部，将臀部往上提，做按摩动作，之后两只手放在臀部下方向以臀部弧形的方向往两旁提，一双手再抓住整个单边的臀部，往外抓，最后利用揉捏的方式，加促臀部新陈代谢与血液循环。

爱心TIPS

此外，要拥有光滑的肘（膝）部，还应该尽量注意不要用肘（膝）部作支撑，肘（膝）部的皱纹需要长时间地仔细护理才有可能得到缓解，所以，一定要坚持不懈。

产后护发 4 大妙方

由于产后荷尔蒙的改变，激素水平下降，产后妈妈容易出现脱发、落发现象，而且新妈妈的头发也会变得稀疏而没有光泽。因此，产后护发变得非常重要。产后妈妈可通过以下四种方式护理头发：

保持心情舒畅 在产后养育宝宝的过程中，妈妈容易精神紧张，也容易过度疲劳，每天在担心宝宝出现各种问题，心情不能放松，导致植物性神经功能紊乱，头皮血液供应不畅，头发营养不良，也是造成脱发的原因之一。保持心情舒畅，不仅对头发有益，还可美容，做个容光焕发的妈妈。

多补充蛋白质 头发最重要的营养来源就是蛋白质。所以，妈妈们在饮食方面，除应注意均衡摄取外，还应该多补充一些富含蛋白质的食物，例如：牛奶、鸡蛋、鱼、瘦肉、核桃、葵花子、芝麻、紫米等等。

保持头发清洁 健康毛发的前提就是清洁。头发根部的毛囊皮脂腺持续不断地活动，每天分泌的油脂容易黏附环境中的灰尘，容易增加毛发梳理时的摩擦力，造成头发表面的毛小皮翻翘，头发就会变得暗淡、干燥、开叉，甚至断裂脱落。同时，过多的油脂还是真菌、细菌的培养基，间接引起头皮屑等问题。每天采用正确的方法洗头和选用合适的洗发水、含水解蛋白、毛鳞素的护发素。涂抹护发素的时候，最好涂抹在头发的中部或尾部，而不要大量直接涂抹在头皮上，以免造成毛囊堵塞，引发毛囊发炎。这样不但不会洗坏发质，还可以及时清除油脂和污垢，防止头发干燥、开叉，减少头发受损机会和断发机会，有效控制头皮屑的产生，保持头发整洁秀丽，令头发更健康亮泽。

头皮按摩 建议妈妈们在洗头发的时候，避免用力去抓扯头发，应用指腹轻轻地按摩头皮，以促进头发的生长以及脑部的血液循环。每天用清洁的木梳梳头100下也是不错的一种按摩方式。

爱心TIPS

梳头也是一门学问。正确的方法，应该先由发尾开始，先将发尾纠结的头发梳开，再由发根向发尾梳理，这样可以防止头发因外伤而发叉、断裂。

明亮眼睛靠保养

由内而外所散发的自然美丽，比任何化妆都来得迷人。俗语说“眼睛是灵魂之窗”，拥有一双美丽的眼睛，人整个精神也提起来了。产后妈妈虽然眼睛没有太大的变化，然而总照顾宝宝的生活，使得眼睛中总是带出一丝疲累来，而有的妈妈眼睛甚至变得有红血丝。为了产后妈妈的美丽，产后妈妈应注意眼睛保养。

以下提供各式护眼运动及对眼睛有益的天然食物，每天保养一下，美丽，就会在一眸一笑中散发出来。

注意眼睛的间歇休息 短暂的休息时间可让眼睛放松，产后妈妈每天的生活都在照顾宝宝中度过，眼睛一时也不肯离开宝宝，而且室内的光线并不如室外光亮，时间一长，就会觉得眼睛干涩、疲劳，所以产后妈妈要学会让眼睛适当休息。最好在照顾宝宝之后，找一些远距离的目标来看，大约维持10秒，稍微地休息一下，会对护眼有很大的帮助呢。

眼球运动必不可少 保护眼睛，眼睛的运动必不可少。产后妈妈有时间可尝试着做一些眼球运动，如向上望呼一口气，再将视线移回中间，吸一口气，如此运动约重复三回，最后再继续进行下面、左边及右侧重复相同动作。

眨眨眼 其实眨眼动作是可让眼睛分泌泪水的，保持眼部湿润。很多产后妈妈就是因为太专注于宝宝，而忘记了眨眼的动作，令眼睛干涩不适。

吸口气 吸口气对护眼有帮助吗？是的，其实在吸气时，可加速血液循环，根据调查，很多产后妈妈因为运动舒缓，无形之中就让呼吸速度变缓。所以要经常提醒自己，保持呼吸顺畅，以放松身心！

健康食品 长吃对眼睛有益的食物，也有某种程度上的帮助，例如，深海鱼含有大量的 DHA，可令眼睛视网膜健全发育，并防止病变及白内障；此外，胡萝卜、柠檬、蓝莓、果仁、肝脏等等，常常吃，既可增加体内的抗氧化物质、又可有效护眼、对抗衰老现象，真是一举数得！

爱心 TIPS

如果有轻微的浮肿、红血丝和黑眼圈，也可用“积姬仙奴”浸湿了棉片敷在眼睑上 3 ~5 分钟，来镇静、消肿和去疲劳。如果不小心眼睑上长出了脂肪粒，每周 3 次用棉签沾湿了轻轻擦拭，不久脂肪粒就会自然消退啦。

产后妈妈如何“逃避”肿眼泡

肿眼泡是由于上眼皮的脂肪层较厚，或眼皮内含水分较多引起的。肿眼泡使眼球露出体表的弧度不明显，人显得浮肿松懈而没有精神，有时还会让人感觉“老”了很多。产后妈妈由于体内水分比较多，如果睡得过多，出现肿眼泡的时候比较多。这成为爱美妈妈，心头的最大的烦恼。产后妈妈如何“逃避”肿眼泡呢？下面就教你几个紧致眼部肌肤的妙方，只要你长期坚持，相信会收获多多。

黄瓜片贴 切得薄薄的黄瓜片贴在眼睛上感觉很舒服，但黄瓜片中并不含特殊的能减轻肿眼泡的成分。黄瓜中90%是水，正是水的冷却效果让眼睛周围的血管收缩从而消了肿。黄瓜越凉效果越好。

红茶包敷眼睛 用冷水浸泡的红茶包敷眼睛，其中的鞣酸成分是消肿的法宝，效果极佳。

去除肿眼泡的护肤品 产后妈妈不能用化妆的方法来遮盖肿眼泡。因此，具有滋养功用的护肤品，成为产后妈妈最好的选择。下面介绍一些去除肿眼泡的产品：复颜抗皱紧致眼霜，蕴含维生素A的超微粒子和弹力紧致素，有效抵制眼部松弛老化；H_2O+眼部绿洲滋润啫喱，深层滋润眼部肌肤，具有镇定、补充水分及消除皱纹的功效；理肤泉水润保湿眼霜，蕴含咖啡因和理肤泉水可以舒缓镇定、消除眼袋、浮肿现象；佰草集活力紧肤眼霜，红景天等中药精华促进眼部血液微循环，紧致眼周的肌肤，消除眼圈周围的皮下肿胀和黑眼圈。

除了以上是几个紧致眼部肌肤的妙方外，也许还有更多的方法，但不论是什么方法，适合自己的才是最好的。

爱心TIPS

除了以上方法外，苦咖啡也可以消除肿眼泡，很多模特都喜欢在清晨用这个方法急救泡泡眼，其原理是咖啡可促进体内水分的排出。但是这个方法却不适合产后妈妈，不妨待宝宝不再吃奶后，试试。

产后妈妈防御眼袋措施大罗列

眼袋是女人的头号公敌，稍不小心就会缠着你不放。由于产后妈妈要照顾宝宝，休息不好，容易产生眼袋。一旦被眼袋缠身，便很难甩掉，因此，产后妈妈要做好一切防御措施，让眼袋远离你。

眼睛周围的皮肤比较薄，在进行眼部护养时，动作要轻柔，切忌用力拉扯皮肤。

洗面时，用棉花抹洗眼睛周围的皮肤，比用粗糙的毛巾好。

切忌减肥、节食，以致营养不良或体重突然下降的现象出现，因为脂肪量迅速改变会影响皮肤弹性。

不要养成擦眼睛、眯眼睛、眨眼睛的坏习惯；阳光猛烈的时候要戴上太阳眼镜。

每天要多喝清水，至少八杯，尤其是早上起床时，晚上则不适宜饮太多水。

每天晚上用能补充水分的滋润性眼霜。

佩戴隐形眼镜的时候，不要拉下眼皮，如果想方便地戴上镜片，可轻轻拉高上眼皮。

另外，产后妈妈可以多吃一些有利于去除眼袋的食物，如日常饮食中经常咀嚼诸如胡萝卜及芹菜或口香糖等；平时需注意常吃些胶体、优质蛋白、动物肝脏及番茄、土豆之类的食物，注意膳食平衡，可为此部位组织细胞的新生提供必要的营养物质，对消除下眼袋亦有裨益。

眼袋是美丽的最大杀手之一，要想消除它，需要坚强的意志。因此，产后妈妈要注意坚持。

爱心TIPS

产后妈妈也可以用牛奶来自制眼膜来消除眼袋。具体做法是先把牛奶放入冰箱冰镇，再用棉片浸冰镇后的脱脂牛奶，敷在眼皮上。繁重天早晚2次，每次10分钟，可消除眼袋。

产后妈妈睡前"眼袋"护理

产后妈妈要想避免出现眼袋的发生，除了每天生活要注意一些小内容外，在晚上临睡前，还可以给眼睛做一个"小护理"。

维生素E妙用 每晚睡前若能用维生素E胶囊中的黏稠液对眼下部皮肤进行为期4周的涂敷及按摩，能收到消除下眼袋、减轻衰老的良好效果。

给眼睛做个"面膜" 睡前在眼下部皮肤上贴无花果或黄瓜片，坚持下来可收到减轻下眼袋的美容效果。也可利用木瓜加薄荷浸在热水中制成茶，晾凉后经常涂敷在眼下皮肤上。

另外，也可以用茶叶。每晚用热水泡甘菊茶，将喝剩下的茶放凉，然后用棉片浸茶敷在眼皮上15分钟。每周2次，可有效消除眼袋。除了甘菊茶外，还有人用上等红茶或玫瑰子等，还有用加温的蓖麻油或橄榄油，每天在眼袋处湿敷 15 分钟到数小时，有助于解决眼下部所出现的眼袋。

轻轻敲打　在面部用些乳脂或油类，用手指朝上击打颜面部位，特别要注意在眼周围软弱的皮肤上重点轻敲。平时应当避免随意牵拉下眼睑或将其向外过度伸展。

眼袋速消法　在日常生活中，你努力保护眼睛，但偶然有天发现，眼袋还是出现了。你发怒、生气，其实没有必要，只要一包冷藏的青豆，就可以消除你肿肿的眼袋。因为冷藏的青豆可令膨胀的血管收缩，减轻眼肿情况。

其实，去除眼袋的方法很多，但更长久的解决方法则是减少盐的摄取，因为这也能引起眼袋的膨胀。

爱心TIPS

产后妈妈也可以将啫喱眼霜放进雪柜冷冻，然后取出涂用，能有效消肿，有镇静肌肤的作用。

产后妈妈厨房里的天然眼膜

在超市或者护肤品专柜中，各种各样的面膜、眼膜整齐地陈列着。不管你属于哪种肤质，都可以在这里找到一款适合自己的护肤美“膜”。然而，美“膜”虽然方便，但价格也是比较贵的。其实，对产后妈妈来说，最简单、最有效、最方便的亮眼美“膜”就在厨房里。快来看看吧！

丝瓜眼膜　找一根未成熟的丝瓜，去皮、去籽，捣成泥，然后涂在眼部，有抗过敏、洁肤、增白的效果。

蜂蜜蛋黄膜　在厨房里找到蛋黄、蜂蜜、橄榄油，把一个蛋黄加入一匙蜂蜜调匀，再加两滴橄榄油就可以了。每周做 1 ~2 次，有明显的润肤防皱之效。

黄瓜蛋清膜　将上次没有用的蛋清储存起来，选一根嫩黄瓜，榨成汁与蛋清混合调匀，再加上常用调味的两滴白醋就可以了。每周也可做 1 ~2 次，有滋润和增白的功效。

脱脂牛奶美白法　先把牛奶放入冰箱冰镇，再用棉片浸冰镇后的脱脂牛奶，敷在眼皮上，每天早晚 2 次，每次 10 分钟，可消除眼袋。

银耳眼膜　把银耳熬成浓汁，装入小瓶内冰镇。每次取 3 ~5 滴涂于眼角和眼周，有润白去皱，增强皮肤弹性的作用，每日 1 次。

随着季节变化，皮肤也不断改变，所以，产后妈妈也可以根据季节，在厨房中找出最新鲜的食材，自做面膜，随时给皮肤以特别的呵护。

爱心TIPS

用新鲜的天然品经常做做眼部护理，你的眼睛会感觉非常舒服。

产后妈妈流行美鼻五字诀

鼻子在面部的中心，它的美丽直接关系到整个面容的魅力，产后妈妈当然不会放过这个部位的美容。其实鼻子的完美一直保持着可望而不可即的高度，但只要你按以下的计策行事，你就会完成美鼻的高难动作。

溶字诀 所谓“溶”字诀，是指将鼻头上经常出现的黑头为大敌，然后用10% ~15%果酸的凝胶或乳液作为睡眠面膜，在睡前敷在鼻子部位，黑头在产后妈妈“溶”字诀的高超武艺下不得不投降了。据说漂亮的港台美女明星都是这么做的，产后妈妈还等什么，赶紧行动吧！

因为果酸、水杨酸能溶解油脂、清洁污垢，这方法对去除黑头切实可行，见效可能慢一点。另外，不必担心果酸会造成肌肤不适，因为爱出油的鼻子皮脂层较厚，“耐受性”高。但果酸浓度一定要在15%以下，还有最好不要自行DIY果酸凝胶。

搓字诀 如果你的T区特别油，就可以采用这招了。而且这招专门针对懒人使用，简单、方便。每天晚饭后，可以用BABY油在鼻子部位耐心地搓、搓、搓，达到以油溶油的效果，让卸妆油抵达毛孔深处，把黑头都搓出来！

产后妈妈也可以在一边看电视，一边做“搓”字诀。当然，这“搓”字诀也有秘诀的。那就是搓的顺序一定要按照“从内向外”、“从下向上”的顺序进行按摩，而且鼻子两侧的“鼻沟”处最容易出油，常清洁不到，要用食指从鼻孔向鼻翼的方向多推几次。要是你没有卸妆油，买一瓶强生BABY油也可以，又经济又好用。这一计能消灭表面黑头，但深层清洁不够。

拔字诀 以植物纯露或精油产品让黑头自动浮出来，然后用小镊子把黑头拔出来。这是很多美容院都用的方法，温和又过瘾。但对黑头不大的人，不是很适用。

洗字诀 黑头、粉刺本身就是角质，清洁面膜能够破坏它的结构。泥土等成分能吸出毛孔深层的油脂，既治标又治本，这种方式也很安全。干性皮肤的人不必拒绝，可只将清洁面膜用于鼻子周围部分。

撕字诀 鼻贴和撕拉式面膜其实很适合黑头严重的人使用，或当你需要让皮肤在短时间内变得很干净，也可以用。它是靠外力对黑头进行强行的拔除，所以见效很快。但是不推荐大家长期使用。

有了这五字诀，产后妈妈漂亮、干净的美丽鼻子，自然就出现了！所以产后妈妈赶紧学习这“高招”吧！

爱心TIPS

一般大家都喜欢用鼻贴，因为鼻贴方便、易行，而且在撕出来时，带着微微的痛感，让人感觉很舒爽。然而专家却提示，鼻贴最好应急用，不要每天都用，以免形成依赖心理。

产后妈妈保持鲜嫩红唇有秘方

对于面部肌肤来说，产后妈妈最容易忽视嘴唇的护理。其实，嘴唇远比眼睛更脆弱，它没有毛发、汗腺，几乎没有皮脂分泌，甚至角质层也不完整，除了年纪带来的皱纹之外，任何外来的刺激、污染、紫外线、抽烟、过热或过冷的天气，以及体内缺水，都会让它招架不住。而产后妈妈由于体内激素在妊娠期间，以及分娩后的骤增、骤减，对嘴唇造成的伤害更大。

嘴唇无时无刻不需要保护 嘴唇比全身任何一处皮肤都渴望水，它出现皱纹的机会也要远远大于其他部位，因此，无论什么季节都应该使用有防晒成分的唇膏，而且唇膏的滋润效果一定要好。但由于产后妈妈的特殊要求，下面介绍两款妈妈自制，对宝宝无影响的唇膏：

凡士林可改善皮肤干裂状况，达到保湿的效果，再加上纾压的熏衣草精油，不但可以有丰润的双唇，还可帮助睡眠。因此，这款熏衣草润唇膏是最适合产后妈妈的。

准备熏衣草精油 10 滴、凡士林 50 克，将熏衣草精油与凡士林拌匀，再装入小空罐中。每天睡前抹上薄薄一层可以有效地保持嘴唇滋润。

运动健唇 和眼部一样，嘴角也可以通过运动，延缓皱纹的出现。将两手放在双颊上，尽量张大嘴，保持 8 秒。然后双手放下，抿嘴唇 8 秒。噘嘴做吹东西状，然后再嘬紧嘴部。一周做 1 至 2 次这组动作，就可以保持漂亮的唇部曲线了。

自己动手做唇膜 芦荟含天然蛋白质，氨基酸，可消除细菌及细纹，能有效改善唇部干裂，睡前和早上起床时各护理 1 次，滋润效果更佳。准备芦荟 1 片、保湿萃取液 1 毫升；芦荟去皮后，用汤匙刮取叶内透明果肉约一大匙量，加入保湿萃取液拌匀即可。使用时，可用面膜纸或化妆棉剪成半月形，取适量唇膜于面膜纸或化妆棉上，敷于双唇约15～20分钟，再用清水洗净。

爱心TIPS

在此建议产后妈妈，抹润唇膏的时候，范围可稍微扩大一些，将嘴唇周边的皮肤也包含进来。这样可以让嘴唇更加滋润。

产后妈妈年龄的标记——颈部的皮肤

随着年龄的增长，人的脖子上会出现意想不到的皱纹。产后妈妈在不知不觉中，颈部就多了两道皱纹，这让产后妈妈懊恼不已。

正规美颈步骤 正规的美容院做颈部护理很有效。步骤一般分为三步：第一步彻底清洁、去角质，清除掉颈部皮肤的死皮；第二步进行颈部按摩，目的是舒缓肌肉，收紧颈纹，提升颈部轮廓；最后是敷用颈膜套。颈膜套是一款专门用于颈部及胸部的颈胸部美肤套，有高度的滋润和活力补充作用，能为肌肤及时补充水分和营养，改善干燥缺水的问题。还能重组弹力组织，令粉颈的曲线恢复平滑柔美。这种美容院的颈部护理一般一个月做一次就可以了，更重要的是坚持日常保养。

保持颈部的健美 保持颈部的健美，会给整体的线条美增添光彩。为了保持颈部的健美，可以进行颈部健美操锻炼。不仅能使颈部肌肉得到活动，紧张的肌肉放松，松弛的肌肉紧张，而且能使颈部的肌肉逐渐发达，消除多余的脂肪。

培养良好的生活习惯 日常生活习惯对颈部健美具非常影响。睡眠时，高的枕头使颈部屈，易生皱纹。因此，产后妈妈应使用平的枕垫。季节变化及不适天气情况下，为了防止颈部皮肤干燥、晒伤，冬天应围上丝巾保暖防风沙，夏天应涂防晒霜，以保护颈部。有敏感型皮肤切勿穿透气性差的化纤衣物。

按摩保养 可在涂护肤霜的同时进行，用指腹从耳后附近斜着向下，一下一下轻柔地按压，力度适中，不要用力大幅牵动皮肤。之所以要按照从耳后斜向方式按摩，因为这是颈静脉流向的方向，可促进血液循环，减轻甚至消除面部浮肿和颈部的酸痛，同时防止皱纹出现。

爱心TIPS

大部分人只注意颈前的护理，却忘记颈后的护理。须知，颈后如果产主皱纹，皱纹便会向前伸延。因此，我们应同时护理颈前和颈后皮肤。记住，唯有每天自觉细心呵护颈部，才会有美丽的颈部皮肤，拥有青春的风采。

产后妈妈不能忽略的地方——手部护理

对产后妈妈来说，脸庞上出现症状的几率要远远大于双手，于是，产后妈妈护理肌肤的注意力全部被吸引到面容的护理上了，从而忽视了双手的护理。然而产后妈妈却不知道，手部皮肤是别人最容易观察到肌肤漏洞的地方。据说人的手的肌肤状态，直接反映着生活水平。因此，产后妈妈在护理肌肤的同时，也不要忽略手部保养。

产后妈妈手护理很必要　对于产后妈妈来说，每日照顾宝宝，食物以及洗涤，对手损害非常大。而产后妈妈每天却又必须触摸宝宝柔嫩的肌肤，粗糙的手会给宝宝造成不适感。因此，产后妈妈需要一双柔嫩的手。

护手工作最好在周末的晚上进行　先用温热水浸泡双手，然后用磨砂面在双手手指皮肤粗糙的部位轻轻按摩，十分钟后，你会感觉双手变得非常光滑柔细，然后，用多脂性香皂或是含有油性的洗面奶洗手，并立即用毛巾擦干。用手部按摩油将双手浸泡5分钟，然后进行10～20分钟的按摩，加速血液循环，促进皮脂腺分泌，最后戴上薄棉手套睡觉，第二天早晨，再用温水洗手，每周做一次这样的护理，手部的皮肤会得到大大的改善。

粗糙的手的改变　如果手部的皮肤非常粗糙，需要进行特殊护理。可用打满香皂的浮石将浸泡的手反复擦拭，除去表面粗糙的皮质，然后把手浸泡在醋和钡化剂混合在一起的热水中，几分钟后手上的毛孔开始张开，血液循环加快，手出水后立即擦干并擦上油质润肤膏反复摩擦。几天之后，不雅的双手便会恢复细嫩。

爱心TIPS

由于产后妈妈对护理产品的挑剔性，所以产后妈妈可以自制护手油。取植物油、香油、色拉油均可，1000克，加50克蜂蜜，2个鸡蛋清，一朵玫瑰花或几滴玫瑰油，放在砂锅中，文火加热至皮肤可接受的温度，将双手浸于其中10分钟，有很好的滋润效果。

产后妈妈足部的保养

产后妈妈由于在妊娠期间遭到子宫的压迫，下肢静脉曲张，足部出现了肿胀症状。在休整了一段时间后，虽然肿胀会消除，但是足部皮肤松弛，脚跟皴裂的情况却加重了，不仅影响产后妈妈的美丽，而且每当夏季来临，脚跟与肢踝暴露出来，大大影响产后妈妈美好的心情。

产后妈妈应在产后进行瘦身训练的同时，让美足回来！一双美足要求有漂亮的足型，以及光滑的皮肤，这就要求产后妈妈每日的保养。

足部保养首先要求去除死皮硬皮，这通常采用足部磨砂和足油护理的方法。然后就需要滋润保养，这个阶段共包括五个步骤：

第一步 修剪趾甲每周1次，脚趾甲的形状以方形最为恰当，把它们修成椭圆形或尖形，可能会造成趾甲生长方向错误而嵌入肉里。剪好之后要用锉刀轻轻磨光，但要顺着同一个方向磨。

第二步 清洁浸泡，软化角质，去除角质前先将脚泡在温水里，既软化硬角质，又有助于血液循环。

第三步 去除粗硬角质，利用浮石将脚跟、脚底、大脚趾下面的硬茧部位磨一下，去除角质化的硬皮与硬茧。

第四步 滋润足部皮肤，用乳液滋润、按摩双脚，每周还可以去美容院做1次蜡膜护理。

第五步 舒爽足部，穿鞋前可先喷上保持足部干爽的喷雾，避免汗渍、细菌及足部异味产生。

经过去死皮、滋润保养后，基本上就可以获得一双美足。但是想要像以前一样穿着美丽的衣服与漂亮的凉鞋，产后妈妈还需要及时防晒。凉鞋的形状常会让足部的晒痕变得明显，足部也需要擦防晒品，你可以把用了一段时间不想再用的脸部美白产品用在脚上，效果很好。

爱心TIPS

产后的衣着除宽松、舒服外，还应以保护乳房为重点，为以后乳房的健美打下良好的基础。特别是对于乳房本来就下垂者，或乳房较大者，更应特别注意呵护。佩戴合适的乳罩对乳房加以衬托和固定是一项十分有效的措施，可以防止乳房被挤压和碰撞。

产后妈妈如何拥有一双美足

足部向来有“人类第二心脏”之称，它具有丰富的血管和神经，与神经中枢和人体各部分脏器相关联。由于双脚处于最远离心脏的部位，以及妊娠期间的压迫，产后妈妈的脚已经是“伤痕累累”，静脉曲张的痕迹，由于少护理引起的干裂情况严重。因此，产后妈妈应重视足部保养。

以下是护脚的几个小秘方，能给你的脚部肌肤带来舒缓的感觉。

选择合适的鞋子　要选择合脚的鞋，一般尺码要稍大一些（约大0.5～1.0厘米），这样不仅穿着舒适，而且还能“养脚”。因为人站立或负重时，足弓要下降0.5～1.0厘米，脚底会因之而相应的加宽和加长，如果鞋内较宽松，脚趾在鞋内有灵活余地，就不会夹脚。此外，为保暖，有时还需加鞋垫，也应留有余地。产后妈妈除某些必要的场合外，最好不要穿高跟鞋，可换穿软性鞋，如旅游鞋、厚面料厚底棉毛鞋等。

多用热水泡脚　用热水泡脚，可使脚部血管扩张，血液循环加快，增强御寒能力，有助入睡。每晚临睡前，用一盆热水泡洗双脚，开始时水不宜过多，以浸过足趾即可，水温宜在40℃～50℃，浸泡几分钟后，再加水至踝关节以上，水温保持在60℃～70℃之间，两脚互相搓动，以促进水的流动。也可用中药桂枝、干姜、红花、川椒各9克，每晚睡前以水1500毫升，煎沸10分钟后，去渣倒入盆内，加水至温度适宜，边烫泡边搓擦，水温下降时再加水，泡15～20分钟，不仅能使产后妈妈双脚温暖，还能促进睡眠。

防癣裂　秋冬季气候干燥、寒冷，足部经脉会因之而阻滞，使肌肤失养而致破裂、冻疮等皮肤疾患，产后妈妈更为突出。此时，产后妈妈除加强运动保暖外，还应加以防治，可以外用药涂擦患处。此外，秋冬季穿着厚鞋袜，透气差，往往会致足部真菌感染而出现足癣，平时应勤换鞋袜及鞋垫，保持鞋内干燥，出现足癣应及时用药物治疗。

爱心TIPS

脚部远离心脏，血液供应少，表面脂肪薄，且与呼吸道，尤其是鼻粘膜有密切的神经联系，对寒冷很敏感，因而保暖显得尤为重要。平时要穿上厚袜和暖鞋，减少脚部热量散失。如在寒冷的环境中活动，要采取足部保暖措施。并视情适时在室内进行原地踏步走或做摇摆动作，活动脚趾10分钟左右，或做些室外活动，通过活动来增加足部的热度。

第七章　产后“亲密”宝典

产后妈妈在经历分娩的痛苦后，无论是身体，还是心理，都发生了很大变化。随之，她们与丈夫间的“亲密接触”，也会产生很多新问题。应该怎样应对？不正确的做法往往会影响产后妈妈的身心健康。因此，产后怎样与丈夫“亲密接触”，同样是产后康复生活中的一项重要内容。

科学指导

产后妈妈“亲密生活”注意事项

在妊娠期间，由于害怕伤害到宝宝，所以很多夫妻都采用了禁欲政策。于是，在宝宝出生后，很多夫妻都迫不及待地要享受鱼水之欢。但殊不知，由于分娩，产后妈妈身体发生了巨大的变化，夫妻生活可能有点不一样哦！专家们考虑到，产后母亲身体恢复的情况下，建议产后“亲密生活”，夫妻应注意以下几点：

产后“亲密”不宜过早　由于在怀孕期间，准妈妈的生理状况发生极大的变化，这些变化是怀胎十月慢慢累积而成，所以产后也必须等上一段时间才会恢复，因此，产后恢复夫妻性生活，也得等上一段时间。

产后“亲密”切忌太用力　宝宝出生后，妈妈身体恢复还需要一段时间。另外，在分娩的过程中，由于胎儿出生时的压迫，妈妈的产道可能会有些伤害，如肌肉拉伸、侧切口等。这些“伤口”即使经过了月子期的恢复，也有可能给妈妈留下很大影响。因此，在过夫妻生活时，爸爸太用力会引起妈妈的不适。而剖宫产的妈妈，即使在身体恢复后，爸爸太用力也会导致妈妈伤口酸痛。

产后“亲密”要准备 产后的分泌物主要以恶露为主。但是如果有喂母奶，可能会有阵发性的出血现象。由于子宫颈及阴道口所分泌的润滑液会比较少，所以产后性生活，最好能多一点“前戏”，包括多一些耳语、亲吻及爱抚等，有助于调整新妈妈紧张的心情。另外，在产后这段时间里，大多数女性都渴望爱人能给予更多的爱抚和鼓励，新爸爸应该理解产后妈妈的心情。

产后“亲密”要调整好心态 最后，也是最重要的一点，产后“亲密”要调整好心态。新妈妈常会对自己有更高的要求，认为必须扮演好妈妈、妻子等诸多角色，因此，在产后的“亲密”生活中，难免有压力。其实大可不必如此。专家指出，良好的沟通能帮助产后妇女获得更多的幸福体验。新妈妈们要学会调整心态，将自己的感受与伴侣分享。

产后“亲密”要注意避孕 产后妈妈身体恢复进程表显示，在产后21天后，就有可能恢复排卵，所以产后“亲密”一定要注意避孕。

一点通

产后什么时候可以“亲密接触”

产后“亲密”生活的恢复与产后妈妈身体的恢复密切相关。女性在经过了分娩的大痛之后，产道、子宫都有一定的损伤，产后“亲密”生活要避免对女性此类器官的再次伤害，因此，产后应在一定时间内禁止“亲密”生活。而夫妻生活要禁止多久，要根据女性身体恢复情况来看：

孕产妇恢复需6周 无论自然分娩还是剖宫产，子宫及产道都需要从妊娠期和分娩期的极度扩张的状态逐渐收缩。这个收缩、恢复时间大概需要6周时间。而且产后一段时间内，阴道壁黏膜脆弱，过早进行“亲密”生活容易造成损伤。如果存在会阴裂伤、阴道裂伤及宫颈撕裂等，“亲密”生活时会发生疼痛、不规则出血等问题，从而影响伤口愈合。

此外，孕妇分娩时体力消耗大，产后身体较为虚弱、抵抗力下降，如果过早进行“亲密”生活，容易将细菌带入，影响子宫内膜创面的愈合，引起阴道炎、子宫内膜炎、盆腔炎等妇科疾病，严重的甚至会危及生命。

新妈妈心理有影响 十月怀胎，一朝分娩，产后妈妈进入了初为人母的人生阶段。在开始的日子里，喂奶、换尿布、哄宝宝等活动充斥着新妈妈整日的生活。而这一切又都是那么新鲜、兴奋，新妈妈在每天的忙碌中，体会着疲劳、兴奋，又有点烦恼的复杂情感，所有的心思都给了一个幼小的生命。因为情感转移的原因，新妈妈这一时期对“亲密生活”有些淡漠。如果夫妻还希望像以前一样过正常的“亲密”生活，就需要推迟一段时间，待产妇心理和生理恢复后再进行。

尽管产后“亲密”生活，有产后妈妈身体恢复情况、产后妈妈心情恢复等条件限制，但何时开始“亲密”生活仍取决于产妇和伴侣。不过，因为产后生理上完全复原需要一段时间，建议在产后 6 周至 8 周后再开始“亲密”生活为宜，也可根据自己的体力情况而定。

爱心TIPS

新妈妈因为支撑阴道的肌肉，在分娩时会变得松弛，从而影响了“亲密”生活的质量。因此，产妇在产后应适当地进行锻炼，如盆腔底肌肉的运动，以促使阴道部位肌肉的全面恢复。

产后第一次“亲密接触”要小心

产后“亲密”生活是基于产后妈妈的身体、心理恢复之上的。由于新妈妈在分娩过程中，经历了身心的巨大变化，有可能在产后与丈夫亲密接触时，产生很多问题。如子宫以及产道在刚刚恢复后，并不完全适合“亲密”行为；产后妈妈由于身体的变化，而不想让丈夫看见的心理等。因此，产后第一次“亲密接触”要小心。

亲密的“温柔” 新妈妈在经过了一个多月的恢复后，身体已经基本恢复，但由于恢复时间不长，身体还不能完全适应激素骤增、骤减的变化，因此，反应较慢。在生理上，就表现为“亲密接触”时，宫颈及阴道口分泌的润滑液比较少的情况，因此，第一次“亲密接触”时，行事前丈夫最好先多一些浪漫温柔的“事前戏”，如耳语、亲吻及爱抚等。

要顾及新妈妈的心理 新妈妈在经历了身体上的恢复后，心理也需要一个恢复过程。她可能会产生由于体态变化而感到心里不舒服或难堪，丈夫更要多加安慰、鼓舞，使产妇恢复自信，解除心理障碍。

另外，产后第一次"亲密"，丈夫一定要动作轻柔，不要急躁，须等润滑液分泌多一些才行。由于丈夫禁欲时间较长，所以在恢复性生活时容易动作较激烈，会引起阴道组织损伤、出血、特别是产妇患有贫血、营养不良或阴道发生炎症时，更易出现受损症状。

爱心TIPS

如果产妇因阴道干燥而疼痛，或因有伤口缝合而不舒服，阴道润滑剂可以提供帮助。特别是当产妇使用屏障避孕法时，建议用水溶性的阴道润滑剂，因为它们不会破坏避孕套和避孕膜。

产后妈妈"第一次"要克服的难关

产后妈妈经过妊娠、分娩一系列的身心变化，产后恢复"亲密"生活，要渡过三道难关。

第一道：对自己缺乏信心

据统计，因为自己身体的变化，有2/3的产后妈妈的第一次"亲密"行为是不成功的，这个阴影会引发产后妈妈以后的心理症结，严重的可以导致抑郁症。而产后对自己的形象没有信心，已经成为产后妇女拒绝性生活的重要因素之一。有时候不是她没有这个要求，而是她顾忌自己的身材体态，不想让丈夫看见自己变形的身材。

其实，这个问题很好解决。产后妈妈要在身体允许的情况下，尽早做产后恢复运动。同时，坚持母乳喂养也能消耗掉妊娠期积聚在体内的脂肪，这些都有助于体形的恢复。另外，产后妈妈也要知道，人的体态不可能一辈子不变，重要的是让自己保持正常的心态，多与丈夫进行感情的沟通和交流，这是保持夫妻感情的重要途径。

第二道：疼痛让新妈妈退却

产后妈妈由于经受了分娩的痛苦，而分娩带来的损伤一直存在于新妈妈脑海里。于是，将产后"亲密接触"中的疼痛的阈值无形中，就被提高了。产后妈妈会一直担心，刚刚恢复的分娩的伤口，会不会因"亲密"生活而再一次受伤？

其实，这种担心实际上是不必要的。因为性生活不会使正常愈合的伤口再次裂开。如果因为害怕会阴伤口裂开，而情绪紧张，这反而会导致阴道口肌肉收缩。做个深呼吸，让全身放松，没什么可以害怕的。

第三道:一切为了宝宝

宝宝的诞生意味着纯粹的两人世界的结束,三个人的世界多了一点可爱的小骚扰。产后妈妈每日照顾宝宝非常疲累,而且很担心,在与丈夫"亲密"时,宝宝醒了。睡眠不足、缺乏体力、影响情绪、造成性欲低下,而喂母奶的产妇也会担心泌乳不方便行房等,都成为新妈妈不愿意与丈夫"亲密"的理由。

然而,一个聪明的新妈妈,懂得如何通过学习让自己更轻松,更便捷地解决很多育儿问题。事必躬亲是很多产后妈妈的习惯,但人的精力毕竟有限,要学会让家人来一起分担,要知道,照顾宝宝也是人生一大乐趣哦,可不要剥夺了他人这份快乐呀。

爱心TIPS

新爸爸可以学习一些照料宝宝的诀窍,让新妈妈吃惊,然后同意你加入照料宝宝的队伍。新妈妈轻松了,心情也会好起来,明天,说不定她会主动地和你亲热哦!

产后"亲密"过早的后果

在分娩过程中,产妇的生殖器官大多都有或轻或重的损伤,加之产后要排恶露,因而更需要较长时间恢复。一般来说,产后2个月内都应禁止"亲密"生活。但有的产妇以为生完宝宝后,只要恶露干净了就可以开始性生活。殊不知提早进行性生活会对身体的康复非常不利的。

容易引起生殖器官感染 产后子宫颈出血、水肿、宫颈壁变薄、宫颈管变宽,直到产后10天左右宫颈口才开始关闭,而胎盘附着处的子宫内膜在正常情况下需要6~8周才能完全长好、愈合。加之分娩时体力消耗大、身体虚弱、抵抗力下降,因此,提早进行性生活容易将细菌带入,影响子宫内膜创面的愈合,延长恶露的排出时间,引起阴道炎、子宫内膜炎、盆腔炎等妇科疾病。

"亲密"生活不和谐 产后这段时间内阴道壁黏膜软弱,提早进行性生活容易造成不和谐。如果存在会阴裂伤、阴道裂伤及宫颈撕裂或会阴侧切术不适等,性生活时会发生疼痛、出血及器官损伤,从而影响伤口愈合,并会给女性留下不良印象,影响以后的幸福。

除此之外,刚刚分娩的新妈妈,身体内的雌激素水平低,阴道黏膜平坦、皱襞少，性兴奋启动慢，阴道分泌物较少，阴道内干涩并弹性差。提早开始性生活，容易损伤阴道，甚至撕裂造成大出血。

因此，产后夫妻还是按照医学的研究，同时新爸爸应体谅新妈妈心里的不适，待妈妈完全恢复后再过夫妻生活。

爱心TIPS

对于自然分娩的新妈妈来说，在产后56天内必须严禁房事，剖宫产的妈妈则需要3个月的时间来让身体休养生息。如果新爸爸能耐心等到新妈妈月经恢复后才恢复性生活，那就最安全了。

产后妈妈拒绝"亲密"四大因素

有些产后妈妈对产后的"亲密"生活，表现出了厌恶、反感，不愿意的情况，这是由于什么原因造成的呢？新爸爸们疑惑不已，为此，专家给出了解析：

生殖系统疾病 有的新妈妈因分娩时外阴、阴道撕裂留下疤痕，使阴部的性敏感性降低或阴道狭小，性交时引起疼痛。有的因产后并发子宫内膜异位症，或慢性盆腔炎出现性交不适；也有的女性因患有滴虫性、霉菌性阴道炎，白带增多、外阴瘙痒、烧灼疼痛等，都会不同程度地使性欲受到压抑。

过早开始性生活导致 怀孕、分娩所引起的全身及生殖系统的变化，对"亲密"欲望会产生一定的抑制作用。一般在产后两个月内，各器官都处在恢复阶段，而身体的激素也会渐渐恢复如孕前状态。随着身体激素的恢复，新妈妈的"亲密"欲望才会恢复。如果夫妻不了解这一点，产后过早地开始性生活，特别是有些丈夫在妻子不情愿的情况下"我行我素"。这样不仅影响了新妈妈的身体康复，而且还会引起新妈妈对性生活反感、厌恶，进而发展成性冷淡。

过度劳累引起 和谐美满的性生活，需要建立在身体健康、精力充沛的基础上。新妈妈生育后，常把精力倾注在孩子身上，而对性本身兴趣不高。如果此时丈夫对孩子和家务事袖手旁观，不体谅、不关心、不帮忙，任妻子一个人忙忙碌碌，而自己只有上床后才精神抖擞，这样做当然就无法使妻子积极地投入到性生活中来。

避孕措施不当 有些产后妈妈没能采取有效的避孕措施。过性生活时，因害怕怀孕总是提心吊胆。另外，有的夫妻采取中断性交的方法避孕，每次都在“性”趣正浓、妻子接近性高潮时中断性交，久而久之就有可能导致妻子性冷淡。

爱心TIPS

产后夫妻生活应注意，如果丈夫只顾满足个人欲望，不体贴和关心妻子，很容易引起妻子的不快、反感，最终导致女性的性冷淡。

产后妈妈“亲密”情绪低缘由

据有关调查显示，产后新妈妈往往不想与丈夫亲热，与丈夫相比，产后妈妈们的“亲密”情绪明显偏低，这可能由以下四个方面原因引起。

第一，可能与产后恢复性生活的时间有关。会阴切口的伤口一般需7天才能愈合，并将缝拆除。此时，会阴表面组织是已愈合，但是深部肌层、筋膜需6~8周才能得以修复。如果过早恢复性生活，可导致伤口裂开、出血。专家特别提醒那些造成会阴撕裂伤的女性尤其要注意，她们伤口更易感染，最好让医生检查，确定已愈合后再开始性生活。

第二，与妻子的全身情况有关。如果妻子体质弱、营养不良、贫血，或者伤口有炎症，这些都会延迟伤口愈合的时间，过早性生活也容易导致伤口裂开。

第三，可能与伤口缝合情况有关。除了会阴部表皮层用丝线缝合外，内层肌肉、皮下脂肪层均用羊肠线缝合。由于人体组织羊肠线的吸收有明显的个体差异加上羊肠线的质量、会阴部是否严格消毒等问题，也会影响人体组织的吸收，延迟伤口愈合。

第四，当然，由于男方在妻子处于妊娠晚期、产褥期时禁欲时间较长，一旦恢复夫妻生活，往往动作激烈，这样也很容易引起会阴组织损伤、出血、裂开。

因此，产后一定要等会阴伤口完全愈合后，方可恢复性生活，成为产后夫妻和谐性生活的关键。

爱心TIPS

有些产妇在产后6周以后，会阴部仍然觉得硬硬胀胀的，可在洗澡时用温热水冲洗、按摩会阴部，可以促进伤口愈合及伤口结疤的软化，再性生活时就不会引起疼痛。

阴道松弛影响产后"亲密"的关键

据调查,有相当一部分产后妈妈性生活不成功,是由于产后阴道松弛造成的。所以产后妈妈可以通过恢复阴道情况,来调整"亲密"情绪。

一般说来,阴道本身有一定的修复功能,只要注意产后的恢复锻炼,一般产后3个月后,产后出现的扩张现象就可以恢复到以前的水平。然而毕竟是经过挤压撕裂,阴道中的肌肉受到损伤,所以阴道弹性的恢复需要更长的时间。产后妈妈可以通过一些锻炼来加强弹性的恢复,促进阴道紧实。

屏住小便 在小便的过程中,有意识地屏住小便几秒钟,中断排尿,稍停后再继续排尿。如此反复,经过一段时间的锻炼后,可以提高阴道周围肌肉的张力。

提肛运动 在有便意的时候,屏住大便,并做提肛运动。经常反复,可以很好地锻炼盆腔肌肉。

收缩运动 仰卧,放松身体,将一个手指轻轻插入阴道,后收缩阴道,夹紧阴道,持续3秒钟,后放松,反复重复几次。时间可以逐渐加长。

其他运动 走路时,有意识地要绷紧大脚内侧及会阴部肌肉,后放松。重复练习此动作,可以有效绷紧大腿内侧及会阴部肌肉。

总之,经过这些日常的锻炼,可以大大改善盆腔肌肉的张力和阴道周围肌肉,帮助阴道弹性的恢复,对性生活恢复有所帮助。除了恢复性的锻炼,产后妈妈还应该保证摄入必需的营养,保证肌肉的恢复。

当然,每个妈妈的情况不同,体质恢复也不尽相同,有些妈妈因为休息不当、过于劳累,尽管通过锻炼,阴道的恢复也不尽如人意,进而影响到性生活时,可以采取手术的方式来修复。

爱心TIPS

影响性生活的原因是多方面的,除了生理上的原因,夫妻双方心理上的调适很重要,丈夫应对妻子体谅和包容。

会阴侧切会对性生活有影响吗?

很多准妈妈由于会阴部弹性较差、胎儿较大、胎头位置不正或有产妇产力不足、在分娩过程中,胎儿出现了异常变化,以及产妇临产时出现异常状况,或者产妇本身具有疾病等原因,必须实施会阴侧切手术。

有些产妇担心做了会阴侧切术后,会使阴道内的神经受损、会把缝合用的线结残留在阴道内、使阴道变得松弛,从而影响产后的性生活。其实,这样的担心完全没有必要。因为,会阴侧切术是在阴道外口,相当于时钟上5点钟的位置做了一个几厘米长的切口。会阴侧切手术切口很小,又及时地进行了缝合,很快就会愈合的。再则,做会阴缝合时,切口外面的皮肤是用丝线缝合的,切口一般五六天就会长好并拆线。

阴道里面的切口是用羊肠线缝合的,而羊肠线很快就会被机体吸收。所以阴道内不会残留线结,也不会使产妇在产后过性生活时有异物感。

另外一方面,做会阴侧切术后,也不会使阴道变得松弛。因为阴道内的弹力纤维就像橡皮筋一样,用手使劲拉时,它就会伸长,一松手,它便会恢复原状。同样道理,产妇在分娩时,胎头会使阴道内的弹力纤维充分扩张。分娩后,阴道内的弹力纤维就会收缩,并恢复到产前的状态。

综上所述,产妇不必为自己做了会阴侧切术而担忧。

爱心TIPS

产妇的会阴发生撕裂后,其伤口的边缘很不整齐。这样不仅会使产妇的会阴伤口愈合时间延长,而且在伤口愈合后,也极易形成疤痕,从而使产妇在产后过性生活时有异物感。因此,若在产妇分娩时,能及时地做会阴侧切术,就可避免上述情况的发生。

产后妈妈"亲密生活"大解析

产后"亲密"生活是基于产后妈妈的身体、心理恢复之上的。由于新妈妈在分娩过程中,经历的身心的巨大变化,有可能在产后与丈夫亲密接触时,产生很多问题。如子宫以及产道在刚刚恢复后,并不完全适合"亲密"行为;产后妈妈由于身体的变化,而不想让丈夫看见的心理等。因此,产后第一次"亲密接触"要小心。

亲密的"温柔" 新妈妈在经过了一个多月的恢复后,身体已经基本恢复,但由于恢复时间不长,身体还不能完全适应激素骤增、骤减的变化,因此反应较慢。在生理上,就表现为"亲密接触"时,宫颈及阴道口分泌的润滑液比较少的情况,因此,第一次"亲密接触"时,行事前丈夫最好先多一些浪漫温柔的“事前戏”，如耳语、亲吻及爱抚等。

要顾及新妈妈的心理 新妈妈在经历了身体上的恢复后，心理也需要一个恢复过程。她可能会产生由于体态变化而感到心里不舒服或难堪，丈夫更要多加安慰、鼓舞，使产妇恢复自信，解除心理障碍。

爱心TIPS

如果产妇因阴道干燥而疼痛，或因有过伤口缝合而不舒服，阴道润滑剂可以提供帮助。特别是当产妇使用屏障避孕法时，建议用水溶性的阴道润滑剂，因为它们不会破坏避孕套和避孕膜。

产后妈妈“亲密生活”指南

医生指出，产后不正确的“亲密”做法，往往会影响新妈妈身心健康。因此，新爸爸在产后应注意以下内容：

了解产后妈妈的身心状态 由于分娩所造成的身体伤害，大概要在产后6~8周才能恢复，但是也没有完全的恢复。阴道壁和阴道口在分娩后极度扩张，即使两个月后，也会带给新妈妈丝丝痛感。另外，分娩的痛苦在女性心里留下了深刻的记忆，因此，产后妈妈经常会有生殖器官感染、害怕伤口受伤，如会阴部位切开、性交时疼痛、再怀孕；不想让丈夫看见自己的肚皮松弛、性生活进行时常被宝宝打断，导致兴致低落等担心。对于这些变化，新爸爸要做到心中有数。

了解性生活恢复的最佳时机 由于新妈妈生理和心理上的种种原因，因此，在恢复性生活时，新爸爸必须做好充足的身心准备。这样，才能使性生活“如鱼得水”，也有利于新妈妈的身体尽快康复。

了解产后“第一次”易出现各种问题 虽然产后妈妈身体已经基本恢复，但产后“第一次”仍然可能出现各种情况，如疼痛、阴道出血、阴道干涩等。新爸爸应基本了解这些问题处理办法。一般产后第一次“亲密”后，如果发现阴道出血，应立即去就诊，不可因难为情草草止血了事，延误治疗；产后一段时间里，润滑阴道的腺体往往失去正常功能，感到阴道干涩时，可使用润滑剂或润滑膏。

另外，只要伤口愈合良好，行房时的不适只是暂时性，随着器官组织复原自然会逐渐消失。不过，如在行事时感到疼痛，最好还是去医师那里检查一下。

爱心TIPS

新妈妈只要积极调整心态、加以锻炼，生育对性的影响就可以降至最低。改变新妈妈“性致”不高的最好办法，是给新妈妈进行“性感训练”，让新妈妈重新焕发孕前的风采。

哺乳妈妈易恢复性生活

一项新的研究指出，在妈妈怀中哺乳的宝宝，会散发出一种化学物质，这种化学物质能够激发周围女性自然的性渴望。其实，有关哺乳有益于婴儿身体健康和智力发育的知识，已成为人们的共识。然而很少有人知道哺乳还能让母亲得益。其实母亲哺乳益处也颇多，主要有以下四方面：

可以治疗妇科疾病　当产后妈妈哺乳时，雌激素分泌减少，对子宫刺激也减少，卵巢不再排出卵子，子宫内膜不再周期性剥落即生理性停经，有利于女性生殖系统器官如子宫、卵巢的“休养”。这对部分妇科疾病“疗效”显著。另外，催产素还能促进消化吸收功能，对患有消化系统疾病的母亲也有治疗作用。

可以预防疾病　哺乳使母亲体内催产素分泌增加，雌激素分泌水平降低，因而减少了雌激素对子宫的刺激，有利于预防妇科疾病。尤其是妇科肿瘤、如子宫癌、子宫内膜癌、乳腺癌及子宫肌瘤的发病率。而女性不妊娠、哺乳使得子宫长期受雌激素的刺激，没有“休整”时间，因而易长肿瘤。

健身作用　哺乳期妈妈为了给孩子哺乳，一是增加了食物摄入量；二是由于催产素的作用增加了食欲，可使瘦弱的女性变得丰满。此外通过哺乳，还可改善妈妈睡眠，加之哺乳能防病治病，这些都可起到一定的健身作用。再次，哺乳可使母亲精神愉快，对生活充满信心，有利于母亲的健康。

“美容”作用　哺乳能促进女性乳房丰满，能改善消化吸收功能，使瘦弱女子体态相对丰满。此外，哺乳使母亲变得善良慈祥，这些都能增加女性的魅力。

爱心TIPS

很多动物物种都有通过来自其他雌性动物的分泌物气味，来决定自己是否已做好孕育准备的。对人类来说，哺乳期的妈妈及其婴儿正是促使她们做出这一决定的动力。

做一个"性趣"女人

生完小宝宝后，你们之间的就再也找不到亲密与疯狂的感觉了？产后妈妈由于分娩的疼痛和痛苦，忘记了曾经的甜蜜与幸福？不妨在恢复后，做做下面的小游戏吧！

故地重游 如果从前的某个夜晚，你们曾经因徜徉于某个浪漫的地方，之后便顺其自然地享受了美妙而热情似火的时刻，那么，不妨来一次故地重游吧。至于孩子，可以先让长辈帮忙照顾一下。

改变自己 一些思想和行为纯洁的妈妈往往不喜欢接受新的方法，她们仅仅凭着自己天生的经验和"灵感"，年年岁岁重复着一个古老的故事，她们以为这样就已经足够了，可是许多丈夫却渐渐地感到不如意了。如果你真的爱你的丈夫，让他每天都能看到一个不同的你，你就要学会从各种媒介中吸食养分。

树立信心 很多产后妈妈对自己身体没有信心，所以不喜欢丈夫"亲密"。不妨在洗浴后，对着镜子欣赏自己的身体，从中确认自己的长处和优点。如果觉得自己还稍微有些胖，不妨告诉自己，自己是丰满的。如果肤色尚未恢复到孕前一般白皙，不妨告诉自己，此时自己的这种状态是健康的。总之，要想改变对丈夫冷淡的现状，新妈妈首先就要对自己的身体有信心。

爱心TIPS

如果产后妈妈不想与丈夫"亲密"，不妨先将宝宝托付给长辈，和丈夫出去走走，或许在新的环境中，心情会得到很大的调节。再回来时，或许一切都不同了。

产后加强锻炼，体会"幸福"

产后身体恢复情况，与产后妈妈能否有快乐的"亲密"生活有密切关系。因此，产后妈妈应加强锻炼，体会"幸福"生活。下面介绍几种对恢复"亲密"生活有帮助的运动：

缩肛运动 每天早晚在空气清新的地方，深吸气后闭气。同时如忍大、小便状收缩肛门，如此反复 100 次以上。当习惯了以后，平时生活中都可以进行，不在于次数的多少，有时间就可以进行上述锻炼。经过一定时间的训练，盆腔肌肉的张力就会大大改善，阴道周围肌肉也就变得丰实、有力，阴道松弛就可以不药而愈了。每天有意识地做肛门收缩运动，会使盆底肌肉群得到锻炼，增强韧性。

抬腿运动 平躺在床上或沙发上，双腿并拢抬起，用力举起双腿，成45度角，尽量保持长一点的时间。这项活动可以充分锻炼腹肌、臀部肌肉及腰部的肌肉群，增强这些肌肉群的张弛能力对于提高性生活的质量很有帮助。

仰卧起坐 平躺在床上或地板上，双手抱头、屈膝，利用腹部力量抬起上半身，尽量用肘部去碰触膝头。可以减少腹部的赘肉，又可帮助提高子宫的收缩力度。让你以最快的速度恢复苗条身段，一举两得。

通过一段时间的锻炼，肌肉的收缩力和敏感性都会有明显的进步，还可预防子宫脱垂、阴道壁脱垂、便秘等疾病。

爱心TIPS

女性的产后恢复性锻炼就尤为重要。即使是剖宫产的女性，由于临产时盆腔的肌肉、韧带也是充分伸延、为婴儿出生做好产道准备的。所以，女性应该在产后尽早进行恢复性锻炼，而且应该特别注重盆腔肌肉的运动。

重燃产后“激情”有方法

保持距离 心理研究指出，长期交往的对象会使人降低对彼此的吸引力，这是人类精神发展的正常规律。如何能重焕相爱两个人的激情呢？专家指出，当家庭生活的稳定导致欲望降低时，最好的对策是和爱人保持一段距离，因为这能增加彼此一种猎奇的快感。在生活中，一些事情不妨不与新妈妈说，而是找朋友诉说一下，让彼此的生活不完全重叠。

也有人说“隔着一段距离凝视爱人，不把他/她当成你的丈夫或妻子，而是假想为与你无关的人，激情在这种状况下容易爆发出来。”产后夫妻不妨试试。

此外，人们总等到欲望的火焰完全燃烧才开始“亲密”行为，其实并不需要如此，有时，我们可以通过亲吻、抚摸对方来刺激彼此的激情。

食物刺激 其实，生活中有一些食物，可以帮助产后夫妻恢复激情生活。它们分别是巧克力、南瓜子、有辣味的色拉酱，以及蜂蜜。其中巧克力中的化学物质苯乙胺可以促进多巴胺的释放，让人的大脑在性爱中更充分地感到快乐。而南瓜子中含有锌元素，可以提升睾丸激素在体内的浓度和精子数量。有辣味的色拉酱中的胡椒粉含油辣椒素，可促进大脑内啡肽的生成，提升快感。蜂蜜含有硼元素，它能刺激睾丸激素的生成。

爱心TIPS

与巧克力等食物相反，樱桃、烤肉及部分牌子的男性古龙水会抑制女性的荷尔蒙分泌。所以奉劝男性朋友，与其用便宜的古龙水，不如用更廉价的婴儿爽身粉。

产后新爸爸新妈妈"亲密"生活8注意

因为产妇在心理和生理上都需要一个恢复期，因此，即使在可以恢复夫妻生活时，也要注意以下内容：

丈夫要给予产后妈妈理解和关怀，不能一味地考虑自己的需要，对妻子造成伤害。尤其是第一次房事，应尽量温柔，延长"前戏"的时间，多一些爱抚和沟通，打消妻子的心理障碍。

营造良好的气氛，让房事在浪漫、私密的环境下进行。可以请老人或保姆代为照管孩子，不让小家伙有机会来大煞风景。

"亲密"之前应养精蓄锐，休息好，才有足够的精神共赴爱河。

由于不知排卵期是否已经恢复，必须注意避孕。每个人恢复排卵期的时间可能不太一样，及早做好预防，以免造成不必要的麻烦。

开始的时候房事不可太频繁，以一星期1～2次为宜。可以在提高质量上下工夫。

注意保持个人卫生，妻子应每天用温水擦洗身体。

适当地做一些体育运动对恢复"性"情有帮助。

遇到紧急时间，例如：阴道出血或分泌物异常等，应及时到医院就诊，对医生不能羞于启齿，更不能自己随便使用止血栓剂，以免延误病情。

爱心TIPS

一些阴道松弛严重、甚至有阴道壁膨出的女性，就应该到医院作阴道修补术了。这种手术只是小手术，为了新妈妈的幸福，不要害怕去面对医生。

“亲密接触”与避孕同行

产后一旦开始恢复性生活，你就需要使用避孕方法。

产后避孕错误观点 过去由于孕育知识的缺乏，妈妈们一直认为，只要没有例假，就不会怀孕。其实，这种观点是错误的。另外，产后妈妈们常见的错误想法是等到第一次月经来潮之后再考虑避孕，显然是不明智的。

还有些妈妈认为哺乳期没有月经，没有月经就不会怀孕。其实无月经不说明不受孕。分娩后完全母乳，月经尚未来潮，排卵的可能性很小，但如果不是完全母乳，添加了其他乳制品，就有可能提前排卵。因此，想利用延长哺乳来达到避孕的目的是不可靠的，延长哺乳还可能造成下丘脑—垂体—卵巢轴的永久性障碍，甚至闭经，以及子宫萎缩和性功能障碍等。

产后再怀孕日期 一般说来，月经来潮前的14天就会排卵，宝宝出生之后，随着妈妈身体的恢复，一般会在1个月后来例假。由此推断，分娩后21天，产后妈妈就能够怀孕，而产后的第一次“亲密接触”，就有可能导致怀孕。因此，在宝宝出生之前，最好预先计划好使用何种避孕方法。

产后避孕方法多 一般的避孕方式有工具避孕、节育器和避孕药三种。对于产后妈妈来说，这三种方法都可行。其中由于产后妈妈生殖器的损伤还没有完全恢复，为了防止妈妈的产褥期感染，最好用工具避孕，即男用和女用避孕套。用避孕套避孕在产后性生活中被列为首选，但长期使用亦可加重妈妈阴道的炎症。其他如节育器容易造成产后妈妈感染，而避孕药影响产后妈妈哺乳，最好不要选用。

爱心TIPS

另外，如果你完全确定不再想要孩子，不妨考虑结扎。但是，它是一个不可恢复的手术，并且“永远不能生育”的念头可能会使你后悔，所以应慎重选择。